全膝关节置换术
综述与指南
Total knee Arthroplasty

主　　编　（西）E. 卡洛斯·罗德里格斯－默尚（E. Carlos Rodríguez-Merchán）
　　　　　（英）山姆·奥塞迪克（Sam Oussedik）
主　　审　孙材江
主　　译　李晓声
副 主 译　陈铁柱　夏　铎

NPM 北方联合出版传媒（集团）股份有限公司
辽宁科学技术出版社

图文编辑：

张前前　张长伟　孔霞云　赵玉齐　姜新艳　杨　莉　李　明　郭先进　郭照辉　马晓飞　陈晓利

周　立　齐银辉　于歆玥　郭凤丽　陈晓歌　贾红星　董志军　刘福尧

Translation from the English language edition:

Total Knee Arthroplasty. A Comprehensive Guide

edited by E. Carlos Rodríguez-Merchán and Sam Oussedik

Copyright © Springer International Publishing Switzerland 2015

Springer International Publishing AG is part of Springer Science+Business Media

All Rights Reserved

©2020 辽宁科学技术出版社

著作权合同登记号：第 06-2016-112 号。

图书在版编目（CIP）数据

全膝关节置换术：综述与指南 /（西）E. 卡洛斯·
罗德里格斯 - 默尚（E. Carlos Rodríguez-Merchán），（英）
山姆·奥塞迪克（Sam Oussedik）主编；李晓声
主译 . — 沈阳：辽宁科学技术出版社，2020.7
　　ISBN 978-7-5591-1465-5

　　Ⅰ . ①全… Ⅱ . ① E… ②山… ③李… Ⅲ . ①人工关
节—膝关节—移植术（医学）Ⅳ . ① R687.4

　　中国版本图书馆 CIP 数据核字 (2020) 第 001781 号

出版发行：辽宁科学技术出版社
　　　　　（地址：沈阳市和平区十一纬路 25 号　邮编：110003）
印 刷 者：辽宁新华印务有限公司
经 销 者：各地新华书店
幅面尺寸：210mm×285mm
印　　张：16.25
字　　数：350 千字
附　　件：4
出版时间：2020 年 7 月第 1 版
印刷时间：2020 年 7 月第 1 次印刷
责任编辑：凌　敏
封面设计：袁　舒
版式设计：袁　舒
责任校对：黄跃成　王春茹

书　　号：ISBN 978-7-5591-1465-5
定　　价：198.00 元

联系电话：024—23284363
邮购热线：024—23284502
E-mail:lingmin19@163.com
http://www.lnkj.com.cn

主编简介

（西）E. 卡洛斯·罗德里格斯 – 默尚（E. Carlos Rodríguez–Merchán）

"La Paz" University Hospital–IdiPaz

Madrid

Spain

（英）山姆·奥塞迪克（Sam Oussedik）

University College London Hospitals

London

UK

译者名单

主　　审　孙材江

主　　译　李晓声

副 主 译　陈铁柱　夏　铎

参译人员　李硕祺　李　晶　任子豪　藏正午　张丽娜　蒋志达　朱　健

主译简介

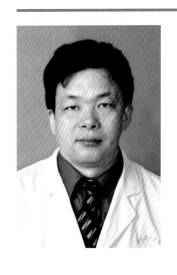

李晓声，男，主任医师，教授，九三学社社员，学科带头人、国务院特殊津贴专家、医学博士、硕士生导师。曾任湖南省人民医院关节外科主任，骨科副主任。

技术专长：擅长各种关节疾病的诊疗，主攻人工关节（髋关节、膝关节、肩关节、肘关节）置换，国内较早（1998年）开展关节镜手术的专家，可熟练运用关节镜技术开展膝关节、肩关节、髋关节、肘关节、踝关节等各种运动创伤的韧带重建及诊治各种骨病。在中西结合治疗颈椎病、腰椎间盘突出症等疾病方面具有个人特色。自行研制的中药"腰痹舒""颈痹舒"，因疗效确切、副作用小、服用方便，受到国内外患者的好评。

获奖和荣誉：2012年国内第一批获得国家二级技术岗位职称的一级主任医师，二级教授。湖南师范大学外科学教授、硕士研究生导师。2009年获得大连市人民政府特殊津贴，2001年获国务院政府特殊津贴。1997年获得大连市委市政府授予的优秀人才奖，2001年被大连市人民政府授予为优秀专家。

获省部级科技进步奖4项，发表国家级学术论文20余篇，参编专著3部。目前承担湖南省自然基金资助课题1项，负责省级科研课题4项，参与国家863课题1项。

李晓声教授相关学术任职：
中华医学会组织修复与再生专业委员会委员
中国医师协会内镜医师学会委员
中国医师协会骨科专业委员会委员
中国医师协会骨科专业委员会关节外科工作委员会委员
中国老年学学会老年脊柱关节疾病专业委员会委员
国家卫生部内镜专业技术骨科培训基地（湖南省人民医院）主任

国家卫生部内镜专业考评委员会专家

中华医学会湖南省医学会理事

湖南省医学会运动医学专业委员会副主任委员

湖南省康复医学会康复工程与肢体矫形专业委员会副主任委员

湖南省康复医学会关节外科治疗与康复专业委员会副主任委员

湖南省中医药学会中医骨伤专业委员会副主任委员

湖南省中西医结合学会骨科专业委员会副主任委员

湖南省医学会骨科专业委员骨与关节损伤学组组长

湖南省医学会骨科专业委员骨病学组副组长

湖南省医学会骨科专业委员关节镜学组副组长

湖南省医学会骨科专业委员关节外科学组副组长

湖南省医学会骨科专业委员小儿骨科学组副组长

湖南省医学会骨科专业委员骨肿瘤学组副组长

湖南省医学会骨科专业委员会委员

湖南医学会医疗事故技术鉴定专家

湖南省保健局特聘专家

大连市软组织疼痛研究会副理事长

中国名医专家委员会骨科专业副主任委员

中国特效医术专业委员会骨科副主任委员

中国骨与关节损伤杂志编委

中国医师进修杂志编委

中国现代手术杂志编委

医学与哲学杂志编委

实用医学杂志编委

中华医学会组织修复与再生专业委员会会员

中国医师协会骨科专业委员会关节外科工作委员会委员

中国老年学会脊柱与关节损伤委员会委员

湖南省医学会骨科专业委员会常务委员

中国医师协会骨科医师分会外固定与肢体重建工作委员会（CEFS）委员

序言

  人们进行全膝关节置换术（Total Knee Arthroplasty，TKA）的最初目的是通过置换关节来缓解疼痛、恢复关节功能，从而减少患者疼痛并提高其生活质量。临床实践已经证实，使用光滑、平整而且规范的既可承重又能活动的人工关节假体替代粗糙退化和病损的关节，特别是置换关节面的方法是非常有效而实用的外科手术治疗方法。

  随着时代的变迁和科学技术的发展，人们对人造关节的假体不论是在材料选择上，还是假体制备及应用技术等方面都提出了更高、更严格的要求。

  目前，在全世界范围内的人工关节置换术，特别是全膝关节置换术的开展和应用已日趋广泛和增多。之所以如此，笔者认为与以下因素有关：

  （1）发达国家中人口日趋老龄化。过去在所谓"婴儿期（人口激增期）"一代的人已经进入七八十岁及以上的老年期（耄耋之年），因而须行 TKA 的人数也相应增加。

  （2）现代六七十岁的老年人已不满足于久坐、长期卧床或少动的"静态"生活方式，他们提出"高龄"和"老年"并不完全等同于"衰老"和"退化"的新理念。实际上，当前大多数老年人的健康状况远比过去良好。同时，由于生活方式的改变，动多于静，使关节的活动不断增多，从而导致关节退变和病损加重。这使人们对 TKA 的需求也随之增加。

  （3）当今在年轻人群中，特别是美国（毫无疑问，在其他经济发达的国家中也会如此）人群中，实施 TKA 人群的数量正在日益增多。有人认为这与肥胖有关（当然也与酗酒、吸烟有关）。

  鉴于以上原因，从事关节置换术的医生正面临日益严峻的挑战，他们在承受更大的压力。为患者提供持久缓解症状、改善关节功能、提升治疗满意度和良好预后的方法已成为从事关节置换的医生们不可推卸的责任。为此医生们必须不断提高技术水平，改进治疗方法。在这一方面，医生之间虽然观点不一定完全一致，而且在做法上也可能有微妙差异，但至今 TKA 的基本准则仍然是实现上述目标的重要依据和保证。

  本书的许多内容是从全世界范围内优秀专家报道的高水平优质论文中

甄选的论述和文献资料，不仅体现这些专家们勤勉工作，为 TKA 事业发展而努力的敬业精神，也高效地传播相关的技术和经验。我们认为，应吸取他们的有益经验，从关节置换的基本理论知识、新的理念和解剖、生理、生物力学以及材料等方面到关节置换和翻修的临床实践中学习和探索。

只有真心理解和掌握关节置换方法的前沿的理念、技术和知识，才能使读者将本书中论述的准则和方法与临床实践更好地结合。本书旨在提高治疗效果，改善预后，推动和促使 TKA 工作的持续发展和进步。

西班牙马德里　　　　　　　　　　　　E. 卡洛斯·罗德里格斯 – 默尚
　　　　　　　　　　　　　　　　　（E. Carlos Rodríguez–Merchán）

英国伦敦　　　　　　　　　　　　　　山姆·奥塞迪克（Sam Oussedik）

目录

第一章　膝关节的解剖学、生理学和生物力学研究

罗曼盖拉德（Romain Gaillard），布加尔沙巴尼（Buja Shabani），罗萨巴利斯（Rosa Ballis），菲利普·内勒特（Philippe Neyret）和巴斯蒂安·鲁斯蒂格（Sébastie Lustig）

1.1 膝关节的解剖学和生理学简介 [1-6]

1.1.1 骨骼学

1.1.1.1 骨骼生理学和解剖学 [7]

骨骼由以下成分组成：

·Ⅰ型胶原纤维（Essentially of Type Ⅰ Collagen Fibers）的蛋白质基质（Protein Matrix）构成骨骼有机部分90%的区域，由富含蛋白质的基础物质（基质）包围。

·无机部分（占骨骼干总重量的70%），由磷酸钙羟基磷灰石晶体构成，为骨骼的刚度和机械强度提供保障。

*本章部分内容依据人民卫生出版社《系统解剖学 第8版》（柏树令、应大君主编）及人民卫生出版社《组织学与胚胎学 第8版》（邹仲之、李继承主编）修订。原文与上述书籍之间所存在解剖学及组织学名词解释、定义、概念有差别之处，已根据上述书籍修改。

骨骼呈板层状结构，在不同的位置其结构也不相同，如：

·骨皮质（Cortical Bone）：周围有哈弗氏管（Haversian Canals）的血管，呈同心圆状排列。

·松质骨（Cancellous Bone）：板状结构和小梁骨。

蛋白质基质由以下细胞和物质构成：

·破骨细胞（Osteoclasts）：单核/巨噬细胞的一种，负责骨吸收。

·成骨细胞（Osteoblasts）：来源于间充质，在骨形成的过程中负责产生有机蛋白成分。

·骨细胞（Osteocytes）：由成骨细胞进入矿物质基质后发育而成。

·骨膜（Periosteum）：覆盖在骨皮质表面。

·骨髓腔（Intramedullary Canal）内填充的骨髓（Bone Marrow）和脂肪组织。

1.1.1.2 膝关节的骨骼结构

膝关节包括髌骨、胫骨近段和股骨远段。

髌骨 [8-11]

髌骨是人体内最大的籽骨（Sesamoid Bone），起传导伸膝结构力量的作用。

（1）髌骨位于股骨滑车和髌股间室之间。

（2）髌骨大体上呈三角形，底部面向近端，顶部则面向前、后两面。

（3）股四头肌肌腱进入髌骨近端，覆盖其髌骨表面，并与髌骨腱索纤维接合，抵止于髌骨根部（图1.1）。

髌骨前表面为关节区，可分为3个面：

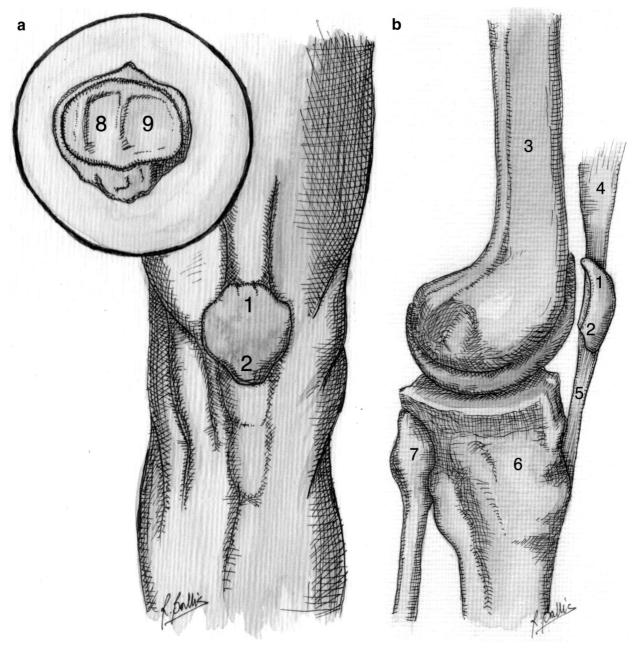

图 1.1　髌骨的解剖。a. 前面观。b. 后面观。1. 基底；2. 顶端；3. 股骨；4. 股四头肌肌腱；5. 髌骨韧带；6. 胫骨；7. 腓骨；
8. 后内侧面；9. 后外侧面

（1）外侧凹面（包含关节面 2/3 的区域）。

（2）内侧凸面（包含关节面 1/3 的区域）。

（3）髌骨内侧缘（髌骨后内侧的骨上小平面）。

内、外侧面以垂直于髌骨嵴的滑车槽为分界线。

髌骨和股骨之间的相对位置并非一成不变，而
是随着膝关节的位置而变化：

·在屈曲刚开始时，髌骨只和关节面远端发生

接触。

·随着屈曲运动不断进展，与关节面的接触部
位开始下移。屈曲角为 45° 时接触面积可达到最大
值。

·在屈曲运动达到 90° 时，接触点则位于髌骨
关节面的近端。

·"髌骨内侧的骨上小面"并不会出现，除非膝

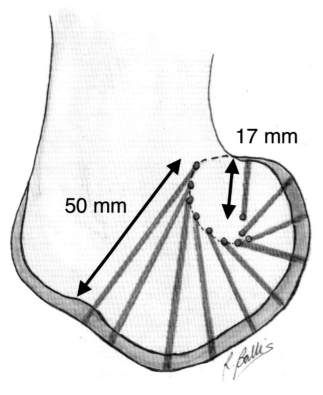

图 1.2　股骨髁屈曲率

关节发生过屈，屈曲角＞ 135° 时。

股骨远端[12-19]：

股骨髁构成膝关节面的股骨部分，且不对称：

·外侧股骨髁更宽、更短，弧度更大。从前到后半径明显减少（图 1.2）。

·内侧髁的长轴与矢状面轴线有约 22° 的夹角。其半径曲率比外侧髁更规则。

在前表面，两侧股骨髁被一道深沟分割为股骨滑车，并与髌骨后关节面连接在一起。外侧滑车比内侧更突出。

髁间窝在两股骨髁的远端后部，将股骨髁分离（图 1.3）。

前交叉韧带（ACL）起源于股骨髁外侧，后交叉韧带（PCL）则起源于股骨髁内侧。股骨外上髁是膝关节外侧面的一个突出部，外侧副韧带进入此处。股骨外上髁与关节面远端在凹陷处分离，腘肌腱起源于此处。

内上髁是膝关节内侧的突出部，内侧副韧带起源于此，位于内收肌结节的前上方。

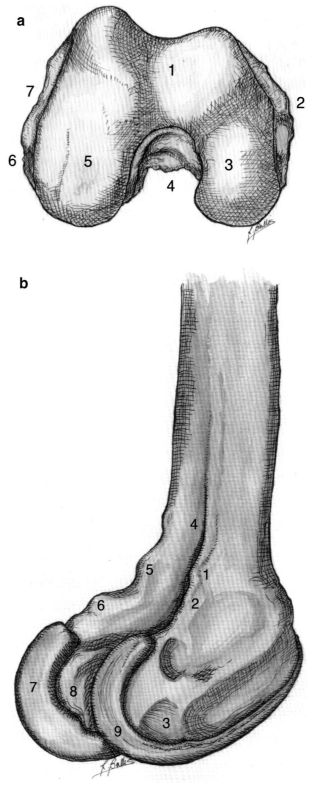

图 1.3　股骨远端的解剖示意图。(a) 下面观。1. 髌骨面；2. 内上髁；3. 内侧髁；4. 髁间切迹；5. 外侧髁；6. 腘肌进入区；7. 外上髁。(b) 后视图。1. 髁外侧结节；2. 外侧副韧带切迹；3. 腘肌腱索插入区；4. 腘肌缺口；5. 内收肌结节；6. 髁上内侧结节；7. 内侧髁；8. 髁间切迹；9. 外侧髁

上髁轴线和髁后线之间存在夹角，男性平均夹角约为 3.5°，而女性为 1°。

在内—外方向上，女性的股骨较男性狭窄。

胫骨近端[20]

胫骨平台内、外侧及内侧半月板与股骨髁相吻合：

· 外侧胫骨平台较小，且呈圆形。其关节面凸出。

· 外侧胫骨平台较大，呈椭圆形。其关节面呈凹陷状。

胫骨内、外端平台的主轴线均朝向后、外侧，且相对于胫骨骨干后倾 10°。

胫骨中部突出的部分称为胫骨棘。有多个结构至该处前方的表面。从前到后，这些结构包括：内侧半月板前角、前交叉韧带和外侧半月板后角。

后方表面可见胫骨棘。从前到后进入此处的结构有：外侧半月板后角、内侧半月板后角以及位于胫骨边缘处的后交叉韧带。

内、外侧髁间结节位于这两个关节表面之间，被结节间沟分开。内侧结节比外侧结节突出、更靠前。

由于胫骨棘、髁间结节和半月板的存在，胫骨平台和股骨髁之间连接的一致性较好。

在胫骨骨骺处可见以下两个骨性突起：

· 胫骨结节，位于胫骨棘前表面的下方，是髌骨韧带的进入处。

· 胫骨前结节，位于胫骨结节外侧 2~3cm 处，阔筋膜远端（髂胫束带）进入此处。

胫腓关节近端

胫腓关节近端由胫骨头和腓骨前内侧部分组成。其上部是外侧副韧带远端、股二头肌肌腱、腓肠豆腓侧韧带和弓状韧带的附着点。

在腓骨头下方是腓骨颈，腓总神经走行于此处的狭窄区域（图 1.4）。

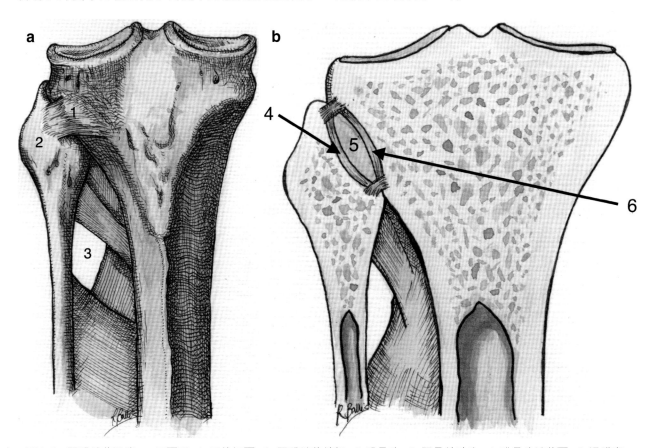

图 1.4　胫腓关节近端。a. 正面观。b. 冠状切面。1. 胫腓关节前部；2. 腓骨头；3. 胫骨前动脉；4. 腓骨头关节面；5. 滑膜囊；6. 胫骨关节面

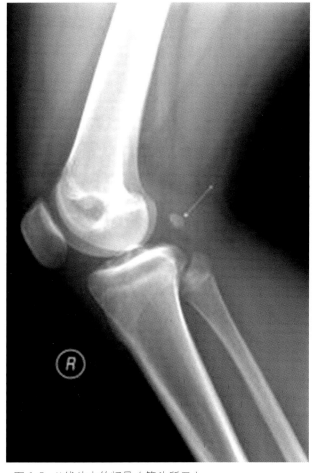

图 1.5　X 线片中的籽骨（箭头所示）

胫腓关节远端可见滑膜和膝关节的独立关节囊。

腓肠豆（Feballa）

腓肠豆位于膝关节后表面，属于籽骨，多与腘斜韧带合并（图 1.5）。

1.1.2 关节软骨（Aryicular Cartilage）[21]

关节软骨（透明软骨）覆盖在骨关节表面，且协助关节面之间的滑动。

关节软骨无血管和神经支配，营养来自滑膜液和软骨下骨松质。

成年人的正常关节软骨表面呈白色，半透明，光滑且有光泽，而且有一定的弹性和变形能力。其厚度根据关节位置而变化。膝关节软骨较厚：在髌骨关节处厚 6~7mm，在股骨—胫骨室则厚 5~6mm。

软骨由以下部分构成：

· 软骨细胞：活跃程度很低且分布松散的成熟细胞。构成细胞外基质且控制软骨局部的稳定状态。

· 细胞外基质：富含水分（占软骨质量 65%~80%），由 II 型胶原蛋白（增强软骨抗压性）和蛋白多糖构成。具有多层结构，且每一层之间的生化构成（蛋白多糖）和解剖构成（纤维蛋白结构）皆不同。而且由于极低的摩擦系数，使关节软骨间可以滑动，关节软骨具有抵抗性和弹性，并可通过滑膜液进行润滑和营养关节软骨，起减震器的作用。

1.1.3 半月板（Menisci）[12,22-29]

半月板是两个新月形的纤维软骨结构。具有以下多种功能：

· 改善股骨髁和胫骨平台之间的适应性。

· 具有黏弹性，可以传导应力和减震。

· 具有丰富的神经分布，支配膝关节的本体感觉。

半月板组织由以下部分组成：

· 细胞外基质主要由 I 型胶原蛋白（70%）、氨基多糖、糖蛋白和纤维蛋白构成。

· 成纤维细胞和纤维软骨散布在胶原基质中。

胶原主要呈纤维环状分布，穿过放射状的纤维，增强半月板的刚度和强度（图 1.6）。

只有外 1/3 的半月板有血液循环，半月板中心部分覆盖胫骨平台。

半月板的横截面为三角形，以便于和上方凸起的股骨髁及下方平坦的胫骨平台相适应。

每侧半月板都覆盖相应胫骨平台外周的 2/3 部分。

半月板外缘凸起、较厚且固定于关节囊中，内缘较薄且游离于关节腔内。

半月板可分为 3 个部分：①半月板前角。②半月板后角。③半月板体。

内侧半月板的后角明显大于前角，但与外侧半月板的后角基本相同。

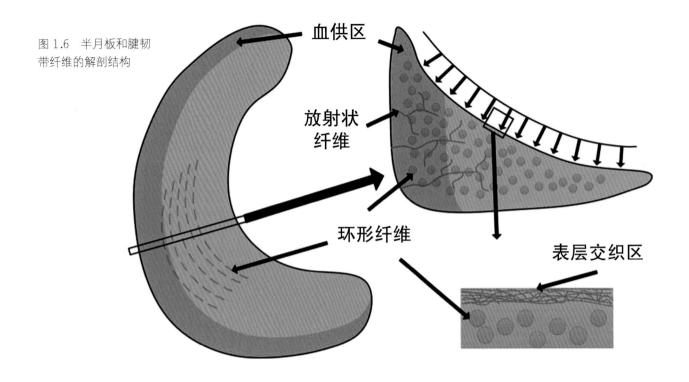

图 1.6 半月板和腱韧带纤维的解剖结构

1.1.3.1 内侧半月板

内侧半月板呈半圆形，长约 3.5cm。

内侧半月板后角与后交叉韧带相接，前角则连接前交叉韧带。半月板横韧带连接内、外侧半月板前角。

内侧半月板外周部与关节囊黏附在一起，并且通过半月板股韧带（深层内侧的一层副韧带）和冠状韧带增强胫骨边缘部分。

内侧半月板后内侧部分接受半膜肌肌腱的部分纤维。

内侧半月板后角负责控制股骨内旋，并在股骨前位移中发挥第二次作用。

1.1.3.2 外侧半月板

外侧半月板呈圆形，覆盖外侧胫骨平台的一部分。

外侧半月板后角附着于内侧半月板后角前方，外侧半月板前角则附着于前交叉韧带后方。

在后方，外侧半月板经过股板韧带和后交叉韧带连接处（Humphrey 韧带前方和 Wrisberg 韧带后方）与股骨外侧髁的内侧相连。

外侧半月板周边部分和关节囊的连接并不紧密，接口处的中段为肌裂孔隔断，腘肌穿行于其中。

部分腘肌肌腱纤维进入半月板内侧上缘。

外侧半月板的活动性很强，在屈膝时或股骨外侧髁滚转时会向后外方位移 1cm。

1.1.4 关节囊和滑膜腔（Capsule & Synovial Cavity）[21,30]

关节囊是关节周边厚度不定的纤维膜。在膝前区，关节囊较薄，进入髌骨关节区外围和髌韧带外侧。关节囊近端则进入髌骨上方 3~4 横指处的股骨皮质处，在股四头肌深面参与构成髌骨底座。在远端，关节囊进入胫骨平台和半月板周缘，腘肌穿行肌裂孔处除外（腘肌腱在此处为关节内结构）。在内、外侧，关节囊进入股骨髁边缘，距离髁关节表面约 10mm。在膝关节后部，垂直纤维包绕髁后部的部分褶皱皱襞（Folds），因而该处的关节囊很薄。

关节囊通过髁间沟与后交叉韧带接触，因而此处仍然居于"关节范围内"。半膜肌和腘肌腱的无数纤维加强了股骨髁突。

滑膜是由滑膜细胞组成的，为半透明粉红色的组织。滑膜细胞分为2种：①负责吞噬功能的细胞。②合成滑膜液的细胞。

滑膜覆盖关节囊深面，分别位于髌上囊的四头肌隐窝以及位于髌韧带深处的髌下脂肪垫（Hoffa脂肪垫）。

滑膜在交叉韧带和腘肌腱相交处也存在（该结构属于关节内结构，但位于滑膜外）（图1.7）。

后部滑膜有时可与腘窝囊接触，在发生关节积液时可形成腘窝囊肿。

滑膜合成的滑膜液具有润滑关节、吸收冲击和避免关节面之间直接接触等功能。

滑膜液中的蛋白质和细胞极少，但富含琉璃糖

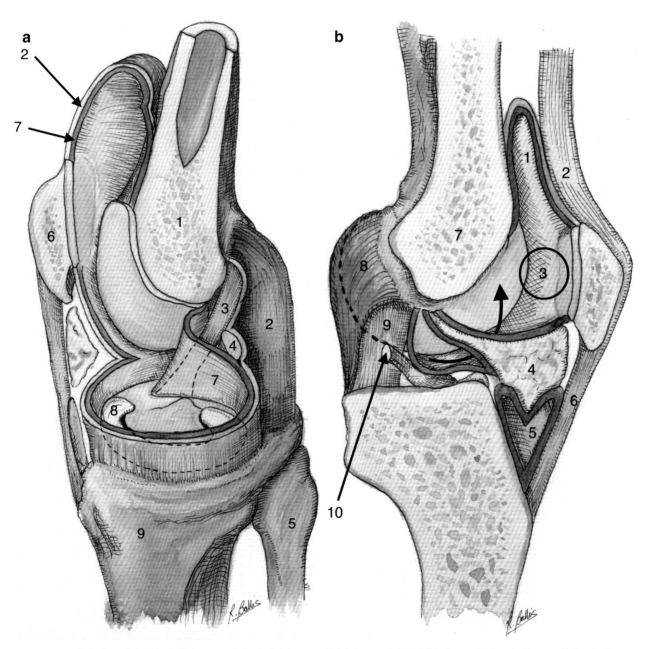

图1.7　关节囊和滑膜囊的解剖结构。（a）切除内侧髁。1.外侧髁；2.关节囊纤维膜；3.前交叉韧带；4.后交叉韧带；5.腓骨；6.髌骨；7.滑膜；8.内侧半月板；9.胫骨。（b）矢状切面。1.髌上囊；2.股四头肌肌腱；3.滑膜囊；4."脂肪垫"；5.髌下囊；6.髌股腱；7.内侧髁；8.关节囊纤维膜；9.前交叉韧带；10.后交叉韧带

碳基酸。它还可帮助分散分布的关节软骨获取营养。

1.1.5 交叉韧带（Cruciate Ligaments）[12,20,31~53]

交叉韧带是富含水分（60%）和胶原蛋白（主要为I型）的结缔组织。胶原蛋白则由直径约20μm的纤维分组编制而成。在交叉韧带和骨骼的交会点处，肌腱胶原纤维和骨骼胶原纤维相连，在到达钙化区之前分离。交叉韧带依据其在胫骨上的进入位置命名。它们虽位于关节内但却在关节囊外。

交叉韧带不但在维持膝关节的旋转和前—后位移过程中的稳定性中发挥重要作用，同时在维持膝关节本身的稳定性中也同样重要。交叉韧带由丰富的感觉神经支配，参与维持膝关节的稳定性。

前、后交叉韧带在膝关节屈曲轴的额面相交会。

1.1.5.1 前交叉韧带（ACL）

前交叉韧带股骨端起源于外侧髁的内侧面，近似于半圆形的垂直线，进入点为凸出部。其胫骨进入区较为平坦，位于胫骨隆突前表面，且向内、下方倾斜，比股骨端更强壮。

前交叉韧带走行于胫骨后方、远端和外侧端，长约38mm，厚11mm。

前交叉韧带束依据胫骨进入点命名：

· 前内侧束（AM）：进入股骨近端。

· 后外侧束（PL）：进入股骨远端。

前内侧束和后外侧束两束并不等长。

在膝关节伸直时，两束互相平行。随着屈曲度的增加，AM的股骨附着点不断后退，而PL的股骨附着点不断前移。两支最终互相交叉。从结构上看，屈膝时AM被拉紧，而PL则放松。膝关节伸直时则相反：PL被拉紧，AM放松。

PL在控制膝关节旋转时发挥重要的作用。

ACL最重要的功能是控制胫骨相对股骨的前移。同时也有防止膝关节过伸和控制膝关节外旋的

功能。

1.1.5.2 后交叉韧带（PCL）

后交叉韧带的股骨端起源于股骨内侧髁的外侧面，截面呈半圆形。其近端进入的区域平坦，远端进入的区域则凸起。其胫骨进入点位于后部凹陷区，远端则位于胫骨后部嵴的表面。附着点则贴靠在两半月板后角之间。

后交叉韧带以接近垂直的方式从胫骨到股骨进行轻微移动，略偏向外侧和后侧。长约38mm，厚13mm，比前交叉韧带略强韧。

半月板韧带皆穿过后交叉韧带，并依据和后交叉韧带的关系命名：分别为前半月板股韧带（Humphrey韧带）和后半月板股韧带（Wrisberg韧带）。

后交叉韧带在屈膝和膝关节内旋的过程中逐渐拉近。

1.1.6 前面 = 伸直装置 [35,54,55]

由于PCL位于膝关节旋转运动的中心，所以PCL是膝关节稳定的重要因素。PCL的其他重大作用为控制胫骨后移，特别是膝关节屈曲时。

伸肌结构包括股四头肌肌肉和腱索，其间由髌骨分开。近端进入股骨和骨盆，远端抵止于胫骨结节。这一结构可促使膝关节屈曲。

股四头肌有以下4个头：

· 股直肌，有两个近端插入点：直肌腱插入髂下棘，反折腱插入髋臼上槽。

· 股外侧肌，起于股骨转子间线的近段部分，并进入转子间线的外侧和外侧肌间隔。

· 股内侧肌，起于转子线远端，经过粗隆线内侧。其最远端纤维进入内收大肌肌腱及其水平线（也称"股内侧斜肌"）。

· 股中间肌，起于股骨干前表面。

股直肌和股中间肌远端肌纤维与髌骨基底垂

直。股内侧肌有一个 55° 的倾斜角。股直肌的倾斜角则为 14°。

股四头肌肌腱可分为 3 层，由股四头肌的 4 个头构成：

·股四头肌浅层，由股直肌构成。

·股四头肌中间层，由股内侧肌和股外侧肌构成。

·股四头肌深层，由股中间肌构成。

肌腱进入髌骨端。浅层纤维来自股直肌，覆盖髌骨前表面，并联合髌韧带的纤维。从股内侧肌、股外侧肌发出的肌纤维进入髌骨内外侧缘。股四头肌肌腱的腱性结构到髌骨的距离为 5~8cm。

髌骨肌腱非常强壮，长 5cm，厚 5~6mm，越过髌骨顶点和胫骨结节。在前表面，加强股四头肌。在后表面，近端的"脂肪垫"和远端的髌下深囊将其从关节上分离。在伸肌结构的另一侧，可见起于股内侧肌、股外侧肌远端纤维的髌骨内、外侧支持带将关节囊加强。这些结构拓展了髌骨和髌骨韧带的延伸程度，进入胫骨粗隆的相应侧面。

每个支持带都由 3 条束构成：

·水平束：连接到各自的内上髁。

·斜束：连接到关节囊。

·垂直束：进入胫骨结节（图 1.8）。

1.1.7 外侧面 [56-71]

膝关节外侧面可分为 3 层。

表层，由表层阔筋膜构成，其与髂胫束融合在薄纤维结构当中，位于股部外侧，远端插入格迪（Gerdy）结节。

在后方，该筋膜与股二头肌肌腱相连，向后延续覆盖腓肠肌外侧。

股二头肌有 2 个近端，其中相对较长的发源于坐骨结节，而较短者发源于粗线和肌间隔。股二头肌终于腓骨头的上表面，延伸至胫骨近端和副韧带。

中层，则是髌外侧支持带，斜插至髂胫束前缘。

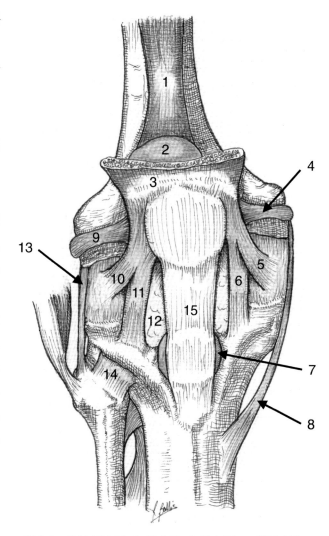

图 1.8 膝关节前部。1.关节肌；2.髌上囊；3.股四头肌；4.内侧髌骨支持带（横向束）；5.内侧髌骨支持带（斜束）；6.内侧髌骨支持带（垂直束）；7.髌下囊深部；8.内侧副韧带；9.外侧髌骨支持带（横向束）；10.外侧髌骨支持带（斜束）；11.外侧髌骨支持带（垂直束）；12."脂肪垫"；13.外侧副韧带；14.前腓胫韧带；15.髌骨腱

深层，包括关节囊和外侧副韧带（LCL）的表面，起于外上髁，插入腓骨头前部和股二头肌肌腱。

后外侧角（PLC）由中层、深层形成，由以下韧带和肌腱结构加强和构成：

·腘肌由胫骨后（背）面上行至比目鱼肌上方，并以非常强韧的肌腱抵止于股骨外侧表面的外方，再向下通过弓状韧带下方。腘肌腱在此处形成弓形韧带，并赋予腓骨头和外侧半月板伸直张力。腘肌腱的特殊解剖形态为居于关节囊内的腘肌裂孔和滑膜外。

·弓状韧带：其侧方发源于腓肠肌内的籽状纤维软骨、腓骨头和髁突囊皱襞之间；其纤维翻至腘肌腱之上，进入腘斜肌腱和胫骨后缘之中。

·腓肠豆腓侧韧带位于外侧副韧带和弓状韧带之间（图 1.9）。

膝关节外侧的稳定性由以下结构作为保障：

·髂胫束，在膝关节屈曲时放松，伸直时拉紧。

·股二头肌，除参与膝关节屈曲运动外，当膝关节屈曲超过 30° 时也可提供侧方稳定性。

·外侧副韧带，在膝关节屈曲时松弛，伸直时紧张。

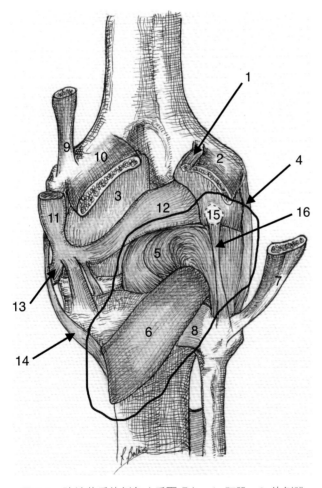

图 1.9　膝关节后外侧角（后面观）。1.跖肌；2.外侧腓肠肌；3.关节囊；4.外侧副韧带；5.弓状韧带；6.腘肌；7.股二头肌；8.后腓胫韧带；9.内收肌肌腱；10.内侧腓肠肌；11.半膜肌肌腱；12.腘斜韧带；13.内侧半膜肌伸肌腱；14.内侧副韧带；15.腓肠豆；16.腓肠豆腓侧副韧带

·后交叉韧带，在膝关节屈曲时控制其外旋，膝关节伸直时放松。

·腘肌，在使膝关节屈曲的同时使股骨外旋。屈曲时腘肌控制外侧半月板沿着半月板韧带进行后方位移。

1.1.8 内侧面 [72-75]

膝关节内侧面也可分为 3 层。

浅层：切开皮肤和软组织后，分离皮下软组织，即可显露出表层。该层筋膜覆盖缝匠肌，从鹅足（PES 足）处进入胫骨筋膜。连接至内侧髌骨支持带和腓肠肌后部。腓肠肌深部可见半腱肌和股薄肌腱，同时进入鹅足部。

中层：由内侧副韧带（MCL）浅面构成，是一个较大的纤维带，起于股骨内上髁，通过胫骨内侧面的远端和近端上部，围绕关节线下 4~5cm，位于鹅足之后。其筋膜纤维后部参与关节囊的构成。内侧副韧带浅面的前部可见一水平韧带结构，连接着髌骨内侧柱和内上髁。内侧髌骨韧带（MPFL）是参与保证髌骨稳定性的结构。半月板髌股韧带则参与髌骨内下方边界和内侧半月板前角的构成。

深层：由关节囊和内侧髌骨副韧带的深部构成，延伸至股骨内侧髁和胫骨内侧缘之间，与关节囊密切相关的内侧副韧带层、浅层由囊状物作为分隔标志，其纤维均向后方分布。

后内侧角（PMC）是中层、深层的接合点，由半腱肌肌腱加固。它有 5 个远端进入点：

·直肌腱进入胫骨腱膜，覆盖腘肌的胫骨进入点。

·在内侧副韧带浅层，另有一个胫骨进入点。

·直肌腱与关节囊融合处接近内侧半月板。

·后方纤维的另一去向是内侧副韧带表面。

·半腱肌的肌腱构成腘斜韧带，起源于直肌腱外侧缘，止于外侧髁突囊，在股骨和腓肠豆处折叠。

内侧副韧带表层是膝关节稳定性最重要的结构

保障。

当膝关节伸直时，前部纤维放松而后部纤维拉紧。

在屈膝过程中，内侧副韧带随之向后逐渐降落。与此同时，其前方纤维拉紧，后方纤维则相对松弛。而且参与关节囊后部的纤维在膝关节屈曲时以及内侧半月板向后移位的过程中拉紧。

内侧副韧带浅层也参与膝关节的内旋控制。

1.1.9 后部结构[76]

膝关节后部为腘窝。其界限为：

·前方为关节囊（股部关节囊皱褶），下部为腘斜韧带，上部为腘肌。

·其后侧表面由半腱肌下部和腘肌上部构成。

·其内侧表面由半腱肌下部和腓肠肌上部构成。

·其外侧表面由股二头肌下部和腓肠肌上部构成。

内、外侧腓肠肌起于股骨髁后表面，与比目鱼肌联合，另一端起于胫骨后表面且与腘肌接近，构成股三头肌。

1.1.10 血管和神经

1.1.10.1 血供[77–84]

腘动脉来源于股动脉，在膝关节内侧面穿过内收肌裂孔，横贯腘窝中部。腘动脉终止于比目鱼肌腱弓处，分为前、后胫动脉。腘静脉与之伴行，在腘窝处腘静脉位于腘动脉浅层的内侧。

穿过内收肌裂孔后，腘动脉分出降膝动脉并有以下分支：

·伴随隐神经的隐支通向缝匠肌。

·关节支，经过股内侧肌。

腘动脉分成多个肌肉支和 5 个关节支（从近端到远端）：

·膝上外侧动脉：经过股骨髁上，下行至股二头肌肌腱并与降膝动脉关节支相吻合。

·膝上内侧动脉：经过股骨内侧髁上方，走行于两条腘绳肌、半腱肌和半膜肌的前方，汇入隐动脉。

·膝中动脉：支持关节囊后部和关节囊内结构（如交叉韧带和半月板后角）的血运。

·内、外下膝动脉：发自关节线，分别经过与其相对应的副韧带下方。以支撑髌骨韧带、滑膜和脂肪垫（图 1.10）

这些关节支构成了半月板外侧的 3 条血管。

膝关节附近的吻合支由上膝动脉、下膝动脉、膝降动脉分支、股侧弯动脉降支和胫前动脉返回支构成。在前方，则与髌骨附近血管环相吻合。

皮肤和皮下组织由两个吻合支供血，前支分布在膝关节附近，肌皮动脉支来源于股四头肌。大多数皮肤的血供来自包括隐动脉在内的内侧动脉。

1.1.10.2 神经[48,85,86]

坐骨神经在腘窝上极分为 2 支，分别为胫神经和腓总神经。

胫神经走行在腘静脉后外侧。胫神经肌支支配小腿后部肌群。胫神经关节支支配膝关节囊后部。

腓总神经走行在股二头肌腱和腓肠肌外侧头之间，至腓骨头下方，绕腓骨颈。在此处分成腓深神经（支配小腿前部肌肉）和腓浅神经。

股神经发出包括隐神经在内的众多分支，支配股四头肌的 4 个部分、膝关节囊前部和半月板。

膝关节前部以及前内侧皮肤由股神经分支支配，而后部皮肤则由坐骨神经的分支支配。

1.1.11 滑囊和"脂肪垫"

1.1.11.1 "脂肪垫"

"脂肪垫"又称髌下脂肪或者 Hoffa 韧带。

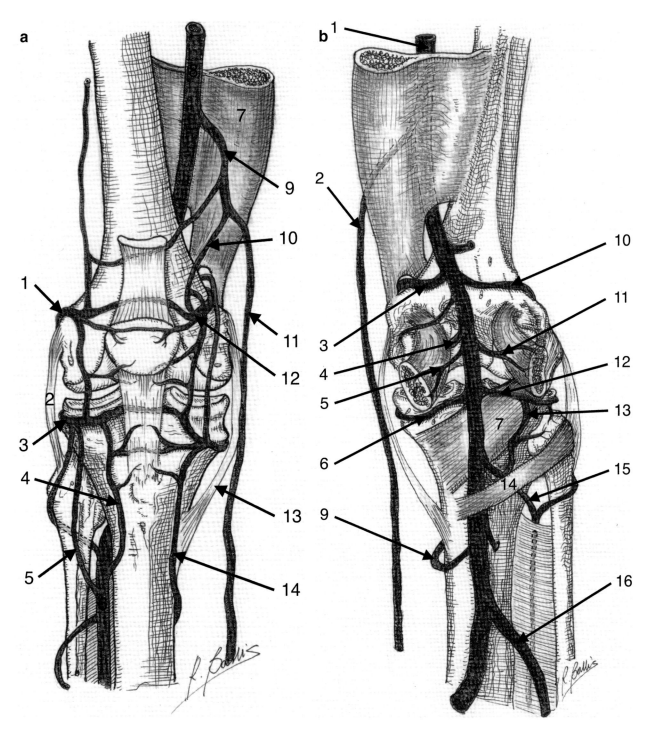

图 1.10　膝关节血管。(a) 前面观。1.膝上外侧动脉；2.外侧副韧带；3.膝下外侧动脉；4.胫前返动脉；5.腓前返动脉；6.胫骨前动脉；7.大收肌；8 股动脉；9.膝降动脉；10.关节支；11.隐支；12.膝上内侧动脉；13 内侧副韧带；14.胫内返动脉。(b) 后面观。1.股动脉；2.膝降动脉；3.膝上外侧动脉；4.膝中动脉；5.腓肠内侧动脉；6.内侧膝动脉；7.腘肌；8.胫骨后动脉；9.胫内返动脉；10.膝外上动脉；11.外侧膝动脉；12.膝内下动脉；13.胫后返动脉；14.腘弓韧带；15.胫前动脉；16.腓动脉

"脂肪垫"是滑膜外的楔形脂肪组织，位于髌韧带后侧并填充其后方间隙。"脂肪垫"富含祖细胞和伤害感受器。

1.1.11.2 滑囊

膝关节周围有许多滑膜囊围绕。

髌前囊位于膝关节前部，髌骨前方；髌下囊和髌下深囊分别位于髌韧带的两面（前面和后面），关节囊将鹅足肌腱包围。

腘囊位于膝关节后部，通常与膝关节腔相通。

髌上囊是关节内结构，位于股四头肌袋内，被滑膜覆盖。

1.1.12 膝关节的运动和功能

膝关节由于结构特点，能在 6 个方向上进行运动，主要是屈曲和伸直运动，但也能进行一些内外侧旋转运动、内收外展运动、前后移动、远近移动和内外侧移动。

膝关节内部及周围有大量的韧带、肌肉以及关

节囊，这些结构能维持膝关节的稳定性。

1.1.12.1 膝关节的运动生理 [36,45,61,87-90]

膝关节最主要的运动形式是屈曲和伸直运动。

膝关节屈曲时，旋转运动和移动范围最小。膝关节伸直时，内、外侧副韧带以及后交叉韧带紧张，膝关节被闭锁，半月板被紧紧地卡压在股骨和胫骨之间。在膝关节开始屈曲时，膝关节解锁，外侧结构松弛，但是内侧副韧带仍然紧张，此时膝关节可行以内侧髁为中心的外旋运动。

由于外侧髁曲率半径较大，因此股骨能进行外旋运动，其动力来自腘肌的收缩，腘肌收缩也能使外侧半月板向后移动。

在屈曲的过程中，半月板向后移动，外侧比内侧移动的幅度大；股骨髁围绕水平轴做旋转运动，同时向后滑动。在屈曲的过程中，膝关节外侧的稳定在很大程度上由股四头肌维持。后交叉韧带以及前交叉韧带的前内侧束仍然紧张。

在屈曲运动过程中，髌骨沿着股骨滑车向后运动，始终保持髌骨嵴位于股骨滑车间沟内（图

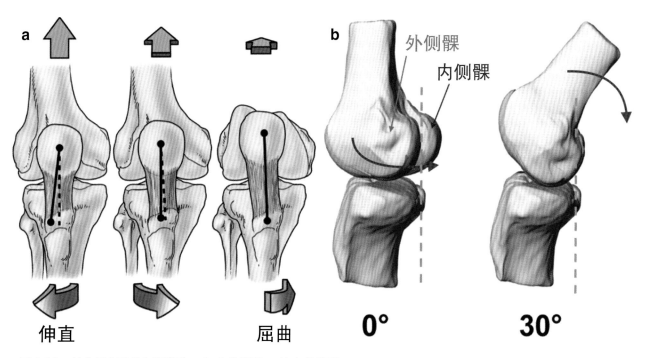

图 1.11　关节屈曲时的生理移动。（a）前面观。（b）外侧观

1.11）。

在伸直过程中，膝关节的运动学过程与屈曲时相反。当膝关节伸直时，股骨发生轻度的内旋，膝关节发生交锁。股骨内旋是被动的过程，继发于股骨的收缩运动。膝关节伸直运动是一个被动的过程。每个人的伸直程度不同，一般都能过伸 0°～5°。膝关节屈曲运动既是一个主动过程，也是一个被动过程。屈曲角度一般在 120°～150° 之间。

只有在屈曲时，膝关节才能进行旋转运动，并能围绕下肢机械轴向内、外侧旋转大约 30°。

当韧带的完整性未遭到破坏时，膝关节能进行前后移位和内外翻。膝关节前后移位和内外翻只有在膝关节屈曲时才能观察到。

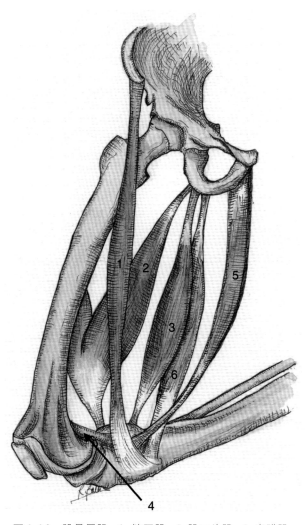

图 1.12　股骨屈肌。1.缝匠肌；2.股二头肌；3.半膜肌；4.腘肌；5.股薄肌；6.半腱肌

1.1.12.2 肌肉的活动

膝关节的主要屈肌有股二头肌、半膜肌和鹅足肌（缝匠肌、半腱肌和股薄肌）。

腓肠肌和腘肌在一定程度上也参与膝关节的屈曲运动（图 1.12）。

膝关节的伸直运动由股四头肌的收缩产生。

在膝关节未交锁时，腘肌对股骨外旋起辅助作用，而在膝关节交锁时，股四头肌能加强股骨内旋。

在膝关节屈曲时，膝关节的旋转运动由鹅足肌和股二头肌运动产生。

1.2 正常情况下膝关节的生物力学

1.2.1 下肢的生物力学

下肢机械轴

下肢机械轴被定义为股骨头中点和踝中点的连线：

·此轴线通过膝中央（在内结节间窝水平）时，即为正常的膝轴线。

·此轴线通过膝内侧间室时，即为"膝内翻"。

·此轴线通过膝外侧间室时，即为"膝外翻"（图 1.13）。

膝关节线不垂直于下肢的"机械轴线"：

·男性多"内翻"，与水平线成 0°～2°。

·女性多"外翻"，与水平线成 0°～1°。

近期研究结果提示，下肢的"机械轴线成 1°～2°"轻度内翻。因而，生理性胫骨内翻往往成 88°～90° 胫骨力学角度。股骨则多呈生理学外翻。

·股骨的机械轴线与股骨的解剖学轴线成 4°～5°。

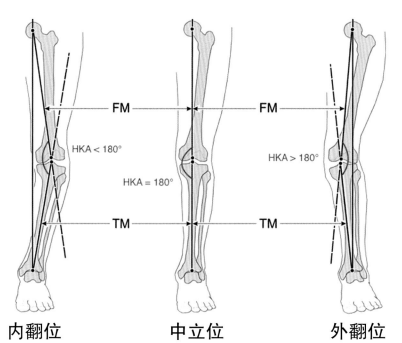

图1.13　下肢机械轴。FM: 股骨机械轴; TM: 胫骨机械轴; HKA: 下肢机械轴("臀膝踝")

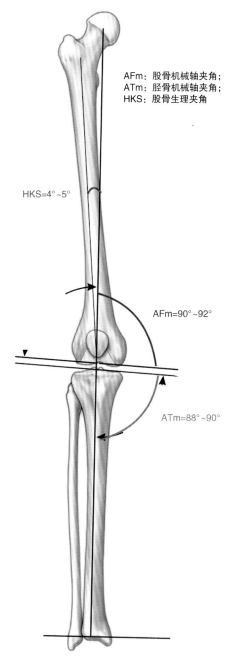

AFm: 股骨机械轴夹角;
ATm: 胫骨机械轴夹角;
HKS: 股骨生理夹角

HKS=4°~5°

AFm=90°~92°

ATm=88°~90°

图1.14　正常下肢各机械轴

·股骨的力学角度在90°~92°之间(图1.14)。

1.2.2 髁突生物力学 [5,6,93-104]

每个股骨髁表面的长度都是其对应胫骨平台的2倍。

屈膝时,股骨髁在矢状面进行旋转移位,包含向后方的位移和水平旋转(图1.15)。

髁突可以在两种大小不同的盘状体(内侧较大,而外侧较小)之间通过水平杆连接,在光滑的平面(胫骨平台)上转动。

旋转轴通过内侧圆盘的中点,并且在胫骨平台上与外侧髁接触。

在屈膝过程中,盘状体相对于轴的旋转有以下几种运动方式:

·盘状体自身的旋转。

·外侧盘状体后滚翻。

·外侧盘状体相对于内侧盘的旋转运动(图1.16)。

在膝关节屈曲时,内侧髁保持着相对稳定,而外侧髁进行运动。这可导致侧向和后向翻滚,并且经常导致半月板向后移位(图1.17)。

屈膝时,矢状面上旋转轴线也经过两侧交叉韧

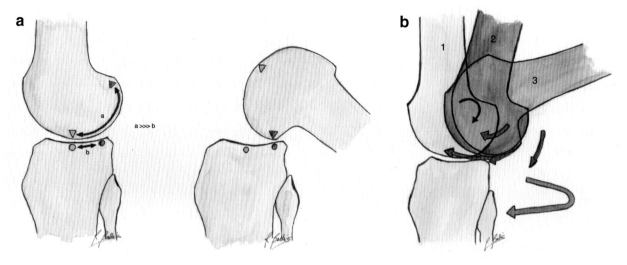

图 1.15　屈膝时髁表面的联合位移。（a）前位移。（b）旋转

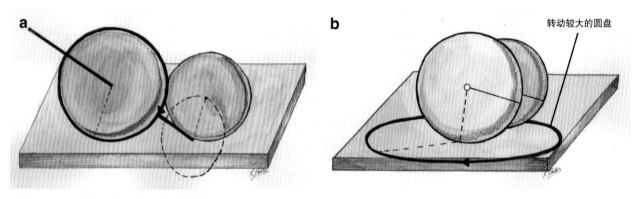

图 1.16　不同尺寸的两髁生物力学模型。（a）矢状面移动。（b）横面移动

带（图 1.18 ）。

　　最近，人们发现，这个模型并不够精确。事实上，交叉韧带同时也是"加速器"，通过促进神经—肌肉反射来保障膝关节的稳定性。

1.2.3 髌股关节的生物力学 [5,6,91,92,105,106]

1.2.3.1 额面（前面）

　　由于生理性的股骨远端外翻，股四头肌与髌骨腱的轴线并未吻合。在膝关节伸直时，股骨相对于胫骨的内翻角（通常被称作 Q 角）为 15° 左右（图 1.19 ）。

　　在屈膝过程中，髌骨向外侧移动。处于股骨滑

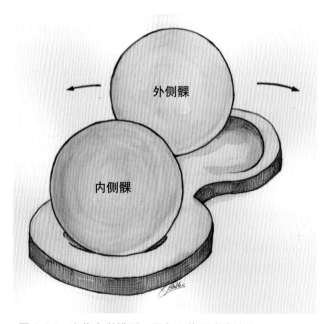

图 1.17　生物力学模型：平台上的两球状结构

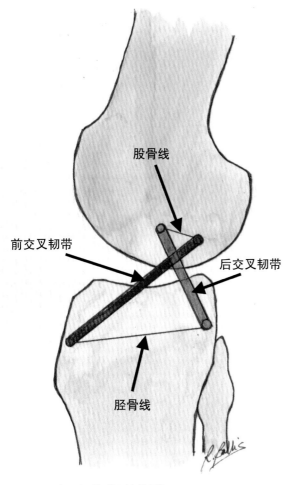

图 1.18　交叉韧带"四柱模型"

车中的有：

- 滑车外侧。
- 髌骨内侧支持带和内侧髌韧带。
- 股内侧肌纤维（VMO）。
- 膝关节未交锁时股骨相对于胫骨外旋。

1.2.3.2 矢状面

　　在膝关节伸直时，髌骨位于胫骨结节前方并向远端后方稍微倾斜。

　　在膝关节屈曲时，髁突向后方移动。髌骨在此过程中与股骨接触并且向后方胫骨结节的方向移动。还同时向远端后方略微倾斜（图 1.20）。

　　髁状突半径从前到后不断下降，屈膝过程中髌

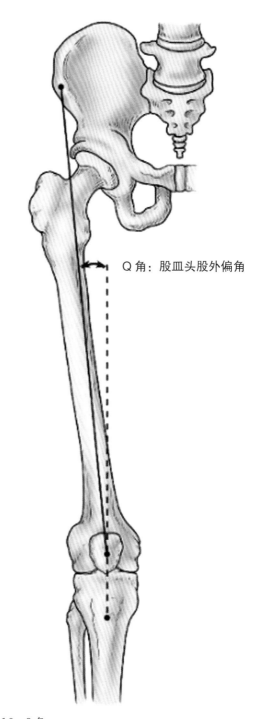

Q 角：股皿头股外偏角

图 1.19　Q 角

骨到膝关节旋转轴的距离也在不断减小（图 1.21）。

　　屈肌结构增长了力臂，使力量增强。

　　在屈曲角为 90° 时，伸肌的力量达到最高值。

　　屈膝时髌骨受到的约束力增加，这是因为在股骨滑车上的伸肌提供了压缩力（图 1.22）。

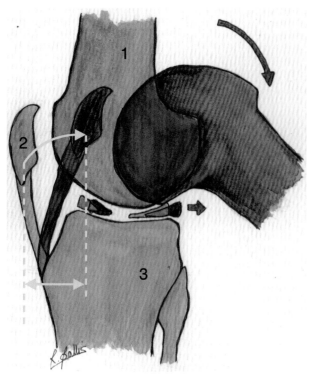

图 1.20　屈膝时髌骨的移动。1.股骨；2.髌骨；3.胫骨

总结

掌握解剖学、病理学和生物力学知识是理解不同情况下外科异常的基础。

事实上，各种手术方法都是基于精准的解剖学定位标志来进行的，旨在避免对重要结构造成伤害。

此外，人工关节置换术也是基于对膝关节运动功能的精准认知和尽力准确复制膝关节正常情况下的生物力学特性来为制备、应用和改进人工关节假体而创造条件。

膝关节是一个复杂的关节，所有的解剖结构都有其特定而重要的功能，患者膝关节的病理状况决定了患者的临床表现（症状、体征）和后果。

膝关节的生理运动功能不仅仅包括单纯的屈伸运动，还包括许多模式的精细下肢运动功能，从而

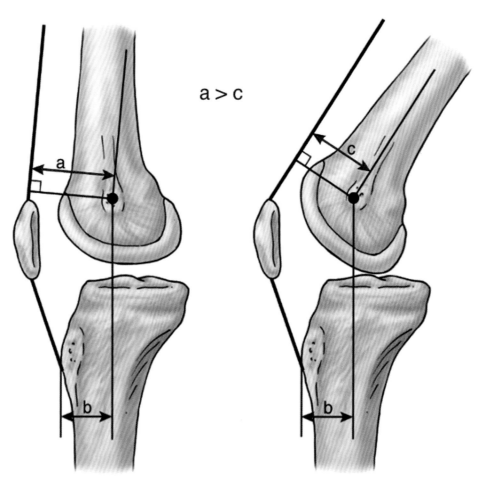

图 1.21　屈膝时伸展结构的力臂

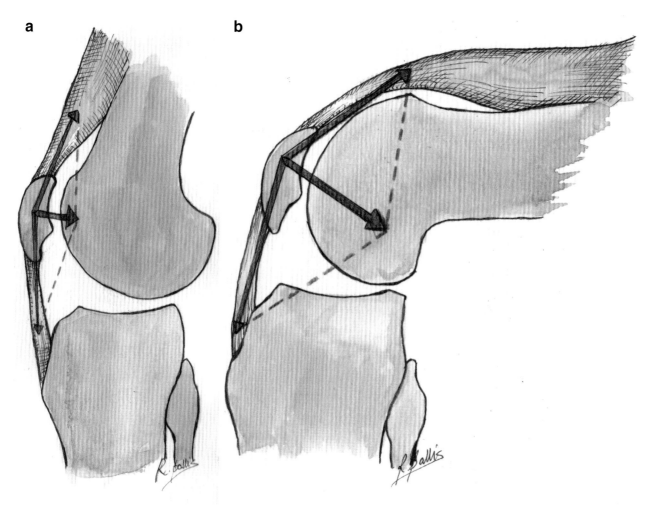

图 1.22 屈膝和伸膝阶段的约束结构。（a）初始屈曲度。（b）屈曲度为 90° 时，股骨滑车限制延伸力，进而限制了髌骨滑动

适应下肢的机动性及活动功能。

参考文献

[1] Agur AMR, Dalley AF (2009) Grant's atlas of anatomy, 12th edn. Wolters Kluwer Health/Lippincott Williams & Wilkins, Philadelphia.

[2] Basmajian JV (1980) Grant's method of anatomy, 10th edn. Williams & Wilkins, Baltimore.

[3] Last RJ (1978) Anatomy: regional and applied, 6th edn. Churchill Livingstone, Edinburgh.

[4] Williams PL, Warwick R (1980) Gray's anatomy, 36th edn. WB Saunders, Philadelphia.

[5] Kamina P (2007) Anatomie clinique. Editions Maloine, France.

[6] Scott WN (2012) Insall and Scott surgery of the knee, 5th edn. Elsevier Churchill Livingstone, Philadelphia.

[7] Chavassieux P, Meunier P (2004) Histologie et cytologie de l'os normal. Encyclopédie Médico-Chirurgicale. Elsevier, France.

[8] Baumgartl F (1944) Das kniegelenk. Springer, Berlin.

[9] Wiberg G (1941) Roentgenographic and anatomic studies on the femoropatellar joint: with special reference to chondromalacia patellae. Acta Orthop Scand 12:319–410.

[10] Goodfellow J, Hungerford DS, Zindel M (1976) Patello-femoral joint mechanics and pathology. 1.Functional anatomy of the patello-femoral joint. J Bone Joint Surg Br 58:287–290.

[11] Aglietti P, Insall JN, Walker PS, Trent P (1975) A new patella prosthesis: design and application. Clin Orthop Relat Res 107:175–187.

[12] Kaplan EB (1962) Some aspects of functional anatomy of the human knee joint. Clin Orthop Relat Res 23:18–29.

[13] Eckhoff DG, Burke BJ, Dwyer TF et al (1996) Sulcus morphology of the distal femur. Clin Orthop Relat Res 331:23−28.

[14] Berger RA, Rubash HE, Seel MJ et al (1993) Determining the rotational alignment of the femoral component in total knee arthroplasty using the epicondylar axis. Clin Orthop Relat Res 286:40−47 .

[15] Griffi n FM, Insall JN, Scuderi GR (1998) The posterior condylar angle in osteoarthritic knees. J Arthroplasty 13:812−815.

[16] Booth RE Jr (2006) Sex and the total knee: gendersensitive designs. Orthopedics 29:836−838.

[17] Chin KR, Dalury DF, Zurakowski D, Scott RD (2002) Intraoperative measurements of male and female distal femurs during primary total knee arthroplasty. J Knee Surg 15:213−217.

[18] Hitt K, Shurman JR 2nd, Greene K et al (2003) Anthropometric measurements of the human knee: correlation to the sizing of current knee arthroplasty systems. J Bone Joint Surg Am 85(Suppl 4): 115−122.

[19] Lonner JH, Jasko JG, Thomas BS (2008) Anthropomorphic differences between the distal femora of men and women. Clin Orthop Relat Res 466:2724−2729.

[20] Danzig LA, Newell JD, Guerra J Jr et al (1981) Osseous landmarks of the normal knee. Clin Orthop Relat Res 156:201−206.

[21] Damiano J, Bardin T (2004) Liquide synovial normal et pathologique. Encyclopédie Médico- Chirurgicale. Elsevier, France.

[22] Renstrom P, Johnson RJ (1990) Anatomy and biomechanics of the menisci. Clin Sports Med 9:523−538.

[23] Walker PS, Erkman MJ (1975) The role of the menisci in force transmission across the knee. Clin Orthop Relat Res 109:184−192.

[24] Levy IM, Torzilli PA, Warren RF (1982) The effect of medial meniscectomy on anterior-posterior motion of the knee. J Bone Joint Surg Am 64:883−888.

[25] Levy IM, Torzilli PA, Gould JD et al (1989) The effect of lateral meniscectomy on motion of the knee. J Bone Joint Surg Am 71:401−406.

[26] Allaire R, Muriuki M, Gilbertson L, Harner CD (2008) Biomechanical consequences of a tear of the posterior root of the medial meniscus: similar to total meniscectomy. J Bone Joint Surg Am 90: 1922−1931.

[27] Harner CD, Mauro CS,Lesniak BP,Romanowski JR (2009) Biomechanical consequences of a tear of the posterior root of the medial meniscus:surgical technique. J Bone Joint Surg Am 91:257−270.

[28] Marzo JM, Gurske-DePerio J (2009) Effects of medial meniscus posterior horn avulsion and repair on tibiofemoral contact area and peak contact pressure with clinical implications. Am J Sports Med 37:124−129.

[29] Johnson DL, Swenson TM, Livesay MS et al (1995) Insertion site anatomy of the human menisci: gross, arthroscopic, and topographical anatomy as a basis for meniscal transplantation. Arthroscopy 11:386−394.

[30] Flaisier F, Combe B (2004) Histologie et physiologie de la synoviale normale. Encyclopédie Médico-Chirurgicale. Elsevier, France.

[31] Dodds JA, Arnoczky SP (1994) Anatomy of the anterior cruciate ligament: a blueprint for repair and reconstruction. Arthroscopy 10:132−139.

[32] Clark JM, Sidles JA (1990) The interrelation of fi ber bundles in the anterior cruciate ligament. J Orthop Res 8:180−188.

[33] Classic T (1980) Operation for repair of the cruciate ligaments: Ernest W Hey Groves. Clin Orthop Relat Res 147:4−6.

[34] Kennedy JC, Weinberg HW, Wilson AS (1974) The anatomy and function of the anterior cruciate ligament as determined by clinical and morphological studies. J Bone Joint Surg Am 56:223−235.

[35] Last RJ (1948) Some anatomical details of the knee joint. J Bone Joint Surg Br 30:683−688.

[36] Welsh PR (1980) Knee joint structure and function. Clin Orthop Relat Res 147:7−14.

[37] Girgis FG, Marshall JL, Al Monajem ARS (1975) The cruciate ligaments of the knee joint. Clin Orthop Relat Res 106:216−231.

[38] Amis AA, Dawkins GPC (1991) Functional anatomy of the anterior cruciate ligament. J Bone Joint Surg Br 73:260−267.

[39] Chhabra A, Starman JS, Ferretti M et al (2006) Anatomic, radiographic, biomechanical, and kinematic evaluation of the anterior cruciate ligament and its two functional bundles. J Bone Joint Surg Am 88(Suppl 4):2−10.

[40] Petersen W, Zantop T (2006) Anatomy of the anterior cruciate ligament with regard to two bundles. Clin Orthop Relat Res 454:35−47.

[41] Zantop T, Herbort M, Raschke MJ et al (2007) The role of

the anteromedial and posterolateral bundles of the anterior cruciate ligament in anterior tibial translation and internal rotation. Am J Sports Med 35:223–227.

[42] Kopf S, Musahl V, Tashman S et al (2009) A systematic review of the femoral origin and tibial insertion morphology of the ACL. Knee Surg Sports Traumatol Arthrosc 17:213–219.

[43] Butler DL, Noyes FR, Grood ES (1980) Ligamentous restraints to anterior-posterior drawer in the human knee: a biomechanical study. J Bone Joint Surg Am 62:259–270.

[44] Furman W, Marshall JL, Girgis FG (1976) The anterior cruciate ligament: a functional analysis based on postmortem studies. J Bone Joint Surg Am 58:179–185.

[45] Hsieh H-H, Walker PS (1976) Stabilizing mechanisms of the loaded and unloaded knee joint. J Bone Joint Surg Am 58:87–93.

[46] Kennedy JC, Fowler PJ (1971) Medial and anterior instability of the knee: an anatomical and clinical study using stress machines. J Bone Joint Surg Am 53:1257–1270.

[47] Barrack RL, Skinner HB, Buckley SL (1989) Proprioception in the anterior cruciate defi cient knee. Am J Sports Med 17:1–6 .

[48] Kennedy JC, Alexander IJ, Hayes KC (1982) Nerve supply of the knee and its functional importance. Am J Sports Med 10:329–335.

[49] Schultz RA, Miller DC, Kerr CS et al (1984) Mechanoreceptors in human cruciate ligaments: a histological study. J Bone Joint Surg Am 66: 1072–1076.

[50] Schutte MJ, Dabezies EJ, Zimny ML et al (1987) Neural anatomy of the human anterior cruciate ligament. J Bone Joint Surg Am 69:243–247.

[51] VanDommelen BA, Fowler PJ (1989) Anatomy of the posterior cruciate ligament: a review. Am J Sports Med 17:24–29.

[52] Kennedy JC, Hawkins RJ, Willis RB et al (1976) Tension studies of human knee ligaments: yield point, ultimate failure, and disruption of the cruciate and tibial collateral ligaments. J Bone Joint Surg Am 58:350–355.

[53] Gollehon DL, Torzilli PA, Warren RF (1987) The role of the posterolateral and cruciate ligaments in the stability of the human knee: a biomechanical study. J Bone Joint Surg Am 69:233–242.

[54] Reider B, Marshall JL, Koslin B et al (1981) The anterior aspect of the knee joint: an anatomical study. J Bone Joint Surg Am 63:351–356.

[55] Hubbard JK, Sampson HW, Elledge JR (1997) Prevalence and morphology of the vastus medialis oblique muscle in human cadavers. Anat Rec 249:135–142.

[56] Seebacher JR, Inglis AE, Marshall JL et al (1982) The structure of the posterolateral aspect of the knee. J Bone Joint Surg Am 64:536–541.

[57] Kaplan EB (1958) The iliotibial tract: clinical and morphological signifi cance. J Bone Joint Surg Am 40:817–832.

[58] Marshall JL, Girgis FG, Zelko RR (1972) The biceps femoris tendon and its functional signifi cance. J Bone Joint Surg Am 54:1444–1450.

[59] Terry GC, LaPrade RF (1996) The biceps femoris muscle complex at the knee: its anatomy and injury patterns associated with acute anterolateralanteromedial rotatory instability. Am J Sports Med 24:2–8.

[60] Fulkerson JP, Gossling HR (1980) Anatomy of the knee joint lateral retinaculum. Clin Orthop Relat Res 153:183–188.

[61] Last RJ (1950) The popliteus muscle and the lateral meniscus. J Bone Joint Surg Br 32:93–99.

[62] Kaplan EB (1961) The fabellofi bular and short lateral ligaments of the knee joint. J Bone Joint Surg Am 43:169–179.

[63] Watanabe Y, Moriya H, Takahashi K et al (1993) Functional anatomy of the posterolateral structures of the knee. Arthroscopy 9:57–62.

[64] Maynard MJ, Deng X, Wickiewicz TL et al (1996) The popliteofi bular ligament: rediscovery of a key element in posterolateral stability. Am J Sports Med 24:311–316.

[65] Basmajian JV, Lovejoy JF Jr (1971) Functions of the popliteus muscle in man: a multifactorial electromyographic study. J Bone Joint Surg Am 53:557–562.

[66] Jones CDS, Keene GCR, Christie AD (1995) The popliteus as a retractor of the lateral meniscus of the knee. Arthroscopy 11:270–274.

[67] Tria AJ Jr, Johnson CD, Zawadsky JP (1989) The popliteus tendon. J Bone Joint Surg Am 71: 714–716.

[68] Mann RA, Hagy JL (1977) The popliteus muscle. J Bone Joint Surg Am 59:924–927.

[69] Baker CL, Norwood LA, Hughston JC (1983) Acute posterolateral rotatory instability of the knee. J Bone Joint Surg Am 65:614–618.

[70] Hughston JC, Andrews JR, Cross MJ et al (1976) Classifi

cation of knee ligament instabilities: Part Ⅱ. The lateral compartment. J Bone Joint Surg Am 58:173-179.

[71] Hughston JC, Norwood LA Jr (1980) The posterolateral drawer test and external rotational recurvatum test for posterolateral rotatory instability of the knee. Clin Orthop Relat Res 147:82-87.

[72] Warren LF, Marshall JL (1979) The supporting structures and layers on the medial side of the knee: an anatomical analysis. J Bone Joint Surg Am 61:56-62.

[73] Sullivan D, Levy IM, Sheskier S et al (1984) Medial restraints to anterior-posterior motion of the knee. J Bone Joint Surg Am 66:930-936.

[74] Warren LF, Marshall JL, Girgis FG (1974) The prime static stabilizer of the medial side of the knee. J Bone Joint Surg Am 56:665-674.

[75] Gardiner JC, Wiess JA, Rosenberg TD (2001) Strain in the human medial collateral ligament during valgus loading of the knee. Clin Orthop Relat Res 391:266-274.

[76] Pagnani MJ, Warner JJP, O'Brien SJ et al (1993) Anatomic considerations in harvesting the semitendinosus and gracilis tendons and a technique of harvest. Am J Sports Med 21:565-571.

[77] Scapinelli R (1997) Vascular anatomy of the human cruciate ligaments and surrounding structures. Clin Anat 10:151-162.

[78] Arnoczky SP, Dipl AC (1985) Blood supply to the anterior cruciate ligament and supporting structures. Orthop Clin North Am 16:15-28.

[79] Arnoczky SP, Warren RF (1982) Microvasculature of the human meniscus. Am J Sports Med 10:90-95.

[80] Colombel M, Mariz Y, Dahhan P et al (1998) Arterial and lymphatic supply of the knee integuments. Surg Radiol Anat 20:35-40.

[81] Soldado F, Reina F, Yuguero M, Rodriguez-Baeza A (2002) Clinical anatomy of the arterial supply of the human patellar ligament. Surg Radiol Anat 24:177-182.

[82] Carriquiry C, Costa MA, Vasconez LO (1985) An anatomic study of the septocutaneous vessels of the leg. Plast Reconstr Surg 76:354-363 .

[83] Haertsch P (1981) The blood supply to the skin of the leg: a post-mortem investigation. Br J Plast Surg 34:470-477.

[84] Taylor GI, Palmer JH (1987) The vascular territories (angiosomes) of the body: experimental study and clinical applications. Br J Plast Surg 40:113-224.

[85] Gardner E (1948) The innervation of the knee joint. Anat Rec 101:109-130.

[86] Hunter LY, Louis DS, Ricciardi JR et al (1979) The saphenous nerve: its course and importance in medial arthrotomy. Am J Sports Med 7:227-230.

[87] Kaplan EB (1957) Factors responsible for the stability of the knee joint. Bull Hosp Joint Dis 18:51-59.

[88] Markolf KL, Mensch JS, Amstutz HC (1976) Stiffness and laxity of the knee: the contributions of the supporting structures: a quantitative in vitro study. J Bone Joint Surg Am 58:583-594.

[89] Brantigan OC, Voshell AF (1941) The mechanics of the ligaments and menisci of the knee joint. J Bone Joint Surg 23:44-66.

[90] Freeman MA, Pinskerova V (2003) The movement of the knee studied by magnetic resonance imaging. Clin Orthop Relat Res 410:35-43.

[91] Levine HB, Bosco JA (2007) Sagittal and coronal biomechanics of the Knee: a rationale for corrective measures. Bull NYU Hosp Jt Dis 65:87-95.

[92] Carret JP (1991) Biomécanique de l'articulation du genou. Conférences d'enseignement de la SOFCOT, Paris, France vol 40, pp 189-208.

[93] Elias SG, Freeman MA, Gokcay EI (1990) A correlative study of the geometry and the anatomy of the distal femur. Clin Orthop Relat Res 260:98-103.

[94] Hollister AM, Jatana S, Singh A et al (1993) The axes of rotation of the knee. Clin Orthop Relat Res 290:259-268.

[95] Martelli S, Pinskerova V (2002) The shapes of the tibial and femoral articular surfaces in relation to tibiofemoral movement. J Bone Joint Surg 89:607-613.

[96] Nuno A, Ahmed M (2001) Sagittal profi le of the femoral condyles and its application to femorotibial contact analysis. J Biomech Eng 123:18-26.

[97] Nuno A, Ahmed M (2003) Three-dimensional morphometry of the femoral condyles. Clin Biomech (Bristol, Avon) 18:924-932.

[98] Siu D, Rudan J, Weaver HW, Griffi th P (1996) Femoral articular shape and geometry. A three dimensional computerized analysis of the knee. J Arthroplasty 11:166-173.

[99] Dye SF (1987) An evolutionary perspective of the knee. J Bone Joint Surg Am 69:976-983.

[100] Hefzy MS, Kelly BP, Cooke TD et al (1997) Knee kinematics in-vivo of kneeling in deep fl exion examined by bi-planar radiographs. Biomed Sci Instrum 33:453-

458.

[101] Hill PF, Vedi V, Williams A et al (2001) Tibiofemoral movement 2: the loaded and unloaded living knee studied by MRI. J Bone Joint Surg 82: 1196-1198.

[102] Iwaki H, Pinskerova V, Freeman MA (2001) Tibiofemoral movement 1: the shapes and relative movements of the femur and tibia in the unloaded cadaver knee. J Bone Joint Surg 82:1189-1195.

[103] Komistek RD, Denis DA, Mahfouz M (2003) In vivo fl uoroscopic analysis of the normal human knee. Clin Orthop Relat Res 410:69-81.

[104] Levangie PK, Norkin CC (2005) The knee in joint structure and function: a comprehensive analysis. In: Joint structure and function: a comprehensive analysis, 4th edn. FA Davis, Philadelphia.

[105] Sharma A, Leszko F, Komistek RD et al (2008) In vivo patellofemoral forces in high fl exion total knee arthroplasty. J Biomech 41:642-648.

[106] Browne C, Hermida JC, Bergula A et al (2005) Patellofemoral forces after total knee arthroplasty: effect of extensor moment arm. Knee 12:81-88.

第二章　膝骨关节炎（膝关节退行性变）的病因和类型

E. 卡洛斯·罗德里格斯-默尚（E. Carlos Rodríguez-Merchán）和山姆·奥塞迪克（Sam Oussedik）

2.1 简介

骨关节炎是一种可发生于全身所有骨关节组织的慢性关节病。病因尚不十分明确，但是通常都会引发关节软骨病损以及关节退变和轻微的失稳，同时导致边缘结构和骨赘形成过程中的变化。关节软骨的损伤也会导致底层软骨板的超负荷，从而促使软骨下骨硬化。这些变化与关节炎微粒刺激所致的滑膜炎共同引发疼痛、残疾和生活质量降低。骨关节炎的病因是多因素的，通常与遗传因素和环境因素有着不同程度的关系[1]。膝骨关节炎（KOA）也是常见而且重要的致残原因之一。

图尔凯维奇（Turkiewicz）等估算了现有的以及预期的由骨关节炎造成的影响[2]。在 2012 年中，他所在的国家大于 45 岁并且确诊为骨关节炎者占总人口的 26.6%，其中 22.4% 为男性，30.5% 为女性。主要的发病部位是膝关节（13.8%）、髋关节（5.8%）和上肢关节（3.1%）。在某些不常见的情况中，26.8% 的患者有多关节病变。到 2032 年，预计大于 45 岁且确诊为骨关节炎者会从 26.6% 上升至 29.5%，膝骨关节炎的发病率将从 13.8% 上升至 15.7%。到 2032 年，与 2012 年相比，预计在每 10 万人中大于 45 岁的人群会有另外 26 000 人将因患非主要关节的关节炎而咨询医生或要求诊治[2]。

科罗斯（Cross）等评估，膝骨关节炎将在全球疾病中占据很大的一部分，他们探讨了膝骨关节的骨性关节炎与其他疾病的比较[3]。对膝骨关节炎的发病率和死亡风险的特定年龄和性别的流行病数据进行了系统的回顾。将髋关节炎或膝骨关节炎的发病率以及影像和自我报告纳入研究中。为了考量残疾的程度以及其病变程度，将疾病分为 3 个不同程度，分别为轻、中、重 3 度。采用所在国家和地区的流行程度乘以病变程度的分布和残疾程度计算失能生活年数（YLDs）。由于骨关节炎不会直接导致死亡，所以 YLDs 实际上等于失能调整生活年（DALYs）。在全球 291 种不同疾病中，膝骨关节炎实际上是第 11 位导致残疾的原因和第 38 位拥有最长失能调整生活年（DALYs）的疾病。

全球标准年龄的膝骨关节炎发病率为 3.8%，这一概率在 1990—2010 年间无显著变化。女性发病率高于男性。髋关节炎和膝骨关节炎的 YLDs 从 1990 年的 1050 万增长至 2010 年的 1710 万。所以，膝骨关节炎是全球导致残疾的一个重要原因。此项研究的方法论问题很有可能导致其低估了膝骨关节炎带来的负担。在老龄化和肥胖率日益增加的世界人口面前，卫生专业人员需要对需求大量增加的患病人群做好准备，以便更好地治疗膝骨关节炎[3]。

目前传统的普通 X 线检查仍是有助于确诊膝骨关节炎的主要方法。这种影像设备对三维结构提供二维影像，并且在疾病后期可以用来对主要关节病变进行粗略的定位。此外，X 线片不能完全显示关节内结构，例如软骨和骨髓的异常，而这些异常却正能体现整个器官组织的主要病变和过程[4]。在本章中，笔者将回顾骨关节炎的病因以及病变的模式和类型。

2.2 病因

2.2.1 特发性（退行性）骨关节炎

特发性骨关节炎是一种常见的关节炎（图 2.1）。尽管与遗传因素密切相关，但人们对其病因尚不明确。

罗洛夫斯（Rolauffs）等发现，具有成角性特征空间的软骨细胞组织的存在以及种属特异性重建的过程[5]与骨关节炎的发病有关。相邻的软骨细胞之间的空间模式和明显的角性特征能够在可见的显微组织损伤甚至临床发病前识别骨关节炎。骨关节炎（OA）进一步发展后，此概念可能对易感患者的诊断和后续治疗更加适用。

骨关节炎的退化机制之一是细胞外基质金属蛋白酶的水解。导致软骨细胞和滑膜细胞制成金属蛋白酶 -1，是基质金属蛋白酶（MMP）家族的一个主要蛋白酶[6]。瓦塞尔（Wassilew）等评估膝关节创伤性失常（TKDs）和非创伤性骨关节炎中基质金属蛋白酶的亚型以及在滑膜内的促炎性细胞因子[7]。他们认为，基质金属蛋白酶、白细胞介素或肿瘤坏死因子（TNF）的表达水平在量化分析中没有显著差异，这些肿瘤坏死因子（TNF）来自骨关节炎和膝关节外伤患者的滑膜组织之间的 α - 信使核糖核酸。但是在骨关节炎组中，C- 反应蛋白（CRP）的水平显著增高。在有关基因的表达水平以及 CRP 和基质金属蛋白酶测试中的基质金属蛋白酶 -1 以及基

质金属蛋白酶 -3 之间，也发现显著的相关关系。此外，在骨关节炎的滑膜组织中，可以观测到存在于肿瘤坏死因子、基质金属蛋白酶 -1 以及基质金属蛋白酶 -3 之间的显著关系。与膝关节外伤患者的软骨损伤一样，受伤后滑膜组织中的肿瘤坏死因子与时间相关。研究显示，因为创伤性关节炎和骨关节炎之间存在相似的炎症模式的改变，所以两者可能存在相同的疾病进程。此外，CRP 和基质金属蛋白酶表达水平之间的关联性表明两者对于原发性骨关节炎中的关节软骨退变有重要作用。肿瘤坏死因子（TNF）能为骨关节炎提供可量化的个体风险指标。

勒佩索斯（Lepetsos）等提供了在希腊开展的原发性骨关节炎中的基质金属蛋白酶 — 1 和基因 -1607 1G/2G（rs1799750）关联的研究[6]。结果提示，基质金属蛋白酶 — 1 和基因 -1607 1G/2G（rs1799750）之间没有显著的相关性；但是，经过多次逻辑回归分析，发现相对于携带 1G/1G 和 2G/2G 基因，携带有基因 1G/2G 的男性原发性骨关节炎的发病率会降低 75%。研究还表明：在希腊，基质金属蛋白酶 -1 和基因 -1607 1G/2G(rs1799750)的多态性可能是易感性膝骨关节炎的风险因素。

在定量与定性相结合的 meta 分析中，罗德里格斯 - 丰泰拉（Rodríguez-Fontela）等评估与骨关节炎有关的候选基因，查明可能的遗传因素并且评估获取骨关节炎的候选基因的方法[8]。研究者发现，两项候选基因 COL11A1 和 VEGF 与骨关节炎非常相关。

膝骨关节炎具有强大的家族聚集性以及遗传性。对候选基因的研究以及对全基因组的关联研究已经确定基因在骨形态的发生途径、甲状腺的调控通路和凋亡通路中有着大型骨关节炎的遗传风险。全基因组关联研究表明，结构基因（COL6A4/DVWA）、炎症相关基因（PTGS2/PLA2G4A）和基因座上的 chr 7q22 与膝骨关节炎相关联[1]。

一定数量的显性膝骨关节炎已经确定，并且验

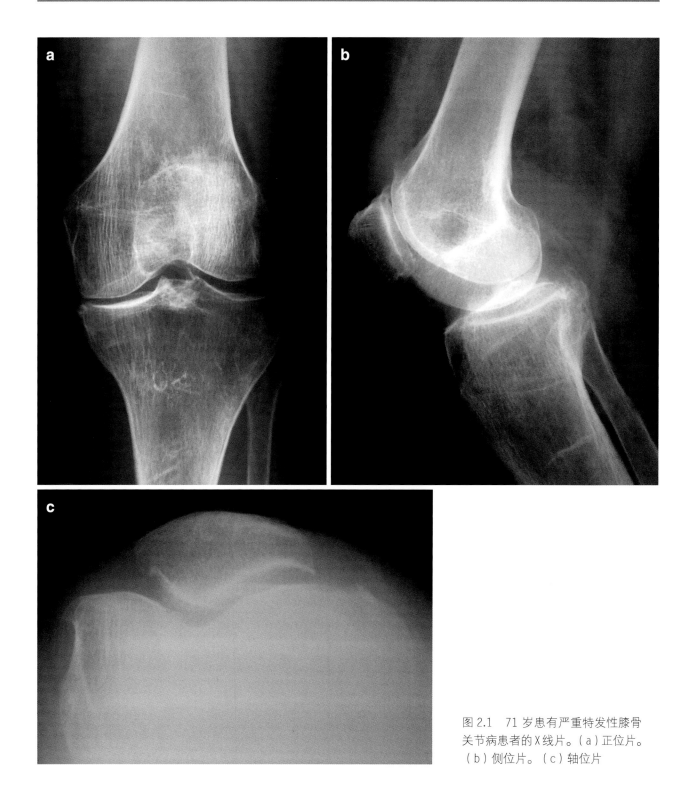

图 2.1 71 岁患有严重特发性膝骨
关节病患者的 X 线片。（a）正位片。
（b）侧位片。（c）轴位片

证了基于相似患者的临床特点 [9]。聚类分析确定 5
个表型关节炎的患者：①最小关节疾病表型。②强
肌肉强度表型。③严重辐射的关节炎表型。④肥胖
型。⑤抑郁情绪型。

遗传因素在膝骨关节炎的发病机制中具有重要

作用，但是对一些膝关节结构发生更改以调整炎症
的机制尚不清楚。潘（Pan）等的研究旨在描述 8~10
年间，后代至少有一对父母施行全膝关节置换术和
后代没有膝骨关节炎家族史中膝关节间结构变化的
差异 [10]。将 150 名有膝骨关节炎家族病史的后代（平

均年龄 45 岁）与 104 名对照后代（平均年龄 46 岁）进行对比。对 T1 和 T2 进行加权磁共振成像（MRI）检查，分别用以评估膝关节软骨损害的程度、骨髓病变、半月板挤压。对比并使用多变量逻辑回归模型以调整潜在的混杂因素。后代在 10 年内会有更大升幅的软骨损害评分和半月板挤压评分；8 年内会有更大的内侧半月板撕裂评分，而非外侧胫骨。8 年内，两组的骨髓病变没有明显差异。这些联系是独立存在于潜在的混杂因素以外的，并且在进一步协调后加强彼此间的联系。除了骨髓病变的特例外，还有膝骨关节炎家族史的后代有更大的多个膝内侧的胫骨关节腔病变的风险，提示家族的多向性影响[10]。

目前人们对膝骨关节炎患者的疼痛问题尚知之甚少。柯林斯（Collins）等曾介绍了随访 6 年以上的膝骨关节炎患者的疼痛发病规律[11]。柯林斯（Collins）等发现，在平均 6 年的研究中，膝关节的疼痛变化较小。这些随访结果表明，膝骨关节炎的疼痛是持续性的，而非不可改变的逐渐恶化的症状。

巴雷特（Barret）等研究症状性、特发性膝骨节炎的临床表现与影像学模式的相关关系[12]，在对 1894 名负重关节畸形的特发性骨关节炎患者进行的回顾性分析中发现了 6 种不同模式。其中有 5 种扩展了阿尔贝克（Ahlback）的分类观点；第 6 种"非增殖性"模式在之前未曾描述过，只见于具有缺乏反应性骨质改变的内翻畸形患者。膝内侧间室的退行性病变是大多数案例（63%）的致病原因。患有内翻膝患者的平均年龄为 72 岁，患外翻足患者的平均年龄为 79 岁，患髌股关节炎患者的平均年龄为 84 岁。只有当患者患有髌骨关节炎时，双侧同时罹病者多见于髌骨关节炎，说明了外翻膝和髌股关节炎患者以女性居多数。

2.2.2 创伤后骨关节炎（Post-traumatie Osteoarlhritis）

创伤后骨关节炎根据膝损伤不同进而分为不同类型，例如胫骨平台骨折、交叉韧带损伤以及半月板全切除手术等（图 2.2）。古特巴吉（Gouttebarge）等[13]对患骨关节炎前的从事团队运动及个人运动的精英运动员进行了系统评估。从 2000 年至 2014 年，以 3 个类别的关键词进行搜索，如 Medline、Sport 和 Discus。研究表明，相对于普通人和其他职业，从事团队运动和个人运动的前精英运动员的骨关节炎患病率更高，尤其是下肢[13]。

罗德里格斯 - 默尚（Rodríguez-Merchán）等的研究表明，在施行"髌骨骨 - 肌腱 - 骨（BPTB）移植的 ACL 重建术"后的 15 年内，25.4% 的患者发生继发性的骨关节改变[14]。

2.2.3 血友病性关节病（Hemophilic Arthropathy）

先天性凝血机制障碍的血友病患者容易发生多关节出血。这些出血可能是自发性的，由轻微创伤引起，通常发生于膝、踝和肘部。这种经常性的膝关节出血会导致关节软骨退变（血友病性关节病），多发生在 20~30 岁的年龄[15]（图 2.3）。本病虽尚不能完全预防，但在第一次关节血肿发生前（或者 1~2 次关节血肿发生后）[16]，应进行预防，这是唯一能对抗这种退化的方法。初次预防对保护血友病患者的关节非常重要。目前，70%~80% 的患者由于经济条件受限而并未进行治疗。对于非常疼痛或膝关节无力致残的血友病患者，须行全膝关节置换术以改善他们的生活质量[17,18]。

·注：对血友病患者进行关节置换术时应特别慎重，症状不能充分控制者更是禁忌。

2.2.4 炎性骨关节炎（Inflammatory Osteoarthritis）

对炎性骨关节炎的讨论详见第三章。需要强调的是，色素沉积绒毛结节性滑膜炎（PVNs）是一种

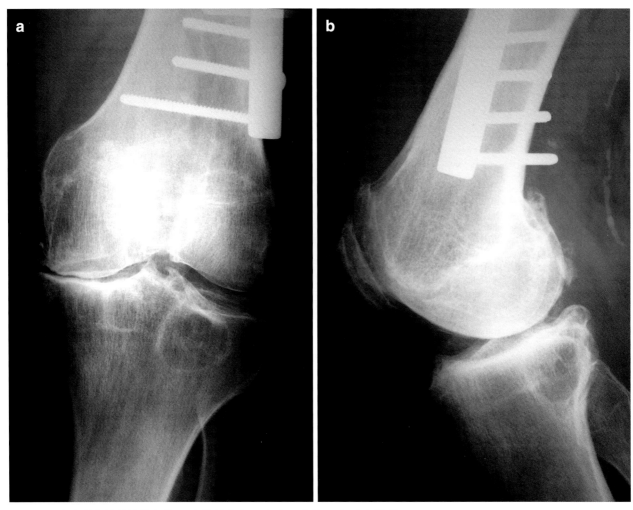

图 2.2　患有创伤性骨关节炎的 47 岁男性患者。（a）正位片。（b）侧位片

严重的关节疾病（图 2.4），由其导致的滑膜增生可能会使关节受到破坏及活动受限[19]。滑膜切除术（开放手术或关节镜下手术）可能会延迟 PVNs[20,21]和银屑病膝骨关节炎患者实施全膝关节置换术的时间（图 2.5）。

2.3 疾病的模式

2.3.1 发病期

张（Zhang）等通过区分代谢性标志物将患者分为亚组。80 个患者分为两组[22]：A 组和 B 组。A 组滑液中 39 种酰基肉碱浓度很高，但游离肉碱的浓度明显低于 B 组。后者继而被细分为两个亚组：B1 组和 B2 组。影响分组指标的 86 种代谢产物中包括 75 种甘油磷脂（6 种磷脂酰胆碱和 69 种溶血磷脂酰胆碱）、9 种神经醇磷脂、1 种生物胺、1 种酰基肉碱。分组不会与任何已知的因素混杂，包括年龄、性别、BMI 相关因素和并发症。分子生物学指标是集群肉碱、脂质、胶原麦太保指标。研究表明，OA 由不同的亚群组合而成。对这些亚群的识别有助于了解 OA 的发病机制和开展有针对性的治疗措施[22]。

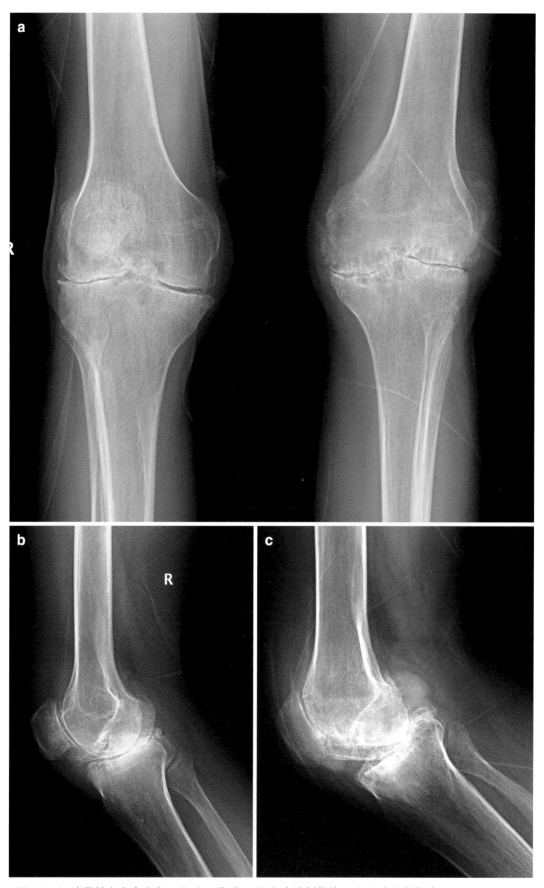

图 2.3　37 岁男性血友病患者。（a）正位片。（b）右膝侧位片。（c）左膝侧位片

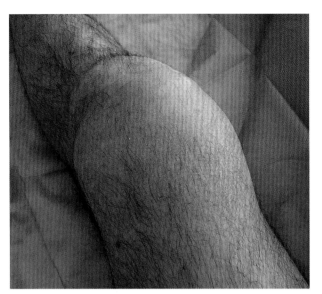

图 2.4　男，47 岁，严重的 PVNs 患者

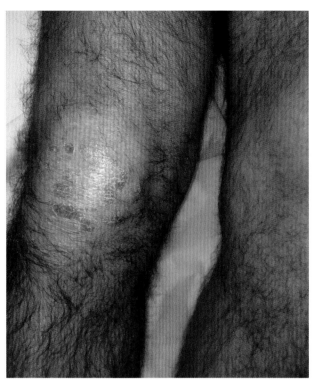

图 2.5　男，51 岁，轻度银屑病相关性滑膜炎，为典型的银屑病皮肤损害

早期和晚期骨关节炎的比较

　　洛伦佐（Lorenzo）等在人类的早期和晚期 OA 软骨肉瘤（正常和早期 OA）或 TKA（后期 OA）手术中获得样本并对细胞外非胶原大分子基质的组成与化学成分进行研究 [23]。早期 OA 的检测样品中通常可看到原纤维形成。一组在有纤维形成的区域采样，另一组则否。所有软骨样本均取自股骨内侧髁上的同一区域，在 37℃ 的温度下用 4M 盐酸胍提取用（3h）标记亮氨酸和硫酸 35[s]4h。提取的样本分析表明，蛋白聚糖的总量相对于羟脯氨酸在早期和晚期 OA 中含量均高于正常软骨。这些蛋白聚糖硫酸在并入葡糖氨基葡聚糖（GAG）链时表现出相对较低的速率（35s），与亮氨酸合并则表现出较高的速率（3h）。新合成的蛋白质模式在早期和晚期 OA 中的改变相同。值得注意的是，合成软骨寡聚基质蛋白（COMP）、纤连蛋白和软骨中间层蛋白质（CILP）的增加，也反映出其含量丰富，由酶联免疫吸附测定（ELISA）显示，胶原蛋白合成后期 OA 只显著增加。研究观察到的成分改变和生物合成的模式表明，在疾病过程的早期联合存在，并进行代谢

改变，甚至有明显的纤维蛋白组织存在。早期 OA 样本的研究代表软骨退化过程中不同阶段所合成的化学成分的相关联率和蛋白质的丰富度这两个截然不同的群体早期病变。

　　潘（Pan）等 [24] 使用模型辅助激光解吸 / 电离飞行时间质谱（MALDI-TOF-MS）对 OA 进行研究。其目标是控制疾病表达差异和特殊环境肽在患有 OA 的膝关节滑液的患者，同时开发和验证肽分型的 OA 诊断模型 [24]。两个肽峰值特征的发现可能是潜在 OA 的诊断标记。还发现了另外两个明显不同的 OA 患者肽峰值相对处于中等阶段早期和晚期阶段。遗传算法（GA）用于建立 OA 的诊断模型。结果，遗传算法模型标记出 100% 的早期 OA 和 97.92% 的中期 OA。这项研究表明，用蛋白质组合学的方法识别潜在的生物标记物的使用，在鉴别 OA 的潜在生物标志物同时可能被用于 OA 的诊断与疾病进程的监控。

2.3.2 疾病类型

2.3.2.1 髌股关节骨关节炎（Patelloffemoral Osteoarthritis）

由于膝关节有 3 个间室，所以可行多样化的放射学检查。髌股关节（PFJ）是最常受影响的间室。虽然 OA 的 PFJ 病变尚未受到广泛重视，但最近的研究表明，不仅 PFJ 是膝关节 OA 重要症状的好发部位，而且这也是胫股关节患者的特征，影响 PFJ OA 患者的评估和治疗。辛曼（Hinman）和克罗斯利（Crossley）认为，PFJ OA 应该是独特的临床实体[25]。

麦卡林顿（McAlindon）等分析 273 例问卷调查的报告和 240 例的膝关节疼痛控制对照组受试者的前后位负重和侧位膝关节放射线片[26]，全部完成斯坦福大学健康评估问卷调查（HAQ）。结果提示，膝 OA 患者中，53% 有症状和 17% 无症状。有 3 个模式成为主流：髌股关节，中间，中间 / 髌股关节有 7% 的男性（24 例），6% 的女性（22 例）。发生髌骨关节 OA 存在孤立症状的患者在这个超过 55 岁的样本中，估计有 8% 的女性和 2% 的男性。所有模式的有症状的膝关节 OA 女性随着年龄的增加而加重，但在 70 岁达到顶峰。内侧关节和髌骨关节 OA 与残疾显著相关［分别有 46 例（17%）和 64 例（25%）］，但 HAQ 分数高的人更容易患有髌骨关节 OA 疾病。髌骨关节 OA 是常见的，与残疾有关，发生在缺乏胫股疾病的患者身上，不能再被膝关节 OA 的研究忽略。

2.3.2.2 胫股关节

怀斯（Wise）等进行了一项骨关节炎横向研究，描述胫股关节内侧和外侧间室空间缩小（JSN）的患病率，评估其是否存在性别和民族差异，以及这种差异在多大程度上是由膝关节力线紊乱所致[27]。结果表明，妇女和非洲人、美国人比男性和欧洲人更可能患外侧间室 JSN。外翻畸形可能是导致女性患病率增高的原因。

巴特利特（Bartlett）等试图用 2 年国际研究和安慰剂确定共同的模式特征明显的 JSN 膝 OA 患者[28]。大多 2 年以上（70%）的 OA 患者被证明没有明显的 JSN；20% 显示进展缓慢，7% 进展中速，2% 进展快速。在研究入口与年龄和负重时进展倾向于减少关节空间宽度（JSW），快速进展的更有可能是男性。了解常见膝关节 OA 的模式可能会为那些高风险的残疾提供新的治疗机会。

巴克（Buck）等研究纵向胫股不同区域中软骨厚度的变化是否在放射学上不同于健康的膝关节[29]。结果表明，OA 软骨损失可能不是单因素的。分区域分析表明，相比之下，健康膝关节，软骨的变化在放射学检查中发生在两个方向。

埃克斯坦（Eckstein）等研究自然的膝内翻和膝外翻软骨病损模式[30]，进行 174 名有症状的膝关节 OA 患者下肢 X 线全长片的力线测量。在 26.6 ± 5.4 个月后检查 MRI 冠状面获得基线和平均数 $\pm$ 标准差。把负重的胫股关节软骨从配对图像中分开。使用专用的软件测量软骨区软骨体积、表面面积和厚度。在正常膝关节内、外侧胫股软骨损失的比例是 $1.4 : 1$（$n=74$），$3.7 : 1$ 在膝内翻的膝（$n=57$）和 $1 : 6.0$ 膝外翻（$n=43$）。软骨厚度变化相对于轻微软骨缺失对于膝关节的影响更大，而剥蚀区的增多比加速软骨损失的作用更大。膝内翻和正常的膝关节，最大的改变是在相同条件下的内侧胫股关节间室（中部、外部内侧胫骨和股骨内侧中部）改变。在膝外翻和自然膝中，两者外侧间室区域的组成成分变化相似，同时变化也最大（内部侧胫骨中部、外部侧股骨）。胫股软骨内外侧缺损的比例在很大程度上取决于力线。然而，自然内翻膝、外翻膝中，高于平均水平的软骨损失压力间室区域是相似的。这表明中间外侧承载模式不同，但亚区在自然膝和错位膝之间可能没有本质上的区别[30]。

总结

膝骨关节炎（KOA）是一种多因素疾病，与遗传和环境的影响有关。可能是代表不同条件的共同结局。膝 OA 是全球导致残疾的主要原因之一。特发性 OA 仍然是最常见的关节病，病因虽尚不明确，但受遗传因素的影响相当大。OA 软骨退化的机制之一是酶蛋白水解作用的细胞外基质金属蛋白酶（MMP）。由软骨细胞、滑膜细胞和金属蛋白酶 -1 的主要蛋白酶 MMP 影响的膝关节 OA 的类型定义为：①最小关节疾病表型。②强有力的肌肉力量表型。③严重的射线照相 OA 表型。④肥胖表型。⑤抑郁情绪表型。双侧膝骨关节炎的膝关节：退行性变化是膝关节内侧间室病变的主要病因和典型的临床表现（63%）。膝内翻患者的平均年龄是 72 岁，膝外翻患者的平均年龄为 79 岁，髌股关节炎（PFA）患者的平均年龄为 84 岁。通常只有 PFA 的患者占 79%。女性患者只有一侧有膝外翻和髌股关节的疾病。

参考文献

[1] Valdes A (2010) Genetic markers of osteoarthritis. Curr Rheumatol Rev 6:257-267.

[2] Turkiewicz A, Petersson IF, Björk J, Hawker G, Dahlberg LE, Lohmander LS et al (2014) Current and future impact of osteoarthritis on health care: a population- based study with projections to year 2032] Osteoarthritis Cartilage 22:1826-1832.

[3] Cross M, Smith E, Hoy D, Nolte S, Ackerman I, Fransen M et al (2014) The global burden of hip and knee osteoarthritis: estimates from the global burden of disease 2010 study. Ann Rheum Dis 73:1323-1330.

[4] Teichtahl A, Wluka A, Wang Y, Jones G, Ding C, Cicuttini F (2010) Identifi cation of early knee osteoarthritis - a new horizon. Curr Rheumatol Rev 6:251-256.

[5] Rolauffs B, Rothdiener M, Bahrs C, Badke A, Weise K, Kuettner KE et al (2011) Onset of preclinical osteoarthritis:

[6] Lepetsos P, Pampanos A, Kanavakis E, Tzetis M, Korres D, Papavassiliou AG et al (2014) Association of MMP-1- 1607 1G/2G (rs1799750) polymorphism with primary knee osteoarthritis in the Greek population. J Orthop Res 32:1155- 1160.

[7] Wassilew GI, Lehnigk U, Duda GN, Taylor WR, Matziolis G, Dynybil C (2010) The expression of proinfl ammatory cytokines and matrix metalloproteinases in the synovial membranes of patients with osteoarthritis compared with traumatic knee disorders. Arthroscopy 26:1096-1104.

[8] Rodriguez-Fontenla C, Calaza M, Evangelou E, Valdes AM, Arden N, Blanco FJ et al (2014) Assessment of OA candidate genes in a meta-analysis of nine genome-wide association studies. Arthritis Rheumatol 66:940-949.

[9] van der Esch M, Knoop J, van der Leeden M, Roorda LD, Lems WF, Knol DL et al (2015) Clinical phenotypes in patients with knee osteoarthritis: a study in the Amsterdam osteoarthritis cohort. Osteoarthritis Cartilage. pii: S1063- 4584(15)00019-doi: 10.1016/j.joca.2015.01.006 . [Epub ahead of print].

[10] Pan F, Khan H, Ding C, Winzenberg T, Martel-Pelletier J, Pelletier JP et al (2015) Familial effects on structural changes relevant to knee osteoarthritis: a prospective cohort study. Osteoarthritis Cartilage. pii:S1063-4584(15)00007-2. doi: 10.1016/j. joca.2015.01.004 . [Epub ahead of print].

[11] Collins JE, Katz JN, Dervan EE, Losina E (2014) Trajectories and risk profi les of pain in persons with radiographic, symptomatic knee osteoarthritis: data from the osteoarthritis initiative. Osteoarthritis Cartilage 22:622- 630.

[12] Barrett JP Jr, Rashkoff E, Sirna EC, Wilson A (1990) Correlation of roentgenographic patterns and clinical manifestations of symptomatic idiopathic osteoarthritis of the knee. Clin Orthop Relat Res 253:179-183.

[13] Gouttebarge V, Inklaar H, Backx F, Kerkhoffs G (2015) Prevalence of osteoarthritis in former elite athletes: a systematic overview of the recent literature. Rheumatol Int 35:405-418.

[14] Rodríguez-Merchán EC, Durán D, Revilla C, Gómez- Cardero P, Martínez-Lloreda A, Bello S (2014) Arthroscopic BPTB graft reconstruction in ACL ruptures: 15-year results and survival. Knee 21:902-905.

[15] Rodríguez-Merchán EC (1998) Management of the

orthopaedic complications of haemophilia. J Bone Joint Surg Br 80:191-196.

[16] Manco-Johnson MJ, Kempton CL, Reding MT, Lissitchkov T, Goranov S, Gercheva L et al (2013) Randomized, controlled, parallel-group trial of routine prophylaxis vs. on-demand treatment with sucrose-formulated recombinant factor Ⅷ in adults with severe hemophilia A (SPINART). J Thromb Haemost 11:1119-1127.

[17] Sheth DS, Oldfield D, Ambrose C, Clyburn T (2004) Total knee arthroplasty in hemophilic arthropathy. J Arthroplasty 19:56-60.

[18] Rodríguez-Merchán EC (2007) Total knee replacement in haemophilic arthropathy. J Bone Joint Surg Br 89:186-188.

[19] Rodríguez-Merchán EC (2014) Review article: open versus arthroscopic synovectomy for pigmented villonodular synovitis of the knee. J Orthop Surg (Hong Kong) 22:406-408.

[20] Gu HF, Zhang SJ, Zhao C, Chen Y, Bi Q (2014) A comparison of open and arthroscopic surgery for treatment of diffuse pigmented villonodular synovitis of the knee. Knee Surg Sports Traumatol Arthrosc 22:2830-2836.

[21] Aurégan JC, Klouche S, Bohu Y, Lefèvre N, Herman S, Hardy P (2014) Treatment of pigmented villonodular synovitis of the knee. Arthroscopy 30:1327-1341.

[22] Zhang W, Likhodii S, Zhang Y, Aref-Eshghi E, Harper PE, Randell E et al (2014) Classification of osteoarthritis phenotypes by metabolomics analysis. BMJ Open 4(11):e006286.

[23] Lorenzo P, Bayliss MT, Heinegård D (2004) Altered patterns and synthesis of extracellular matrix macromolecules in early osteoarthritis. Matrix Biol 23:381-391.

[24] Pan X, Huang L, Chen J, Dai Y, Chen X (2012) Analysis of synovial fluid in knee joint of osteoarthritis: 5 proteome patterns of joint inflammation based on matrix-assisted laser desorption/ionization timeof-flight mass spectrometry. Int Orthop 36: 57-64.

[25] Hinman RS, Crossley KM (2007) Patellofemoral joint osteoarthritis: an important subgroup of knee osteoarthritis. Rheumatology (Oxford) 46:1057-1062.

[26] McAlindon TE, Snow S, Cooper C, Dieppe PA (1992) Radiographic patterns of osteoarthritis of the knee joint in the community: the importance of the patellofemoral joint. Ann Rheum Dis 51:844-849.

[27] Wise BL, Niu J, Yang M, Lane NE, Harvey W, Felson DT, Hietpas J et al (2012) Patterns of compartment involvement in tibiofemoral osteoarthritis in men and women and in whites and African Americans. Arthritis Care Res (Hoboken) 64:847-852.

[28] Bartlett SJ, Ling SM, Mayo NE, Scott SC, Bingham CO 3rd (2011) Identifying common trajectories of joint space narrowing over two years in knee osteoarthritis. Arthritis Care Res (Hoboken) 63:1722-1728.

[29] Buck RJ, Wyman BT, Le Graverand MP, Hudelmaier M, Wirth W, Eckstein F et al (2010) Osteoarthritis may not be a one-way-road of Cartilage loss-comparison of spatial patterns of Cartilage change between osteoarthritic and healthy knees. Osteoarthritis Cartilage 18:329-335.

[30] Eckstein F, Wirth W, Hudelmaier M, Stein V, Lengfelder V, Cahue S et al (2008) Patterns of femorotibial Cartilage loss in knees with neutral, varus, and valgus alignment. Arthritis Rheum 59:1563-1567.

第三章 炎症性膝关节疾病

亚历山大·D.利德尔（Alexander D. Liddle）和E.卡洛斯·罗德里格斯－默尚（E. Carlos Rodríguez-Merchán）

3.1 简介

在英国约96%的患者由于OA而行TKA。全世界的其他膝关节研究机构也得出相似的结论[1-3]。这与早期行TKA并诊断为类风湿性关节炎（RA）的严重失能患者形成对比[4-6]。在过去的20年间，虽然因炎性骨关节病而行TKA的患者数量已下降，但是因诊断为其他疾病而行TKA的患者数量却显著提高[7,8]。特别是在过去20年间，绝大多数RA和幼年特发性关节炎行TKA的患者已经减少。还有一部分因脊柱关节病而行TKA的患者都稍有增加（虽然因OA行TKA的患者数量增加更快），同时那些已行TKA患者的年龄也有所增加。这也意味着患者推迟了对他们施行膝关节置换术的时间[9]。导致这些显著变化的原因是对炎性关节病的处理发生了改变（特别是RA），随着新的风湿性关节炎疾病缓解药物（DMARDs）的应用，大部分炎性关节病患者已无须施行膝关节置换术[10]。

关节外科医生对炎性关节病（关节炎）的全面认识和正确理解是非常必要的。特别是对患者是否需要施行，或者能否接受关节置换术（即掌握手术适应证）的考虑和抉择具有重大意义和决策性作用。另外，对关节炎性疾病的检测、诊断、鉴别诊断，症状，特殊体征（如体位、姿势、畸形和肌力、活动等均与关节置换术有关），以及能否或如何避免手术（即重视非手术治疗）等问题均有指导作用。至于对关节炎性疾病以外的临床表现以及除关节炎本身以外的其他如心血管、消化、泌尿、呼吸等解剖生理系统的了解和重视也有助于防止围术期可能发生的并发症。

炎性关节病包括类风湿性关节炎（RA）、血清阴性关节病［含强直性脊柱炎（AS）、赖特综合征（RT）、银屑病（PA）］和结缔组织病变如系统性红斑性狼疮（SLE）等。其中常见而须行关节置换术的大关节炎性疾病包括风湿关节炎、血清阴性关节病，而更为多见的是强直性脊柱炎和银屑病。上述RA、AS和PA这3种疾病的检查诊断为本章论述的重点。

3.2 炎性关节病的定义、流行病学调查和诊断标准

近年来，由于炎性关节病以及诊断标准变化的原因，相关医学术语也发生了相当多的改变。在过去的几十年间，ACR和EULAR提出了炎性关节病的明确诊断标准，这些标准将在后面的章节中详细阐明。

3.2.1 类风湿性关节炎

RA 作为长期的多关节炎性疾病，在发达国家中的流行率在 0.3%~1% 之间[11]。女性的发病率为男性的 2 倍，平均年龄为 66 岁（而且自 1960 年以来，一直在稳定增长），而在 75 岁之后其发生率则呈年龄增加递减[12]。体征呈多样化，但典型的体征是疼痛、肿胀和多关节的晨僵（大多是手上的小关节受累）。自身免疫性抗体（RHF 与 ACPA）多早于体征数年出现[13]。每年有大约 0.4% 的 RA 患者施行膝关节置换术[14]。

按照 2010 年 ACR/EULAR 的诊断标准来诊断 RA。在那些至少有一个关节受累并确定有滑膜炎症状而并未更好解释其体征的患者中采用 0~10 分的评分表，≥6 分者可诊断为 RA。评分定为 4 个标准：①关节受累程度（0~5 分，有多关节和小关节受累的分数将会更高）。②血清学阳性（RHF 与 ACPA，1 项或 2 项为低滴度者 1 分，高滴度者 2 分）。③炎性变态反应【CRP 或红细胞沉降率（ESR）增高者 1 分】。④症状持续时间（症状出现时间多于 6 周者 1 分）。

RA 的关节外的其他临床表现（EAMs），包括心血管疾病、心包炎、胸膜炎以及神经病变。严重的关节外病变的发生率约为 15%[15]，关节外病变在手术中的意义详见后面几章。

3.2.2 血清阴性关节炎（Seronative Arthrilis）

血清反应阴性关节炎属于脊柱关节病范畴。脊柱骨关节病以脊柱中轴骨的骨关节及其附着部位慢性无菌性炎症及骶髂关节病变为特征。同时，也与其他非对称性关节外周围神经疾患以及关节外疾病有关，最常见者为眼睛的葡萄膜炎。所有体征均与 HLA-B27 抗原阳性有关，但是脊柱关节病的各亚型之间的多重复合度不尽相同。其典型的影像学表现为骨髓水肿、新骨形成与硬化[16]。最常见的血清学阴性关节病是 AS、反应性关节炎［赖特综合征（RT）］、炎症性肠病与银屑病性关节炎[17]。由于炎症性肠病与反应性关节炎通常均为自限性疾病，因此很少需要施行关节置换术。在本章中，主要关注强直性脊柱炎（Ankylosing Spondylolitis，AS）与银屑病（Psoriatic Arthropathy，PA）。

AS 是常见的脊柱关节病之一。由于 AS 与 HLA-B27（约 90% 以上的病例有这种主要的组织相容性复合免疫等位基因，MHC）相关性很强，所以此病的发生与种族的相关性也很强。AS 的流行病学发病率在欧洲约为 24/100 000，在北美约有 32/100 000，而在非洲只有 7/100 000[18]。PA 的流行病学调查由于诊断标准不一致而很难得出结论，但在总人口中发病率最多只有 3%，100 例 PA 患者中大约只有 3 人有关节方面的相关改变[19]。

人们将 2009 年和 2011 年分别发表的国际脊柱关节炎评估协会（ASAS）指南用作脊柱关节病的中轴骨以及末梢脊柱关节神经病的诊断标准[20,21]，有效地替代了 1984 年的 AS 纽约准则[22]。如果诊断为脊柱炎，则患者的年龄应小于 45 岁，而且还要有至少 3 个月或者更久的背痛病史。如果骶髂关节的症状在影像学上已呈现，则以下几项体征中之一可作为诊断依据。如果没有骶髂关节的阳性体征，而患者 B27 为阳性时，诊断需要有以下疾病的至少 2 项体征、症状或相关情况存在才能成立。体征和疾病包括炎性腰背痛、关节炎、跟腱炎、葡萄膜炎、指（趾）甲炎、银屑病、结肠炎、家族病史、CPR 升高与非甾体类消炎药（NSAIDs）治疗有效等[21]。"银屑病性关节炎分类标准（CASPAR）"是基于 PA 的诊断标准而制定的[23]。如果诊断为 PA，患者首先要有关节炎性疾病史，而且还要有以下 3 种情况中的 1 种：①银屑病史（无论是现在发病，或有病史及其第一、第二系亲属患病家族史）。②甲床银屑病。③RHF 阴性，指（趾）甲炎与在 DR 片上显示关节近段有新骨生成[23]。

3.3 炎症性膝关节病的医疗

所有炎性关节病最好由风湿免疫学专科医生负责诊断和施行非手术治疗或配合进行关节外科手术治疗。相关药物及其他对症治疗的问题不在本章讨论。EULAR 提供了一系列关于炎性关节病的管理方针和方法。对于 RA，早期应用 DMARDs，特别是应用氨甲蝶呤（或者金制剂，来氟米特、柳氮磺吡啶可用于对氨甲蝶呤禁忌的患者），如果治疗无效，则可在短时间内应用糖皮质激素和生物制剂 [如肿瘤坏死因子（TNF）抑制剂] [24]。对于 PA，如病情相对较轻可局部应用非甾体类消炎药（NSAIDs）和类固醇类药物，但 DMARDs 应早期应用于银屑病活动期和 PA 患者[25]。对于 AS，NSAIDs 是治疗的一线药物，TNF 抑制剂治疗可作为 AS 持续高活动期患者的保留用药[26]。目前尚无相关科学研究证明 DMARDs 如氨甲蝶呤对于脊椎关节病以及末梢神经病变有治疗作用[26]。

3.4 对炎症性关节病（关节炎）手术治疗的考虑和研讨

3.4.1 手术治疗前评估

对于炎性关节病患者，术前评估的重点应聚焦于关节炎性疾病的程度、药物史、麻醉以及禁忌证、关节外的临床表现等。疾病在同一肢体的其他关节的临床症状可影响和限制肢体的活动与功能；如果两个关节同时受累，髋关节置换术应优先于膝关节置换术[27]，受累关节在上肢时则康复比较困难。

对于术前是否应停用症状控制药物仍有争议。

虽然有人认为术前应用这些药物可能增加感染以及并发症的发生率，但还很少有高可信度的研究结果可以证明这一点。同时还有停用相关药物后可增加围术期疾病复发的可能性。一项 2009 年的系统回顾性的高质量对比研究结果表明，术前应用低剂量氨甲蝶呤是安全的。也有研究提示，术前氨甲蝶呤未停用的患者只有少数复发，同时感染的概率并未增加[28]。但是对氨甲蝶呤的其他并发症仍须警惕和了解：特别是肾衰竭患者很有可能会因减少或停用氨甲蝶呤而诱发血小板减少症[29]。

对于 TNF 抑制剂的应用与术前感染发生之间的关系仍无定论，某些研究报告称应用 TNF 抑制剂可增加术前感染率，而另有一些报道却提出相反的结论[30]。目前英国风湿免疫学协会只是简单地建议"要权衡停用 TNF 抑制剂对抗术后感染的利弊"[31]。在 TKA 方面，近年来有 1 项对 268 例行 TKA 的 RA 患者术前、术后停用 TNF 抑制剂药物对于患者感染或者发生其他并发症的影响的研究结果表明，两者之间的差异并无统计学意义[32]。如果要停用 TNF 抑制剂，则建议停用 3~5 个半衰期（即 8~19 天，根据剂量而定）[31]。

全身系统性应用皮质类固醇类药物是否会增加术后感染的风险则视药物剂量而定。同时患者对增加风险的可能性应有知情权。由于对下丘脑—垂体—肾上腺轴的抑制，长期系统性使用皮质类固醇类药物的患者术后处于肾上腺低能状态，因此，EULAR 建议患者术前静脉滴注氢化可的松（100mg），以重建应用类固醇患者对于手术创伤冲击的应激功能[33]。

应重视颈椎病的体征。炎性关节病患者可能有颈椎僵硬（脊柱关节病）或颈椎不稳的可能。这些症状和体征均与颈部活动受限有关，所有炎性关节病行关节成形术的患者在术前均须进行颈椎方面的检测和评估（如纤维支气管镜）。一项对 154 名待行整形手术患者的研究表明，44% 的患者有颈椎不稳的临床或影像学表现[34]。与另一组没有临床表现或者颈椎不稳定影像学证据的患者对照，在颈椎症状上并无差别，从而强调了预期处理的重要性。

其他术前注意事项重在认识关节外症状。同时对症治疗可减少关节外症状的发生率和严重性。炎性关节病患者与一般无炎症性关节病者不同，因其心血管疾病、呼吸系统疾病以及其他并发症的发生率更高[35]。RA 患者心血管疾病的基础风险率与糖尿病患者相似，所以应在术前全面评估患者的心血管疾病风险[36]。其他关节外的疾病和临床症状，包括贫血、心包炎、肺纤维化以及脉管炎等疾病的评估均利于控制疾病[15,37]。患者在炎性关节病时期处于高凝状态可能增加静脉血栓的风险。预防血栓应使用除有一般禁忌证以外的其他药物[37,38]。AS 患者的心肌缺血性病变以及高血压的罹患率是健康人的 2 倍，同时比正常患心脏瓣膜病变的概率高（需要检查这些患者不明原因的心脏杂音）[39]。

3.4.2 术中考虑

TKA 在炎性关节病和 OA 患者的症状方面有本质上的不同。RA 有大量骨质流失的症状和软组织不稳定的特征[30]。所以，对于 RA 患者，许多医生更偏向于用后方稳定的设计，而且有一系列保留后十字韧带的 TKA 术式[40]，同时 RA 有髌股关节表面重建的指征。但是人们对此研究结果尚有争议[41]。有关此课题的双盲与对照实验称，髌股关节表面置换术可以减轻患者的疼痛，并改善关节功能；但也有人认为并无明显不同[42,43]。瑞典膝关节置换协会与澳大利亚膝关节置换协会报道，行髌股关节表面置换术与未行髌股关节表面置换术的 RA 患者之间的生存率也并无差别[44,45]。

术中由于骨质量降低（源于病程演变或类固醇药物的应用）、继发性骨坏死、囊肿形成而需要植骨[46]。如有显著畸形（通常是外翻）或严重不稳定，则可考虑加用植骨[47]。在外翻畸形患者中，后髁也许发育不全而导致旋转不良[46]。与所有的疑难病例

一样，进行术前评估以及重建可行性的研究对于良好的预后有很大帮助。

3.5 炎性关节病全膝关节置换术的结果

3.5.1 类风湿性关节炎

如上所述，类风湿性关节炎面临特殊的手术挑战。虽然有经验和技术精湛的医生可使患者获得更好的置入物生存率和减少并发症[48]，但通常 RA 患者可增加 TKA 并发症的风险。

与系统性回顾的 40 项研究结果相比，一般的 OA 患者较 RA 患者有更高的感染和行翻修术的风险，尽管目前尚无确切证据可以说明年龄和性别有共变性[49]。在最近数据库研究的 350 000 名患者中，3.4% 为风湿性关节炎，显示 RA 组感染的风险明显高于 OA 组（4.5% 与 3.8%，$p < 0.001$）（图 3.1~图 3.5）[50]。对于营养异常的疾病和系统性皮质类固醇病的患者感染的风险最高[51]。最近，校正后的数据库研究显示，OA 患者比施行 TKA 的 RA 患者有更高的再入院比例与较重的功能障碍，但两者疼痛缓解的程度相似[52,53]。TKA 人工关节感染（PJI），对 RA 患者应积极治疗：一项针对 346 例 PJI 髋关节置换术和膝关节置换术后的研究显示，对比 46 例 OA 患者[54]，RA 患者的结果更坏，而延迟治疗的患者则情况更差。

整体植入的生存率，RA 与 OA 相似。一些系列的 TKA RA 展示良好的总生存期[40,55,56]。澳大利亚骨科学会国家关节置换注册年度报告（AOANJRR）提示，RA 比 OA 生存率（调整年龄和性别）更高（风险率为 0.66，95%，置信度为 0.55~0.80，$p < 0.001$）；这是对同一份人工髋关节置换术（THA）注册报告的相反结论[45]。

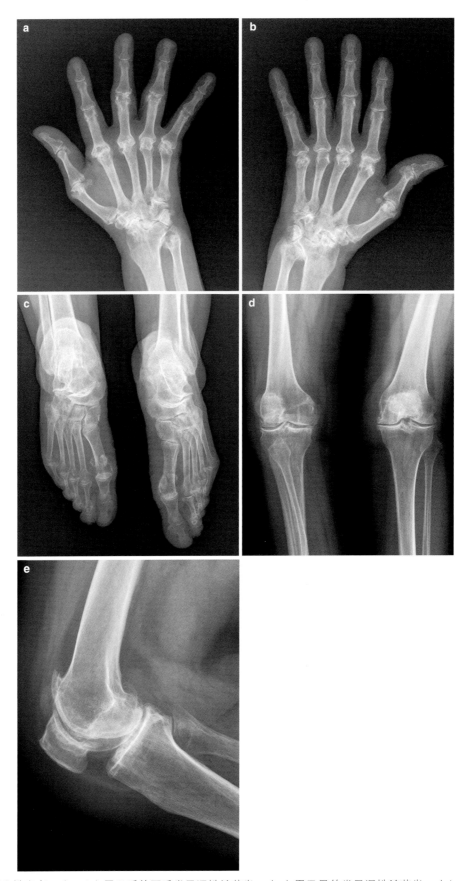

图 3.1　78 岁女性患者。（a、b）累及手的严重类风湿性关节炎。（c）累及足的类风湿性关节炎。（d、e）累计累及膝的类风湿性关节炎。X 线片显示左膝关节适合行 TKA

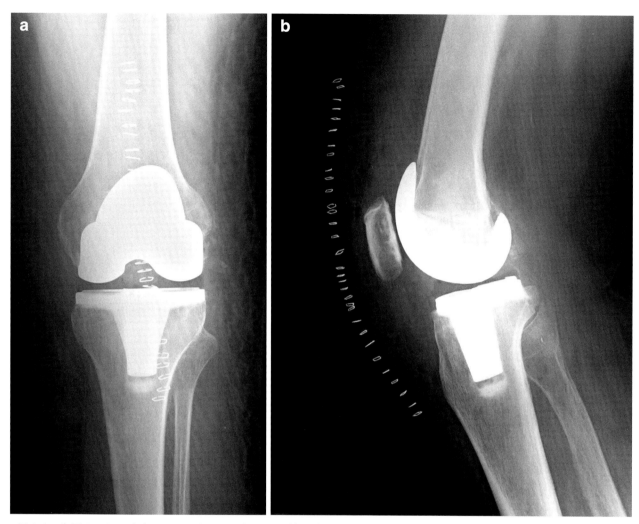

图 3.2　为图 3.1 同一患者，图 3.1（d、e）行 TKA 后的影像学资料，髌股关节重建的后稳定型 TKA。（a）前面观。（b）后面观

3.5.2 其他炎性关节病

　　其他炎性关节病，以风湿关节炎为例，相关的情况少见。澳大利亚骨科学会国家关节置换注册年度报告（AOANJRR）报道，OA 与血清反应阴性关节病的置入物使用期限没有区别[45]。帕维兹（Parvizi）等[57] 在 2001 年发表的系列 33 例 TKA 患者术后平均 11.2 年中，虽然疼痛缓解率优良且只有 1 例行翻修术（因髌股假体松动），但异位骨形成的发生率为 6/33 膝（20%）；僵硬者有 3 例，需要在麻醉状态下操作以恢复关节功能。斯特恩（Stern）等[58] 1989 年回顾了同一机构中的 27 例患者，TKA

银屑病患者（18 例），深部感染者为 4/24（17%），翻修率 4 年中为 21%。入选标准十分广泛，为不分类的任何 PA 患者，但建议 RA/OA 和银屑病患者共选，同时要求所有患者在手术时均有皮肤病损存在。

总结

　　炎性关节病须行 TKA 治疗时较"骨关节炎（OA）"的问题更为繁多。首先，因为前者普遍存在较 OA 更多见的麻醉意外和手术并发症及后遗症，从而对手术前的准备工作应特别重视。要求术前计划必须全面缜密。例如风湿症患者可能有风湿性心脏疾患、类风湿性关节炎等，而且往往患有不同程

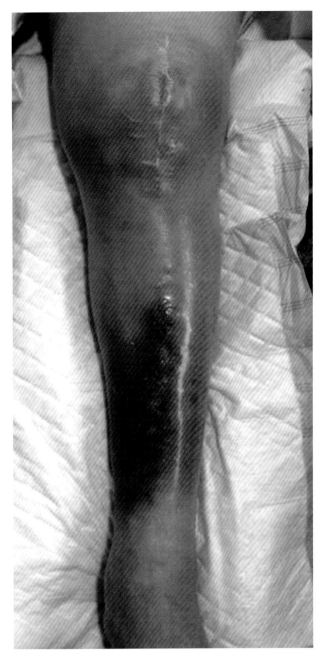

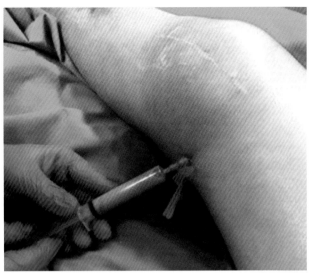

图 3.4　关节穿刺证明了 TKA 术后感染

图 3.3　图 3.1 同一患者，为图 3.1（d，e）TKA 术后 2 个月的照片，红肿表明 TKA 术后感染

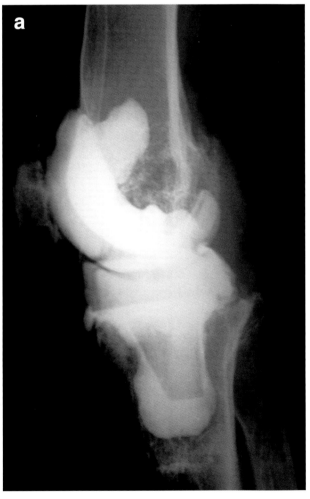

图 3.5　二期膝关节翻修术带来了良好的结果：（a）一个铰链垫片是植入的第一阶段翻修。

度的强直性脊柱炎等疾病，特别是容易发生骨质大量流失及相关软组织萎缩、疼痛和不稳等。同时一般较 OA 术后的感染率及并发症的发病率高，但在总的方面，两者大致相似。对于炎症性关节病，特别是类风湿性关节炎的 TKA 术后，在植入假体的使用期和术后功能恢复方面均较好。另外，由于相关软组织不稳定是 RA 的主要特征，因此选用后稳

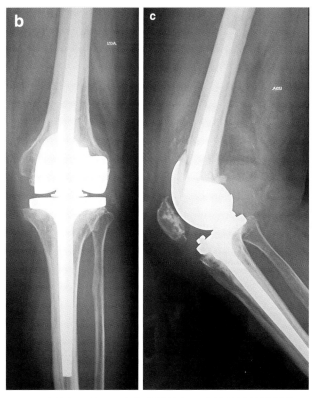

图 3.5（续）　（b、c）分阶段植入一个旋转型铰链假体。
图 3.1（d、e）术后 3 个月的影像学资料

定型设计的假体作为首选。

参考文献

[1] National Joint Registry for England, Wales and Northern Ireland 11th annual report (2014).

[2] Australian Orthopaedic Association National Joint Replacement Registry annual report (2012). AOA, Adelaide, Australia.

[3] The Swedish Knee Arthroplasty Register annual report (2013). Elvins Grafi ska AB, Helsingborg, Sweden.

[4] Goodfellow JW, O'Connor J (1986) Clinical results of the Oxford knee. Surface arthroplasty of the tibiofemoral joint with a meniscal bearing prosthesis. Clin Orthop Relat Res 205:21-42.

[5] Gibbs AN, Green GA, Taylor JG (1979) A comparison of the Freeman-Swanson (ICLH) and Walldius prostheses in total knee replacement. J Bone Joint Surg Br 61:358-361.

[6] Ranawat CS, Insall J, Shine J (1976) Duo-condylar knee arthroplasty: hospital for special surgery design. Clin Orthop Relat Res 120:76-82.

[7] Singh JA, Lewallen DG (2014) Time trends in the characteristics of patients undergoing primary total knee arthroplasty. Arthritis Care Res (Hoboken) 66:897-906.

[8] Kurtz S, Mowat F, Ong K, Chan N, Lau E, Halpern M (2005) Prevalence of primary and revision total hip and knee arthroplasty in the United States from 1990 through 2002. J Bone Joint Surg Am 87: 1487-1497.

[9] Mertelsmann-Voss C, Lyman S, Pan TJ, Goodman SM, Figgie MP, Mandl LA (2014) US trends in rates of arthroplasty for infl ammatory arthritis including rheumatoid arthritis, juvenile idiopathic arthritis, and spondyloarthritis. Arthritis Rheumatol 66: 1432-1439.

[10] Jamsen E, Virta LJ, Hakala M, Kauppi MJ, Malmivaara A, Lehto MU (2013) The decline in joint replacement surgery in rheumatoid arthritis is associated with a concomitant increase in the intensity of anti-rheumatic therapy. Acta Orthop 84:331-337.

[11] Woolf AD, Pfl eger B (2003) Burden of major musculoskeletal conditions. Bull World Health Organ 81:646-656.

[12] Helmick CG, Felson DT, Lawrence RC, Gabriel S, Hirsch R, Kwoh CK, Liang MH, Kremers HM, Mayes MD, Merkel PA, Pillemer SR, Reveille JD, Stone JH (2008) Estimates of the prevalence of arthritis and other rheumatic conditions in the United States. Part I. Arthritis Rheumatol 58:15-25.

[13] Aletaha D, Neogi T, Silman AJ, Funovits J, Felson DT, Bingham CO et al (2010) Rheumatoid arthritis classifi cation criteria: an American College of Rheumatology/ European League Against Rheumatism collaborative initiative. Ann Rheum Dis 69: 1580-1588.

[14] Louie GH, Ward MM (2010) Changes in the rates of joint surgery among patients with rheumatoid arthritis in California, 1983-2007. Ann Rheum Dis 69: 868-871.

[15] Turesson C (2013) Extra-articular rheumatoid arthritis. Curr Opin Rheumatol 25:360-366.

[16] Paparo F, Revelli M, Semprini A, Camellino D, Garlaschi A, Cimmino MA, Rollandi GA, Leone A (2014) Seronegative spondyloarthropathies: what radiologists should know. Radiol Med 119:156-163.

[17] Paramarta JE, Baeten D (2014) Spondyloarthritis: from unifying concepts to improved treatment. Rheumatology (Oxford) 53:1547-1559.

[18] Dean LE, Jones GT, MacDonald AG, Downham C, Sturrock

RD, Macfarlane GJ (2014) Global prevalence of ankylosing spondylitis. Rheumatology (Oxford) 53:650-657.

[19] Catanoso M, Pipitone N, Salvarani C (2012) Epidemiology of psoriatic arthritis. Reumatismo 64:66-70.

[20] Rudwaleit M, van der Heijde D, Landewe R, Akkoc N, Brandt J, Chou CT et al (2011) The Assessment of SpondyloArthritis International Society classifi cation criteria for peripheral spondyloarthritis and for spondyloarthritis in general. Ann Rheum Dis 70:25-31.

[21] Rudwaleit M, van der Heijde D, Landewe R, Listing J, Akkoc N, Brandt J et al (2009) The development of Assessment of SpondyloArthritis international Society classifi cation criteria for axial spondyloarthritis (part Ⅱ): validation and fi nal selection. Ann Rheum Dis 68:777-783.

[22] Mease P (2013) Psoriatic arthritis and spondyloarthritis assessment and management update. Curr Opin Rheumatol 25:287-296.

[23] Taylor W, Gladman D, Helliwell P, Marchesoni A, Mease P, Mielants H, CASPAR Study Group (2006) Classifi cation criteria for psoriatic arthritis: development of new criteria from a large international study. Arthritis Rheumatol 54:2665-2673.

[24] Smolen JS, Landewe R, Breedveld FC, Dougados M, Emery P, Gaujoux-Viala C et al (2010) EULAR recommendations for the management of rheumatoid arthritis with synthetic and biological diseasemodifying antirheumatic drugs. Ann Rheum Dis 69:964-975.

[25] Gossec L, Smolen JS, Gaujoux-Viala C, Ash Z, Marzo-Ortega H, van der Heijde D et al (2012) European League Against Rheumatism recommendations for the management of psoriatic arthritis with pharmacological therapies. Ann Rheum Dis 71:4-12.

[26] Braun J, van den Berg R, Baraliakos X, Boehm H, Burgos-Vargas R, Collantes-Estevez E et al (2011) 2010 update of the ASAS/EULAR recommendations for the management of ankylosing spondylitis. Ann Rheum Dis 70:896-904.

[27] Singh JA, Lewallen DG (2013) Ipsilateral lower extremity joint involvement increases the risk of poor pain and function outcomes after hip or knee arthroplasty. BMC Med 11:144.

[28] Loza E, Martinez-Lopez JA, Carmona L (2009) A systematic review on the optimum management of the use of methotrexate in rheumatoid arthritis patients in the perioperative period to minimize perioperative morbidity and maintain disease control. Clin Exp Rheumatol 27:856-862.

[29] Wluka A, Buchbinder R, Hall S, Littlejohn G (2002) Methotrexate and postoperative complications. Ann Rheum Dis 61:86-87.

[30] Clement ND, Breusch SJ, Biant LC (2012) Lower limb joint replacement in rheumatoid arthritis. J Orthop Surg Res 7:27.

[31] Ding T, Ledingham J, Luqmani R, Westlake S, Hyrich K, Lunt M et al (2010) BSR and BHPR rheumatoid arthritis guidelines on safety of anti-TNF therapies. Rheumatology (Oxford) 49:2217-2219.

[32] Johnson BK, Goodman SM, Alexiades MM, Figgie MP, Demmer RT, Mandl LA (2013) Patterns and associated risk of perioperative use of anti-tumor necrosis factor in patients with rheumatoid arthritis undergoing total knee replacement. J Rheumatol 40:617-623.

[33] Hoes JN, Jacobs JW, Boers M, Boumpas D, Buttgereit F, Caeyers N et al (2007) EULAR evidence-based recommendations on the management of systemic glucocorticoid therapy in rheumatic diseases. Ann Rheum Dis 66:1560-1567.

[34] Neva MH, Hakkinen A, Makinen H, Hannonen P, Kauppi M, Sokka T (2006) High prevalence of asymptomatic cervical spine subluxation in patients with rheumatoid arthritis waiting for orthopaedic surgery. Ann Rheum Dis 65:884-888.

[35] Goodman SM, Figgie M (2013) Lower extremity arthroplasty in patients with infl ammatory arthritis: preoperative and perioperative management. J Am Acad Orthop Surg 21:355-363.

[36] Krause ML, Matteson EL (2014) Perioperative management of the patient with rheumatoid arthritis. World J Orthop 5:283-291.

[37] Goodman SM (2013) Rheumatoid arthritis: preoperative evaluation for total hip and total knee replacement surgery. Practical reports on rheumatic and musculoskeletal diseases. J Clin Rheumatol 19:187-192.

[38] Mameli A, Marongiu F (2014) Thromboembolic disease in patients with rheumatoid arthritis undergoing joint arthroplasty: update on prophylaxes. World J Orthop 5:645-652.

[39] Bremander A, Petersson IF, Bergman S, Englund M (2011) Population-based estimates of common comorbidities and cardiovascular disease in ankylosing spondylitis. Arthritis Care Res (Hoboken) 63:550-556.

[40] Miller MD, Brown NM, Della Valle CJ, Rosenberg AG, Galante JO (2011) Posterior cruciate ligamentretaining total knee arthroplasty in patients with rheumatoid arthritis: a concise follow-up of a previous report. J Bone Joint Surg Am 93:e130(131-136).

[41] Deehan DJ, Phaltankar PM, Pinder IM (2008) Do we need to replace the patella in knee arthroplasty for rheumatoid disease? Acta Orthop Belgica 74:478-482.

[42] Shoji H, Yoshino S, Kajino A (1989) Patellar replacement in bilateral total knee arthroplasty. A study of patients who had rheumatoid arthritis and no gross deformity of the patella. J Bone Joint Surg Am 71:853-856.

[43] Kajino A, Yoshino S, Kameyama S, Kohda M, Nagashima S (1997) Comparison of the results of bilateral total knee arthroplasty with and without patellar replacement for rheumatoid arthritis. A follow-up note. J Bone Joint Surg Am 79:570-574.

[44] Robertsson O, Knutson K, Lewold S, Goodman S, Lidgren L (1997) Knee arthroplasty in rheumatoid arthritis. A report from the Swedish Knee Arthroplasty Register on 4,381 primary operations 1985-1995. Acta Orthop Scand 68:545-553.

[45] Australian Orthopaedic Association National Joint Replacement Registry annual report (2014). AOA, Adelaide, Australia.

[46] Lee JK, Choi CH (2012) Total knee arthroplasty in rheumatoid arthritis. Knee Surg Relat Res 24:1-6.

[47] Lombardi AV Jr, Berend KR (2006) Posterior cruciate ligament-retaining, posterior stabilized, and varus/ valgus posterior stabilized constrained articulations in total knee arthroplasty. Instr Course Lect 55:419-427.

[48] Ravi B, Croxford R, Austin PC, Hollands S, Paterson JM, Bogoch E, Kreder H, Hawker GA (2014) Increased surgeon experience with rheumatoid arthritis reduces the risk of complications following total joint arthroplasty. Arthritis Rheumatol 66:488-496.

[49] Ravi B, Escott B, Shah PS, Jenkinson R, Chahal J, Bogoch E, Kreder H, Hawker G (2012) A systematic review and meta-analysis comparing complications following total joint arthroplasty for rheumatoid arthritis versus for osteoarthritis. Arthritis Rheumatol 64:3839-3849.

[50] Stundner O, Danninger T, Chiu YL, Sun X, Goodman SM, Russell LA, Figgie M, Mazumdar M, Memtsoudis SG (2014) Rheumatoid arthritis vs osteoarthritis in patients receiving total knee arthroplasty: perioperative outcomes. J Arthroplasty 29:308-313.

[51] Somayaji R, Barnabe C, Martin L (2013) Risk factors for infection following total joint arthroplasty in rheumatoid arthritis. Open Rheumatol J 7:119-124.

[52] Singh JA, Inacio MC, Namba RS, Paxton EW (2014) Rheumatoid arthritis is associated with higher 90-day hospital readmission rates compared to osteoarthritis after hip or knee arthroplasty: a cohort study. Arthritis Care Res (Hoboken) doi: 10.1002/acr.22497 . [Epub ahead of print].

[53] Singh JA, Lewallen DG (2013) Better functional and similar pain outcomes in osteoarthritis compared to rheumatoid arthritis after primary total knee arthroplasty: a cohort study. Arthritis Care Res (Hoboken) 65:1936-1941.

[54] Hsieh PH, Huang KC, Shih HN (2013) Prosthetic joint infection in patients with rheumatoid arthritis: an outcome analysis compared with controls. PLoS One 8:e71666.

[55] Abram SG, Nicol F, Hullin MG, Spencer SJ (2013) The long-term outcome of uncemented Low Contact Stress total knee replacement in patients with rheumatoid arthritis: results at a mean of 22 years. Bone Joint J 95-B:1497-1499.

[56] Woo YK, Kim KW, Chung JW, Lee HS (2011) Average 10.1-year follow-up of cementless total knee arthroplasty in patients with rheumatoid arthritis. Can J Surg 54:179-184.

[57] Parvizi J, Duffy GP, Trousdale RT (2001) Total knee arthroplasty in patients with ankylosing spondylitis. J Bone Joint Surg Am 83:1312-1316.

[58] Stern SH, Insall JN, Windsor RE, Inglis AE, Dines DM (1989) Total knee arthroplasty in patients with psoriasis. Clin Orthop Relat Res 248:108-110.

第四章　与医学法律（法医）有关的知情同意问题

兰·施瓦茨科普夫（Ran Schwarzkopf）和大卫·I. S. 斯韦特纳姆（David I. S. Sweetnam）

4.1 简介

最近 20 余年中，在手术前让患者"知情同意"的问题日趋复杂和重要。随着外科新理念的创建，新技术的应用不断增加，手术和其他诊断治疗方法的多种选择性已成为医生的义务和患者的权利。因此，骨科医生不仅有责任积极开展临床防治工作，而且有义务帮助患者了解和选择治疗方法。特别是在手术与非手术治疗的不同方案中选定患者理解、接受并可配合的方案。此前，医生应向患者充分介绍有关治疗方案的详情，包括优缺点、固有风险、效果及经济（费用等）等问题。对术后的康复—保健以及后续治疗问题均应向患者提出、讨论并取得知情同意。必须说明"知情同意"不仅仅是为了防止法律纠纷，甚至是医疗诉讼的举措。其真实而最终的目的是在转变医学模式，改善医患关系的基础上，使患者在医生的帮助和指导下全面了解向其介绍和推荐治疗方式方法的理由、可能发生的问题及偶然出现的意外。同时也要实事求是地告知选定手术疗法与其他方法相比的优势、治疗效果和预后。从而在取得患者完全理解、信任的前提下，同意并接受治疗计划。至于所谓"不履行知情同意等于违法犯罪"的论点是一种对知情同意宗旨的误解。

在现有文献中，对知情同意一词尚无十分明确的定义。对所谓"完全知情同意"的具体要求也缺乏实质性而又明确的具体文件依据（笔者所在国家对此问题尚未正式立法）。只能期待通过现行知情同意的实践过程中的不断探索和总结，并为促使患者和医生加强联系、互相交流沟通创造条件、提供机遇，从而在相同价值观的基础上对许多有关 TKA 的检查、诊断、治疗、风险、预期效果以及如何相互协作和配合等重大问题达成共识。

4.2 历史回顾

患者"知情同意"是属于医学职业道德范畴的问题。同时，也与医学法律（Medicalegal）有关。能否正确处理和对待"知情同意"关系到医生和患者的关系以及治疗效果[1]，另外，也能最大限度地减少或免除医疗纠纷。因此，随着医学卫生事业的发展和"医学模式"的改变，知情同意的理念已日益受到重视。

古代社会中，由于人们普遍认为医生比患者更了解病情，特别是患者自己也不能提出比医生更高明的防治方法。因此，按照当时的慈善公益、精神安慰和单纯生物医学模式的要求，约定俗成地规定，在防病治病的过程中患者无须知情，而且医生出于医疗保护和心理治疗的需要可向患者隐瞒甚至谎报病情，例如，古代希腊的希波克拉底（Hippocratic）在其最为规范医生行为指导方针的"誓言"中曾明确指出："医生应在对患者隐瞒大部分病情的前提下为患者提供最好的服务。"

这种医生至上，完全处于主动而患者完全处于被动地位的"单纯医学生物模式"虽然到20世纪70年代才开始有所转变，但在临床工作中仍未受到足够的重视，特别是对知情同意的意义、作用以及具体运作等方面仍有待更广泛和更有深度地认知及认真细致地执行。

知情同意是经过漫长岁月和实践过程才逐步发展、完善而形成的规章制度。诸如早在18世纪，美国的本杰明·拉什（Benjamin.Rush）在其著作中提出："医生与患者应共同了解和分享有关疾病的知识。医生应尊重患者知情后要求接受治疗的决定。"其后，英国的托马斯·珀西瓦尔（Thomas Percival）在其1803年的《医学伦理学》中提出："患者有权知道真相，但是当医生通过善意的谎言或隐瞒病情而能提供更好的治疗方法时，医生有权自行选择自认为正确的最佳方案[2]。"拉什（Rush）和珀西瓦尔（Percival）虽然较早提出前述较为进步的观点，但与其同代大多数医生一样，都没有完全摆脱"誓言"的影响，不能使患者完全知情。直至1849年，美国医生沃辛·胡克（Worthing.Hooker）在其《医生与患者》的论著中才首次提出完全不认同希波克拉底（Hippocratic）、拉什（Rush）和珀西瓦尔（Percival）等的观点，并指出："善意的谎言、隐瞒病情是对患者不公平的，而且在法律上属于侵权违法行为。因此应使患者完全知情。"胡克（Hooker）等的这一论点被后人奉为知情同意的先驱者，但在当时并未受到广泛认同。

随着人权运动的崛起和发展，以及"单纯生物医学模式"向"生物—社会—心理医学复合模式"的转变，特别是医学领域中家长式决策制度的没落和社会群体卫生知识的普及提高，尊重患者知情权利的问题日益受到重视。

知情同意问题介入法律范畴的时间较晚。据正式文献记载，最早始于英国和美国。在英国以及世界上的其他地方，知情同意的认可和签署均与法律惯例同步发展。例如20世纪50年代，英国的博拉姆（Bolam）起诉医院管理委员会的案件时即以当时已有的"医疗行业实施准则——博拉姆（Bolam）标准"为依据。准则规定医生作为责任主体的行为指南。同时，知情同意的签署也以此准则为基础。在相当长的时间里，博拉姆（Bolam）准则一直用于英国司法系统审理工作，并作为判决涉医案件的依据。再如，1985年的西达韦（Sidaway）案例[3]。患者起诉医院伤害并要求赔偿。法庭根据博拉姆（Bolam）准则认为知情同意的内容并不需要涵盖治疗远期的副作用（意即医院和医生无须预告患者治疗过程中可能发生的问题、意外以及预后），因此，驳回索赔要求。其后虽然判决成立，但仍遭到各方面的质疑。当时任英国上议院（House of Lords）的议员斯卡曼（Scarman）即提出与判决相反的意见，并阐明其观点，即"博拉姆（Bolam）准则不适用于知情同意的问题。医生有责任和义务告知患者在防治工作中一切潜在和可能发生的问题，以及实质性的风险"。斯卡曼（Scarman）的这一观点直至20年后，才得到另一国会议员切斯特（Chester）更进一步地肯定和认同。切斯特（Chester）在2004年阿斯法尔（Asfhar）案件的记录中指出："手术医生对于在手术中可能存在的严重风险及其他相关问题有预告患者的责任和义务。"同时，在裁决书中提出："在现代法律制度中，过去家长式的医疗已不再为法律认可。"由此可见"知情同意"与法律的关系。在美国，知情同意一词最早应用于1957年的有关医疗事故案件的审理中。当时是作为与法律有关的专业技术名词而规定患者对其自身的健康，特别是防治疾病在法律上应享有的权利。同时，也明确了医生应预告病情、风险及预后的职责和义务。

在英国法律体系中，最早对有关"知情同意"问题的认识和处理，据档案记载始于前述的西达韦（Sidaway）案例。此案涉及范围广而且对知情同意的观点完全不同。例如对 20 世纪 50 年代博拉姆（Bolam）准则用于审理依据的问题，法院持不同观点，认为知情同意并不需要。同时指出"治疗前对可能极少发生的并发症无须向患者详细解释和阐明"，因此驳回患者要求赔偿的诉讼。虽然对此判决的争议持续多年，但在过去相当长的时间内，由于人们对知情同意的真正意义缺乏认识和理解，所以在法律范畴内始终未得到正确的诠释。直到 20 余年后通过大法官宾厄姆（Bingham）在审理切斯特（Chester）与阿斯法尔（Asfhar）案件时才明确提出"医生有责任告知患者在治疗过程中所有可能存在的严重风险"的意见[4]。同时，在判决书中更明确地阐明："在现代法律制度中，家长式的医患关系已不再为法律所认可。而且患者有权了解治疗过程中可能发生的一切问题，并做出决定。"

总之，从医学历史的发展来看，"知情同意"不仅是医学的重大进步，而且也体现了"以人为本"的人权思想，也为改善医患关系，共同做好疾病的防治工作，从而减少甚至完全避免发生因医疗纠纷和医疗事故而导致的法律问题。

4.3 知情同意（Informed Consent）的名义

"知情同意"中的同意来源于欧洲中世纪英语（Middle English–M.E.）Con.sentVerb（由盎格鲁–法兰克 Anglo–Franch 语 Consentir、拉丁语 Consentire 及 Com+Sentire 演变形成）。

"同意"表示对事物的允准和接受，"知情"表示对事物和某种情况的了解和认知。知情与同意联合应用表示在了解事物的前提下同意和接受，即知情同意（Informed Consent）。

知情同意用于医疗工作是指患者有权了解任何有关检查、诊断、治疗、预后和存在的问题与风险

等[5]。同时，根据医生的介绍和建议，通过充分考虑，并与医生讨论后，在了解和理解治疗方案全部内容后自主决定和选择。

医生在实施"知情同意"的过程中应尊重患者的合法权益和需求。实践证明，认真对待知情同意制度不仅可以加强医生与患者之间的沟通和信任，同时也可获取良好的治疗效果，提高满意度，从而减少医疗纠纷或医疗事故的发生。

总之，知情同意既是患者受法律保护的权利，也是医务工作者的职责和义务。因此，必须严肃对待，认真执行，不可敷衍塞责，以走过场的态度应付了事。

知情同意制度目前已成为规范良好医疗实践的组成部分。其主要内容涵盖以下 3 个方面：信息提供和分享；理解、判断和决策；自主自愿。

（1）信息提供和分享：要求医生向患者提供全面的医疗信息，主要表现形式和操作方法是医生与患者进行谈话和讨论，并签署知情同意书（纸质表格和电子版文件）。必须说明签署同意书只是在患者充分了解医疗全过程中存在的问题和风险以及权衡利弊、得失做出选择和决定后履行的法定手续，并不代表知情同意的全部意义。

（2）理解、判断和决策：患者在了解上述所提供信息和建议的基础上，根据自己的理解和判断的能力做出决定。

（3）自主自愿：患者在充分知情后对一切医疗措施享有自主自愿决策的权利。不受任何诸如倾向性暗示、外力胁迫、过度医疗以及其他违法操作等的影响和干预。

4.4 知情同意的实施

医患关系只有建立在开放、交流沟通和彼此信任尊重的基础上，才能使两者相互配合协作而保证医疗成功，治疗效果良好。因此，实施知情同意的

主要目的和原则是首先建立医患合作共赢的关系，并以患者为主体。正如"医学总会（Greneral Medical Cancil）指南"中明确指出的："临床医生应与患者采用同一种能使患者理解的方式方法研究和讨论病情及治疗方案[6]。医生应尊重患者根据其治疗方案而做出选择和决定的权利。"医生还应将执行知情同意制度视为讨论和决策过程中的重要组成部分（也是自身的职责和义务），而不可误解为脱离医疗工作的孤立行为。

实施"知情同意"不宜采用"一概而论"或"一成不变"的策略和方式方法，以免使医生和患者之间的沟通和理解遭受干扰和障碍。因为至今尚无适合于每位患者或适用于所有情况的固定或常规方法。

由于不同的患者的处境、生活、工作条件及意愿不同，对信息量和参与度的需求也互有差异。因此，为了满足患者附加的额外需求，为了帮助其了解更多信息同时表达其观点和意愿有必要制定固定的框架、模式或指南，以确保完成更充分、完善而可行的知情同意步骤的基本要求。

4.5 知情同意的参与者

理想的做法是实施知情同意制度时应由负责主治的医生与患者亲自谈话，商讨和决定治疗方案，但实际上不可能完全做到。因为种种原因如工作繁忙、无暇顾及等原因，负责主治的医生有时不可能与其主管的患者共同参与商讨。因此，可授权委托其他医生代行其事。接受委托的医生必须具备以下条件。①至少具有初级医务职称而且曾接受相应的资格培训。②对已行的检查诊断计划有所了解。③对治疗方案全面了解。④对治疗中存在的问题特别是可能发生的风险有充分的认知和思想准备。⑤曾与主管医生合作共事，相互信任并有默契。⑥患者同意和接受。

委托授权的方法虽然可行，但主管医生对此仍负主要责任。同时要求监督接受委托实施知情同意的医生（多数为主管医生的助手或年轻的医务人员）应认真严肃地执行并完成接受委托的任务。从而保证在开始任何临床检查和治疗（以手术治疗为主）之前，使患者完全知情并自主决定。

总之，不论是授权委托的主管医生或接受委托实施知情同意的代理医生，其主要职责和最终目的均为"以适当妥善的方式方法完成知情同意的程序"，从而保证医患协作、医疗任务顺利完成。

4.6 实施知情同意的时机和场合

实施知情同意的理想时机最好在手术实施前（一般1~2天），而且最好在病房的办公室（一般在医生办公室）进行。正常情况下绝大多数患者均坚决同意并接受已制定的治疗方案。但是极少数或个别患者可能对情况还不完全了解或有疑问，甚至有误解，而要求更加详细全面地咨询和知情后才做出决定。例如手术当天，在所有术前准备工作均已安排就绪时，患者可能认为或感觉自己接受手术是被迫或诱导的，因而临时改变初衷，放弃和拒绝手术[7]。遇此情况，可将知情同意分为两个阶段，在门诊和住院部两处进行。首先在病房内对患者进行解释安慰并提供有关资料和文件阅读，以助其消除疑虑；然后可反馈患者住院前在门诊实施初步知情同意的信息，以再次确认其知情同意。

4.7 知情同意的内涵

医生应在患者需要做出确切的知情同意决定时，以其能够理解和认可并接受的方式提供最清楚准确的建议，同时实事求是地告知可能发生的问题以及潜在的风险。至于医生与患者应该分担的责任和义务取决于不同患者各自不同的需求。因此，在医生与患者进行知情同意的谈话时，为了使谈话的效果更好，必须在充分了解患者欲知或须知内容的同时认真考虑和鉴别干预治疗措施的负面作用，如放弃治疗后可能发生的问题和后果，特别是治疗过程中存在的多种风险。这些风险包括以下 3 个方面：

（1）副作用。

（2）并发症。

（3）因治疗失败而不能达到预期效果。

在这些风险中，虽常见者副作用较小，但罕见者却后果严重，而且可导致残疾或死亡。对此如需向患者说明时，应采用稳妥策略的方式，避免倾向性或直率地阐述，以免增加患者身体、精神和经济方面的负担。医生与患者讨论时言辞应简洁委婉，连贯性以及逻辑性强，特别是应注意医患之间在考虑和认识问题方面存在固有的差异以及对上述信息理解和接受的程度。最好在签订知情同意书时询问并确定患者是否已完全理解医生所提出的问题和意见，从而在判断其理解程度和接受态度后决策知情同意。

4.8 知情同意的记录

知情同意的文档在患者备忘录中应体现下述 3 个方面的重要意义和作用。

（1）健康保护的伦理道德问题。

（2）医疗不当的处理。

（3）有效的患者处理。

患者备忘录的重要性还体现在与知情同意程序结合，可保护医生因医疗失当（滥医）的罪过而被诉讼。另外，也可获得适当的保险。由此可知，知情同意程序中，患者备忘录的完整性至关重要。另外，完整的知情同意记录还可以作为证据。因此，应予以重视并严肃对待。

为了减轻实施 TKA 知情同意过程中日益增加

的所需信息提供的负担，并为 TKA 制定规范化的同意书，英国骨科协会（The British Orthopedic Association）已经创建专题网站 www.ortho.consent.com。并准许医生免费访问下载一系列有关知情同意的信息。这种预测设计的模板，不仅仅使患者容易提升、接受有关信息的能力和水平，同时也可降低英国健康信托体系中外科医生被诉讼的风险 [8]。另外，这些举措不仅适用于全膝关节置换术，同样也适用于其他常见的骨科手术。每种格式的知情同意书均包括明晰、清楚而详尽的解说，说明患者在手术治疗前后过程中的期望、要求以及对 TKA 可选方案逐项逐点地进行阐述。

按照上述风险发生的频率可分为 3 种类型：

（1）普通常见型 2%~5%。

（2）相对少见型 1%~2%。

（3）罕见型 < 1%。

这种分类方法虽然不尽全面实用，但综合考虑了与手术有关的一般性风险以及与 TKA 相关的更为具体的风险问题。

笔者认为，为了防止发生医疗纠纷，避免法律诉讼，减轻忧虑和思想负担，今后可能在不断总结教训的基础上继续修订和完善现行的"知情同意"制度，并制定更为标准化的特定文件。因此，必须强调实施知情同意并非只需患者签署同意文件即可在实施知情同意的过程中免除医生的职责和义务。

建议将知情同意书作为临床工作中完整而重要的记录之一。其具体内容可按照有关会议的提案将每一字英文首字母缩写为"PARQ"。医生可根据所代表的具体内容和需求反馈给患者，并向患者提供更多详尽的信息。

P–（Procedures）：程序和方法。

A–（Atternatives）：可行和替换的检查诊断及治疗方案。

R–（Rialrisk）：具体的风险。

Q–（Question）：问题，即患者可能提出和咨询的问题。

综上所述，PARQ 不仅是加强医生与患者之间的联系，提升医疗质量的途径和手段，也可为医生的最佳服务提供证据和保障。

总结

我们一直试图寻求实施知情同意的最佳方式方法，在医学范畴内与其他领域一样，使患者信任医生，并赞赏、接受和同意其工作，基本上依赖医患之间的沟通和理解。如果医生和患者未通过对话商讨取得知情同意，只是简单地按表格内容在不完全知情的情况下签署同意书，由于患者对治疗效果和理想预后的期望得不到满足，从而也可增加其失望和不满的可能性。反之，如能适当、正确地实施知情同意，不仅仅能改善患者的就医体验，而且还会减少因医疗意外结果（不可预计的事故）而致的医疗纠纷或法律诉讼的可能。

尽管根据目前的实际情况和条件还不能确切规范地做好 TKA 的知情同意工作，但相信做好如下各项工作可以逐步达到更加完善知情同意的目的：

（1）明确知情同意的内涵和目的，从而重视和做好相关工作。

（2）规范正确的实施程序和方法，以 PARQ 为准则。

（3）促使医生与患者沟通协作，彼此信任，共同努力。

（4）掌握实施的最佳时机和场所。

（5）认真做好记录，并建立医疗文档。

（6）改变和转化固有模式。

参考文献

[1] Faden RR, King NMP (1986) A history and theory of informed consent, Onlineth edn. Oxford University Press, New York. ISBN 0-19-5036867.

[2] Bolam vs Friern Hospital Management Committee (1957) 1 WLR 582.

[3] Sidaway vs Board of Governors of the Bethlem Royal Hospital (1985) AC 871.

[4] Chester v Afshar (2004) UKHL 41 part Ⅱ.

[5] Pace E (26 August 1997) Gebhard PG, 69, Developer of the term 'Informed Consent' - New York Times. The New York Times (New York: NYTC). ISSN 0362-4331. Retrieved 1 Dec 2014.8. Consent: patients and doctors making decisions together (2008) General Medical Council.

[6] Consent: patients and doctors making decisions together (2008) General Medical Council.

[7] Anderson OA, Wearne IMJ (2007) Informed consent for elective surgery - what is best practice? J R Soc Med 100:97-100.

[8] Atrey A, Leslie I, Carvell J, Gupte C, Shepperd JA, Powell J, Gibb PA, British Orthopaedic Association (2008) Standardised consent forms on the website of the British Orthopaedic Association. J Bone Joint Surg Br 90-B(90):422-423.

第五章　全膝关节置换术的术前准备：减少失血，预防血栓，降低感染风险

卢瑟福·拉赫曼（Luthfur Rahman）和山姆·奥塞迪克（Sam Oussedik）

5.1 简介

关节置换术的术前准备应起始于第一次临床咨询。在决定施行全膝关节置换术前，除须鉴别并发症外，还应考虑其他能降低风险的关键因素，包括医生、麻醉师、护士、物理治疗师、职业培训师以及其他健康联盟专家在内的多学科的合作，从而要求达到最好的防治效果。

5.2 术前评估和加强康复

术前评估包括完整的既往史、体格检查以及有关辅助性检查。对疼痛、病变部位、发作情况、严重程度、特征、持续时间、有无夜间疼痛、缓解因素及加重因素等均应详细查询。对于其他原因所致的疼痛，如外周血管疾病、臀部牵涉痛的鉴别尤为重要。对功能不全以及不稳的症状或动力学症状均应询问。对患者的病史、手术史、麻醉史以及当前口服药物及过敏史也应详细记录。鉴别相关并发症，如糖尿病血糖控制不佳，风湿病患者口服非甾体类消炎药（NSAIDs）或细胞因子等，对患者选择最佳治疗方案及降低可能的并发症尤其重要。询问完整的社会史可以确保最佳的术后康复能够实施。对患

者职业、习惯以及活动的了解对于患者以及了解预期风险更重要。最后，对于既往的治疗，包括手术及非手术方法均应记录。

必须进行全面检查。观察患者的步态，是否是使用镇痛剂后的特殊姿态以及膝关节是否有僵硬部位、僵硬程度或有无关节内骨赘生物，除此之外，还须了解患者是否须用助行器。视诊包括：继续观察皮肤的改变、伤疤、隆起以及畸形。触诊检查：检查压痛范围、溢出物、捻发音、髌骨畸形。还应评估膝关节活动范围、挛缩/僵硬变形以及韧带稳定状态。神经以及血管检查同样也非常关键。髋关节以及脊柱检查同样非常重要，因为它们可能是牵涉痛的来源。

膝关节应拍摄包括负重下的正位片、前后位片、侧位、水平位以及罗氏位（屈膝45°位下，30°向头尾端拍摄）X线平片。这些平片用于疾病的诊断以及外科手术计划的制定。如果术前需要详细地评估力学轴线以及解剖轴线，可以通过下肢完全负重期间的视图获得。X线片诸如髌骨的位置以及二分髌骨这些方面应该考虑到。

全面的常规检查并不是必需的，但是对所有患者均应回顾分析并了解其入院前的诊断以及既往病史及补充检查。关节置换术前应进行一些常规的筛选检查，包括：血常规、U & Es、凝血常规、尿常规、心电图。其他重要的因素包括：现有医疗条件

下的最佳治疗方案、血栓预防的评估以及计划、降低感染以及失血风险的最优方案。院前诊断可能是全膝关节置换后改善预后并加强康复计划（ERP）的一个组成部分。加强康复计划（ERP）作为一个

可能使患者病程缩短以及使诊疗行为改善的合理化方法已经建立。这是加强康复计划的特征，也是为了改善患者手术预后的术前准备的组成部分[1-6]（图5.1、图5.2）。

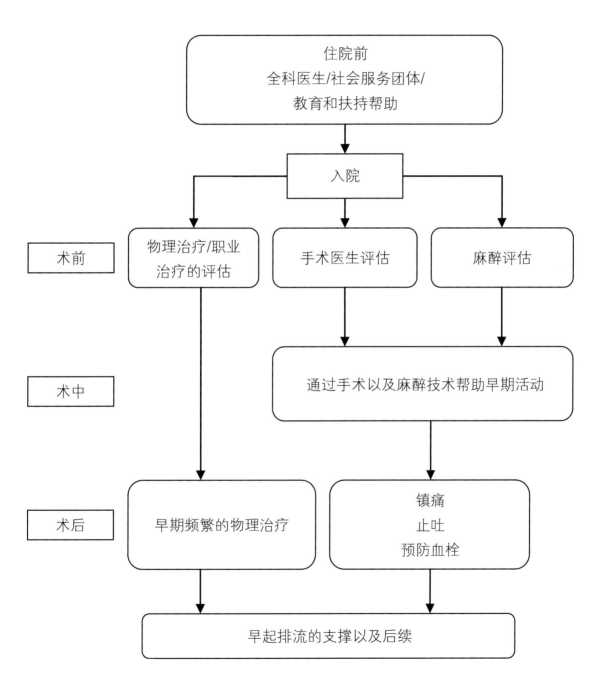

图 5.1　患者行 TKA 的流程图

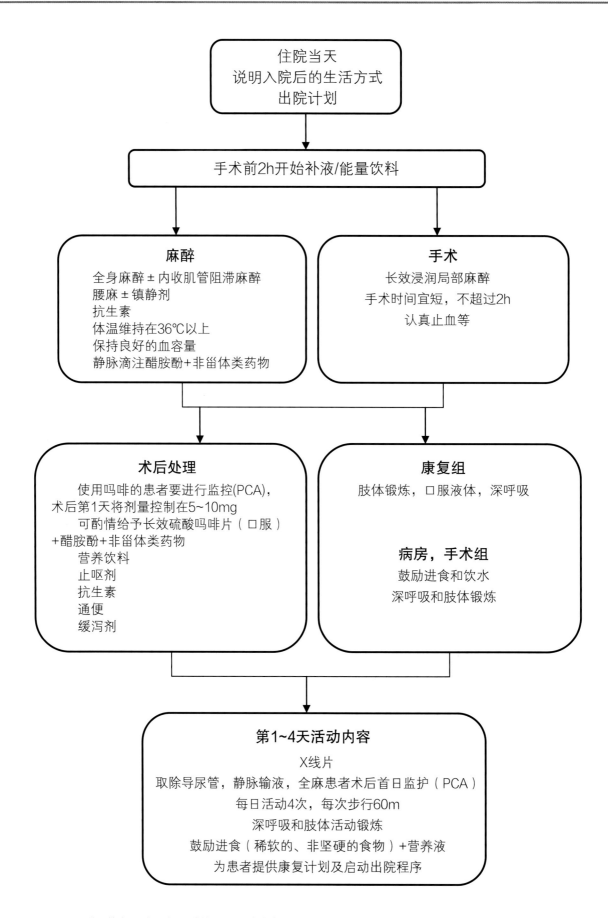

图 5.2 增强恢复程序示例：肢体及切口的美容学；非甾体抗炎药的应用；前列腺癌患者的自控镇痛；使用维持量的硫酸吗啡片；静脉滴注长效缓释阵痛泵（注意禁忌证）

5.2.1 患者术前宣教

对患者进行术前宣教是管理预期值以及降低患者焦虑、缩短住院时间的有效方法。此外，还能减轻术后疼痛。术前宣教内容在一对一或者团队的基础上由专科护士提供[7]，包含手术的详细步骤、手术预期、目标设定、并发症、出院时间以及手术期间的治疗计划。可以利用包括手册、治疗计划以及科普性视频等多样化教育性资源进行宣教。其他应考虑的问题包括：术后医疗支持以及心理、人体功能的准备等。

5.2.2 术前训练

目前已有的证据表明，术前准备中的训练项目可以帮助改善功能以及生理学储备[8]。然而，在最近的一项荟萃分析中显示，术前训练对关节置换手术后的功能恢复并无明显影响，并且训练可能因受患者膝关节以及整体健康情况的影响而有所限制[9]。同时，该研究还显示在快速恢复的过程中，对于改善肌肉的体积、力量、术前控制仅有一表面效应。

5.2.3 营养

患者的营养情况在术后恢复、切口愈合[10]过程中发挥重要作用，可通过对营养不良的一般普查工具（营养不良通过甄查工具 MUST 来检查）[11]鉴定及治疗营养不良患者。类似的，人体测量方法包括测量肱三头肌处皮肤褶皱的厚度，其厚度与全膝关节置换术后的感染概率呈反比关系[12]。血清转铁球蛋白、白蛋白、淋巴细胞计数等生化指标较低，可能预示全膝关节置换术后的恢复时间以及住院时间延长[13,14]。少数学者主张即使营养状态欠佳，如能提供适当的营养支持，对术后恢复也可有所帮助。

他们同时认为，营养状态不良是高风险状态，应在手术前由营养学专家指导施行营养支持治疗。

5.2.4 其他术前因素

术前贫血可能会增加术后输血量、感染率以及延长住院时间（LOS）[15-17]。同时，术前补铁或应用促红细胞生成素治疗有助于防止预后不良[18-19]。

5.3 减少失血

微量出血及失血对降低输血率、减少输血的潜在风险非常重要。此外还可降低费用以及维持血容量。全膝关节置换术的输血率可以高达 20%，因此减少输血非常重要。最初术前评估策略的目标旨在减少血液丢失，鉴别增加的风险。术中的出血能够通过精准的外科技术、止血方法、特殊的麻醉手段最大限度地减少。术后治疗的适当与否同样重要。

5.3.1 术前策略

通过术前评估以及了解既往史可鉴别是患者本身就有凝血障碍或者因抗凝药物和抗血小板因子所致的凝血障碍。在高风险患者中，可能需要更改或停止使用这些药物，或使用其他药物来代替[20]。但对其他能引起出血的药物，包括非固醇类抗炎药物、选择性 5 羟色胺再吸收抑制剂、甚至是一些包含大蒜或者人参的有抗血小板作用的中草药，应慎用或禁用。

凝血障碍的患者可能需要特殊的治疗以及最优化的方案，或需要考虑选用特殊的麻醉、外科技术、必要的术前评估以及血液科医生的会诊。某些患者的凝血功能紊乱可能与肝脏疾病有关，可能是凝血因子 XIII 及凝血酶原复合物凝集导致的凝血障碍。

术前贫血可能增加术后输血的潜在可能和增加

感染概率以及住院时间^[15-17]。术前补铁或应用促红细胞生成素的治疗可降低这些风险^[18,19]。

5.3.2 术中策略

虽然可以利用多样化的术中策略减少失血。但仅能轻微地降低输血概率。

用计算机辅助进行的手术虽可在全膝关节置换术后减少失血，但是对于降低输血概率并没有好的效果^[21]。

在不同的手术中，腰麻或硬膜外麻醉相比全身麻醉可以减少失血^[22]。然而麦克法兰（Macfarlane）等^[23]系统性地研究了28例病例后报道，全膝关节置换术后，麻醉方式对失血量的影响没有区别。因此，全身麻醉或者局部麻醉对于失血的影响仍有争议。

低温能够改变血小板功能，触发凝血机制，使出血及需要输血的可能性增加。温度每降低1℃，可以导致出血量增加16%，需要输血的风险增加22%^[24]。因此，通过加热垫毯、温水加温维持正常体温等措施对控制低血压仍适宜。

在手术中，控制血压过低同样对减少失血非常有用^[25]。然而，这样可能会导致重要器官的血液灌注量不足，因此必须严密监测血压的变化情况。

抗纤溶蛋白抑制剂可减少手术中的血液丢失以及输血的需求。常用于减少输血率的药物氨甲环酸，无论是静脉滴注使用高浓度（150mg/kg）或者是使用低浓度（15~35mg/kg），其效果均无明显差异^[26]。近年来，氨甲环酸一直应用于手术中^[27]，并被证实与安慰剂相比，可更有效地减少失血。氨甲环酸的使用不会增加血栓并发症的发生率，但是与并发血栓的风险仍然相关，特别是在没有积极的药物预防方法的情况下，比如单独使用阿司匹林。最近2046例全膝关节置换术和全髋关节置换术的大样本回顾性病例分析研究结果提示，氨甲环酸的使用与失血量的多少并没有相关联系^[28]。

在全膝关节置换术中使用血纤维蛋白黏合剂可减少55%输血率^[29]。血纤维蛋白黏合剂可以使患者术后血红蛋白维持在相对高的水平，因此有可能对减少血液丢失有效^[30]。围术期血液回收技术以及急性等容血液稀释技术同样可以用来减少失血。尽管对自体血回收的治疗效果在全膝关节置换术中仍有争议，但是回收的细胞通过洗涤或者过滤自身输血系统，能够减少输血的需求^[31]。急性等容血液稀释技术是指患者手术开始前就用类晶体及胶体置换循环血量稀释血液，然后可以通过血液稀释使失血量减少。提前储备的血液在手术结束时可以重新输入，在全膝关节置换术的起始阶段，止血带还没有被应用和预期失血量大时可应用这项技术。

5.3.3 术后策略

对全膝关节置换术中使用引流管的问题目前仍有争论。目前人们证实包括全膝关节置换术在内的下肢其他关节置换术中，如果使用引流管，可使输血率上升^[32]。应该考虑间断地（多于4h）关闭引流管，这样可以减少失血量^[33]。此外，局部注射丁哌卡因及肾上腺素同样可以减少引流管中丢失的血液^[34]。在全膝关节置换术中经常使用的再灌注引流，是可以减少输血率的常用技术^[35]，与对照组相比，可以降低60%的相关风险^[36]。如果应用其他止血技术，使用如氨甲环酸等，则再灌注引流即无必要^[37]。

5.4 血栓预防

患者行全膝关节置换术后静脉血栓的风险会显著升高。有症状的深静脉血栓的发生率高达10%，无症状的深静脉血栓的发病率更可高达40%~60%^[38,39]。人们对最佳的血栓预防方法仍有争论。血栓预防的方法包括机械以及药物治疗两种。在术前阶段开始应用。对所有患者均应进行深静脉血栓风险评估。根据患者与手术相关的因素可以将患者分为低危组、中危组、高危组 3 个组，为了减少血栓风险或其他并发症，所有患者应接受包括避免脱水、早期活动、有序的下肢锻炼等预防血栓的基本措施。英国国家卫生与临床优化研究所对关节手术深静脉血栓预防提出综合性指导意见（图 5.3）[40,41]。机械性的深静脉血栓预防应与抗凝药物配合应用，全膝关节置换术后应继续使用 10~14 天。深静脉血栓的药物预防包括低分子肝素（LMWH）、磺达肝素、达比加群或者利伐沙班。具体抗凝药物的选择通常取决于当地的政策。

5.4.1 血栓预防的机械性方法（图 5.3）

除有重大外周血管疾病等明显的禁忌证外，一般可常规应用压力梯度长袜。长及大腿的袜子在降低深静脉血栓方面可能比长及膝部的袜子效果更好[42]。其他选择包括足泵以及结合药物的小腿部间歇性气压治疗，结合治疗具有附加的效果[43,44]。

下腔静脉过滤器适用于有抗凝禁忌证或者持续抗凝但仍有深静脉血栓存在的高风险患者。鉴于过滤器有严重的并发症，应谨慎使用。

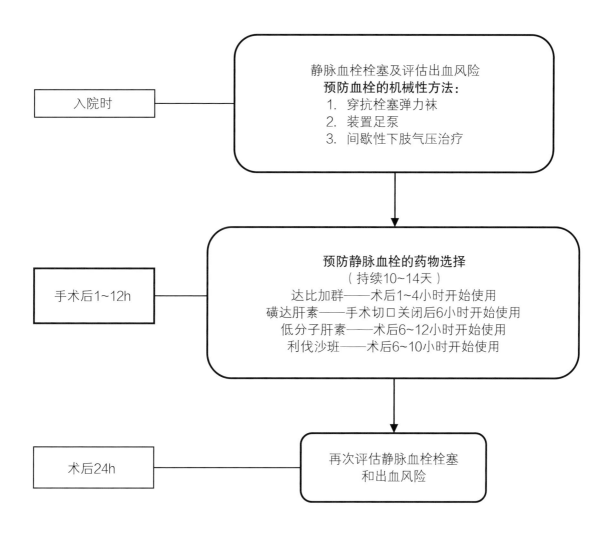

图 5.3　血栓预防的机械性方法

5.4.2 预防血栓的药物方法

普通肝素（UFH）常用于高风险患者以及有其他与非手术相关的危险因素，如机械性心脏瓣膜疾病患者的血栓预防。住院患者使用普通肝素需要检测凝血功能。此外，普通肝素可导致血小板减少以及骨质疏松。

低分子肝素（LMWH，如依诺肝素）目前在全膝关节置换术后常规应用，而且应在术后 6~12h 内即开始使用。低分子肝素是通过分馏从普通肝素中衍生而成的。它通过抑制凝血因子 Xa 间接地影响凝血酶而起作用。低分子肝素的生物利用度更容易预测，并且通常是每日 1 次皮下注射。人们已证实低分子肝素在减少深静脉血栓发生风险的效果与普通肝素无明显差异，并且每日 1 次定量注射还可以减少肝素诱导血小板降低的风险。

第二选择磺达肝素，这是一种人工合成的戊多糖，通过黏附抗凝血酶的方式抑制凝血因子 Xa 而发挥作用。它可能在降低深静脉血栓的风险方面比低分子肝素更有效，但是也可以增加其自身的出血风险[45]。如果使用，应在术后切口闭合 6h 后使用。

其他非口服的抗凝血药物，如类肝素、达那肝素、来匹卢定、地西卢定都是水蛭素的重组体，在关节手术中一般不作常规使用。

近年来，在全膝关节置换术后开始流行口服的抗凝药物，最初是因为易于服用而且便于管理。口服药物包括：达比加群（术后 1~4h 开始使用）是直接凝血酶抑制剂，阿哌沙班和利伐沙班通过抑制凝血因子 Xa 抑制凝血酶。利伐沙班（术后 6~10h 开始使用）实际上比依诺肝素可能更加有效[46]。

其他的口服预防血栓药物包括阿司匹林（乙酰水杨酸类）、法华林（维生素 K 拮抗剂）等，但术后并不常规使用，若使用时，除了要求初始负荷剂量、治疗安全窗口狭窄外，还需要通过监测凝血功能指标来调整用药剂量。

5.5 减少感染风险

在关节置换术中最大的挑战之一就是预防、诊断和处理关节假体感染。假体周围感染以及其带来的后果对患者的精神心理状态有深远的影响，也可能会致残。呈现显著的疾病状态，使死亡率增加[47]。

感染不仅严重影响患者的身心健康，而且也加重了医疗工作和经济方面的沉重的负担。在全膝关节置换术中避免感染带来一系列后果的关键就是必须重视和加强对其的预防。

5.5.1 术前处理策略

患者的术前因素包括有无糖尿病、高血压等病史，营养状态差[48]，年龄，体重指数超过 30，长时间住院治疗等，都可以导致全膝关节置换术后感染风险增加[49]。如过早手术以及创伤也可以使风险增加[50,51]。其他因素如早期注射类固醇类药物、类风湿性关节炎、口腔和其他部位感染等均可使感染风险增加[49]。因此，对术前鉴别以及适当防治这些可能导致感染的因素应予重视。除了所有上述提及的因素，良好的营养状态以及停止吸烟也非常重要。

假体感染的一般菌属是金色葡萄球菌，包括：耐甲氧西林金黄色葡萄球菌（MRSA）和甲氧西林敏感金黄色葡萄球菌（MSSA）。部分地区已经建立了一种局部鼻内使用抗生素以及氯己定清洗的方法[52]。这是一项降低金黄色葡萄球菌感染的极有价值并且经济划算的方法[53]。

5.5.2 术中处理策略

手术室的外科无菌观念对于感染的预防非常

重要。因为手术室的人员很可能是细菌的来源，所以手术室的人员数量应该尽量保持在必要的最少人数[54,55]。手术室全体人员应该把包括胡须在内的毛发遮盖，外科手术衣、口罩、帽子均应严格穿戴好。手术室的排气系统有助于减少感染的发生[56-58]。

用含有聚维酮碘或者氯己定的消毒液适当洗手，对降低细菌在手上的黏附非常重要。同样的，用含有酒精的溶液洗手也可。手术人员也应该带双层手套以防由于无意间造成手术手套破损而带来感染的可能性或者定期更换外面的手套来降低感染的风险。

手术部位应常规认真备皮并且谨慎地用无菌巾覆盖。乙醇可以有效地降低细菌污染，但不能起持续作用。其他消毒液有聚维酮碘以及氯己定葡萄糖酸盐结合产物，如氯己定。另外，用一次性的无纺布覆盖手术区域比普通布料更能有效地隔离细菌。用碘浸黏合敷料覆盖手术区域也可以有效地减少细菌再生。

虽然患者术前剪短或剃光邻近部位的毛发并不一定会减少感染的发生，但在必要时仍须用修剪器在术前认真修剪。因为毛发本身附有大量的细菌。

常规应用层流空间以及超净空气系统可以降低假体周围感染（表5.1）。垂直的层流空调可能比水平的层流更加有效[57]。查恩利（Charnley）报道过在5800例全髋置换术中，层流以及超净空气系统的使用将深部感染率从7%降低至0.5%[59]。

表5.1　TKA术后膝关节深部感染的危险因素

预防措施	降低感染发生率（%）
超净空气系统	2.6
超净空气系统 + 皮肤消毒	4.5
使用抗生素	4.0

预防性地使用抗生素是控制感染的又一重要手段。抗生素的系统使用应在手术开始的60min内[60]，如果在此之前使用抗生素，可能会导致感染

率升高[61]。抗生素的选择是多样性的，并且根据当地菌种的不同及防治指导方针以及政策的不同而酌定。

尽管人们对掺入抗生素的骨水泥（AIBC）可减少关节假体感染的问题仍有争论，但目前在全膝关节置换术中仍常规应用。最近一项meta分析的论文证实，没有掺入抗生素的骨水泥与掺入抗生素的骨水泥相比，后者可以有效地减少深部感染的发生率。研究者认为，AIBC在关节置换手术中应该更有意义，但有的研究评估掺入抗生素的骨水泥的远期防治效果以及安全性[62]并不确定，如加拿大关节置换登记处的研究以及数据显示假体感染率并未明显减少[63,64]。此外，该研究还提示掺入抗生素的骨水泥实际上有可能增加全膝关节置换术后感染的概率[65]。其他可能减少假体周围感染的方法包括在置入体内时掺入银剂或抗生素。

手术时间应尽可能缩短，如果手术时间超过2h，就有可能增加感染风险。长时间的手术、大范围的组织剥离、损伤以及长时间的麻醉均可导致一些并发症。其他术中预防感染的具体措施包括常规应用盐水清洗伤口，皂基溶液及抗生素溶液冲洗虽可使用，但不是常规使用方法；尽管尚无证据表明何种缝合技巧最佳，但精细的切口缝合可预防感染；使用密封的敷料可以防止切口污染。

5.5.3 术后处理

术后可预防性地使用抗生素，但不应超过24h。如果使用引流管，也应在24h内取出[66]，以减少细菌的繁殖和降低感染概率。另外，还应该采取措施预防血栓形成，但应注意过度或过分积极的方法会增加血肿形成及感染的风险。

总结

TKA的术前准备至关重要。围术期中的风险

可通过缜密周详的术前评估和相应的计划以及有效措施而减少，甚至可以完全避免。因此，对术前准备的每一项内容和步骤均须重视并认真执行，此外，在许多 TKA 中的一些特殊准备和具体措施包括：预防血栓形成，减少血液丢失，降低合并感染风险的概率等。虽然，以上策略的贯彻和实施取决于有关管理部门和机构，但医护人员在执行术前准备，尽可能减少并发症的工作中发挥更加积极的作用。另外，必须强调术前准备不仅关系着手术的成败和临床转归，还可以减少诸多方面，特别是健康管理系统的经济负担。

参考文献

[1] Ayalon O, Liu S, Flics S, Cahill J, Juliano K, Cornell CN (2011) A multimodal clinical pathway can reduce length of stay after total knee arthroplasty. HSS J 7:9-15.

[2] McDonald DA, Siegmeth R, Deakin AH, Kinninmonth AW, Scott NB (2012) An enhanced recovery programme for primary total knee arthroplasty in the United Kingdom-follow up at one year. Knee 19:525-529.

[3] den Hertog A, Gliesche K, Timm J, Muhlbauer B, Zebrowski S (2012) Pathway-controlled fast-track rehabilitation after total knee arthroplasty: a randomized prospective clinical study evaluating the recovery pattern, drug consumption, and length of stay. Arch Orthop Trauma Surg 132:1153-1163.

[4] Dowsey MM, Kilgour ML, Santamaria NM, Choong PF (1999) Clinical pathways in hip and knee arthroplasty: a prospective randomised controlled study. Med J Aust 170:59-62.

[5] Larsen K, Hvass KE, Hansen TB, Thomsen PB, Soballe K (2008) Effectiveness of accelerated perioperative care and rehabilitation intervention compared to current intervention after hip and knee arthroplasty. A before-after trial of 247 patients with a 3-month follow-up. BMC Musculoskelet Disord 9:59.

[6] Malviya A, Martin K, Harper I, Muller SD, Emmerson KP, Partington PF, Reed MR (2011) Enhanced recovery program for hip and knee replacement reduces death rate. Acta Orthop 82:577-581.

[7] Yoon RS, Nellans KW, Geller JA, Kim AD, Jacobs MR, Macaulay W (2010) Patient education before hip or knee arthroplasty lowers length of stay. J Arthroplasty 25:547-551.

[8] Ditmyer MM, Topp R, Pifer M (2002) Prehabilitation in preparation for orthopaedic surgery. Orthop Nurs 21:43-51.

[9] Hoogeboom TJ, Oosting E, Vriezekolk JE, Veenhof C, Siemonsma PC, de Bie RA, van den Ende CH, van Meeteren NL (2012) Therapeutic validity and effectiveness of preoperative exercise on functional recovery after joint replacement: a systematic review and meta-analysis. PLoS One 7:e38031.

[10] Gherini S, Vaughn BK, Lombardi AV Jr, Mallory TH (1993) Delayed wound healing and nutritional defi-ciencies after total hip arthroplasty. Clin Orthop Relat Res 293:188-195.

[11] Stratton RJ, Hackston A, Longmore D, Dixon R, Price S, Stroud M, King C, Elia M (2004) Malnutrition in hospital outpatients and inpatients: prevalence, concurrent validity and ease of use of the 'malnutrition universal screening tool' ('MUST') for adults. Br J Nutr 92:799-808.

[12] Font-Vizcarra L, Lozano L, Rios J, Forga MT, Soriano A (2011) Preoperative nutritional status and postoperative infection in total knee replacements: a prospective study of 213 patients. Int J Artif Organs 34:876-881.

[13] Berend KR, Lombardi AV Jr, Mallory TH (2004) Rapid recovery protocol for perioperative care of total hip and total knee arthroplasty patients. Surg Technol Int 13:239-247.

[14] Nicholson JA, Dowrick AS, Liew SM (2012) Nutritional status and short-term outcome of hip arthroplasty. J Orthop Surg (Hong Kong) 20:331-335.

[15] Spahn DR (2010) Anemia and patient blood management in hip and knee surgery: a systematic review of the literature. Anesthesiology 113:482-495.

[16] Kotze A, Carter LA, Scally AJ (2012) Effect of a patient blood management programme on preoperative anemia, transfusion rate, and outcome after primary hip or knee arthroplasty: a quality improvement cycle. Br J Anaesth 108:943-952.

[17] Greenky M, Gandhi K, Pulido L, Restrepo C, Parvizi J (2012) Preoperative anemia in total joint arthroplasty: is it associated with periprosthetic joint infection? Clin Orthop Relat Res 470:2695-2701.

[18] Cuenca J, Garcia-Erce JA, Munoz M, Izuel M, Martinez AA, Herrera A (2004) Patients with pertrochanteric hip fracture may benefi t from preoperative intravenous iron

therapy: a pilot study. Transfusion 44:1447-1452.

[19] Cuenca J, Garcia-Erce JA, Martinez F, Cardona R, Perez-Serrano L, Munoz M (2007) Preoperative haematinics and transfusion protocol reduce the need for transfusion after total knee replacement. Int J Surg 5:89-94.

[20] Douketis JD, Spyropoulos AC, Spencer FA, Mayr M, Jaffer AK, Eckman MH, Dunn AS, Kunz R et al (2012) American College of Chest Physicians. Perioperative management of antithrombotic therapy: antithrombotic therapy and prevention of thrombosis, 9th ed: American College of Chest Physicians Evidence-Based Clinical Practice Guidelines. Chest 141(Suppl 2):e326S-e350S.

[21] Hinarejos P, Corrales M, Matamalas A, Bisbe E, Cáceres E (2009) Computer-assisted surgery can reduce blood loss after total knee arthroplasty. Knee Surg Sports Traumatol Arthrosc 17:356-360.

[22] Richman JM, Rowlingson AJ, Maine DN, Courpas GE, Weller JF, Wu CL (2006) Does neuraxial anesthesia reduce intraoperative blood loss? A meta-analysis. J Clin Anesth 18:427-435.

[23] Macfarlane AJ, Prasad GA, Chan VW, Brull R (2009) Does regional anesthesia improve outcome after total knee arthroplasty? Clin Orthop Relat Res 467:2379-2402.

[24] Rajagopalan S, Mascha E, Na J, Sessler DI (2008) The effects of mild perioperative hypothermia on blood loss and transfusion requirement. Anesthesiology 108:71-77.

[25] Paul JE, Ling E, Lalonde C, Thabane L (2007) Deliberate hypotension in orthopedic surgery reduces blood loss and transfusion requirements: a metaanalysis of randomized controlled trials. Can J Anesth 54:799-810.

[26] Cid J, Lozano M (2005) Tranexamic acid reduces allogeneic red cell transfusions in patients undergoing total knee arthroplasty: results of a meta-analysis of randomized controlled trials. Transfusion 45:1302-1307.

[27] Ishida K, Tsumura N, Kitagwa A, Hamamura S, Fukuda K, Dogaki Y et al (2011) Intra-articular injection of tranexamic acid reduces not only blood loss but also knee joint swelling after total knee arthroplasty. Int Orthop 35:1639-1645.

[28] Gillette BP, DeSimone LJ, Trousdale RT, Pagnano MW, Sierra RJ (2013) Low risk of thromboembolic complications with tranexamic acid after primary total hip and knee arthroplasty. Clin Orthop Relat Res 471:150-154.

[29] Carless PA, Henry DA, Anthony DM (2003) Fibrin sealant use for minimizing perioperative allogeneic blood transfusion. Cochrane Database Syst Rev (2):CD004171.

[30] Patel S, Rodriguez-Merchan EC, Haddad FS (2010) The use of fi brin glue in surgery of the knee. J Bone Joint Surg Br 92:1325-1331.

[31] Carless PA, Henry DA, Moxey AJ, O'Connell D, Brown T, Fergusson DA (2010) Cell salvage for minimising perioperative allogeneic blood transfusion. Cochrane Database Syst Rev (4):CD001888.

[32] Parker MJ, Livingstone V, Clifton R, McKee A (2007) Closed suction surgical wound drainage after orthopaedic surgery. Cochrane Database Syst Rev (3):CD001825.

[33] Tai TW, Yang CY, Jou IM, Lai KA, Chen CH (2010) Temporary drainage clamping after total knee arthroplasty: a meta-analysis of randomized controlled trials. J Arthroplasty 25:1240-1245.

[34] Anderson LA, Engel GM, Bruckner JD, Stoddard GJ, Peters CL (2009) Reduced blood loss after total knee arthroplasty with local injection of bupivacaine and epinephrine. J Knee Surg 22:130-136.

[35] Muñoz M, Slappendel R (2012) Unwashed blood: is widespread use justifi ed? A review of current knowledge. TATM 2012; http://dx.doi.org/10.1111/ j.1778-428X.2012.01162.x.

[36] Carless P, Moxey A, O'Connell D, Henry D (2004) Autologous transfusion techniques: a systematic review of their effi cacy. Transfus Med 14:123-144.

[37] Alvarez JC, Santiveri FX, Ramos I, Vela E, Puig L, Escolano F (2008) Tranexamic acid reduces blood transfusion in total knee arthroplasty even when a blood conservation program is applied. Transfusion 48:519-525.

[38] Warwick DJ, Whitehouse S (1997) Symptomatic venous thromboembolism after total knee replacement. J Bone Joint Surg 79:780-786.

[39] Stulberg BN, Insall JN, Williams GW, Ghelman B (1984) Deep-vein thrombosis following total knee replacement: an analysis of six hundred and thirty- eight arthroplasties. J Bone Joint Surg Am 66:194-201.

[40] National Institute for Health and Care Excellence (2015) Venous Thromboembolism. http://pathways. nice.org.uk/pathways/venous-thromboembolism . Accessed 1 Jan 2015.

[41] Venous thromboembolism: reducing the risk. Reducing the risk of venous thromboembolism (deep vein thrombosis and pulmonary embolism) in patients admitted to hospital. Issued: January 2010. NICE clinical guideline 92 www.nice.org.uk/cg92.

[42] (Clots in Legs Or sTockings after Stroke) Trial

Collaboration (2010) Thigh-length versus below knee stockings for deep venous thrombosis prophylaxis after stroke: a randomized trial. Ann Intern Med 153:553-562.

[43] Chin PL, Amin MS, Yang KY, Yeo SJ, Lo NN (2009) Thromboembolic prophylaxis for total knee arthroplasty in Asian patients: a randomised controlled trial. J Orthop Surg (Hong Kong) 17:1-5.

[44] Edwards JZ, Pulido PA, Ezzet KA, Copp SN, Walker RH, Colwell CW Jr (2008) Portable compression device and low-molecular-weight heparin compared with low-molecular-weight heparin for thromboprophylaxis after total joint arthroplasty. J Arthroplasty 23:1122-1127.

[45] Turpie AG, Bauer KA, Eriksson BI, Lassen MR (2002) Fondaparinux vs. enoxaparin for the prevention of venous thromboembolism in major orthopedic surgery: a meta-analysis of 4 randomized doubleblind studies. Arch Intern Med 162:1833-1840.

[46] Yoshida Rde A, Yoshida WB, Maffei FH, El Dib R, Nunes R, Rollo HA (2013) Systematic review of randomized controlled trials of new anticoagulants for venous thromboembolism prophylaxis in major orthopaedic surgeries, compared with enoxaparin. Ann Vasc Surg 27:355-369.

[47] Zmistowski B, Karam JA, Durinka JB, Casper DS, Parvizi J (2013) Periprosthetic joint infection increases the risk of one-year mortality. J Bone Joint Surg 95:2177-2184.

[48] England SP, Stern SH, Insall JN, Windsor RE (1990) Total knee arthroplasty in patients with diabetes mellitus. Clin Orthop Rel Res 260:130-134.

[49] Petty W, Bryan RS, Coventry MB, Peterson LF (1975) Infection after total knee arthroplasty. Orthop Clin North Am 6:1005-1014.

[50] Papavasiliou AV, Isaac DL, Marimuthu R, Skyrme A, Armitage A (2006) Infection in knee replacements after previous injection of intra-articular steroid. J Bone Joint Surg Br 88:321-323.

[51] Wilson MG, Kelley K, Thornhill TS (1990) Infection as a complication of total knee-replacement arthroplasty. Risk factors and treatment in sixty-seven cases. J Bone Joint Surg Am 72:878-883.

[52] Rao N, Cannella BA, Crossett LS, Yates AJ Jr, McGough RL 3rd, Hamilton CW (2011) Prospective screening/decolonisation for Staphylococcus aureus to prevent orthopaedic surgical site infection: prospective cohort study with 2-year follow-up. J Arthroplasty 26:1501-1507.

[53] Courville XF, Tomek IM, Kirkland KB, Birhle M, Kantor SR, Finlayson SR (2012) Cost-effectiveness of preoperative nasal mupirocin treatment in preventing surgical site infection in patients undergoing total hip and knee arthroplasty: a cost-effectiveness analysis. Infect Control Hosp Epidemiol 33: 152-159.

[54] Fletcher N, Sofi anos D, Berkes MB, Obremskey WT (2007) Prevention of perioperative infection. J Bone Joint Surg Am 89:1605-1618.

[55] Owers KL, James E, Bannister GC (2004) Source of bacterial shedding in laminar fl ow theatres. J Hosp Infect 58:230-232.

[56] Hubble MJ, Weale AE, Perez JV, Bowker KE, MacGowan AP, Bannister GC (1996) Clothing in laminar-fl ow operating theatres. J Hosp Infect 32:1-7.

[57] Lidwell OM, Lowbury EJ, Whyte W, Blowers R, Stanley SJ, Lowe D (1982) Effect of ultraclean air in operating rooms on deep sepsis in the joint after total hip or knee replacement: a randomised study. Br Med J (Clin Res Ed) 285:10-14.

[58] British Orthopaedic Association (1999) Recommendations on sterile procedures in operating theatres. http://www.boa.ac.uk/site/showpublications. aspx?ID=59 . Accessed 28 Dec 2014.

[59] Charnley J (1972) Postoperative infection after total hip replacement with special reference to air contamination in the operating room. Clin Orthop Relat Res 87:167-187.

[60] Bratzler DW, Dellinger EP, Olsen KM, Perl TM, Auwaerter PG, Bolon MK, Fish DN, Napolitano LM, Sawyer RG, Slain D, Steinberg JP, Weinstein RA, American Society of Health-System Pharmacists (ASHP); Infectious Diseases Society of America (IDSA); Surgical Infection Society (SIS); Society for Healthcare Epidemiology of America (SHEA) (2013) Clinical practice guidelines for antimicrobial prophylaxis in surgery. Am J Health Syst Pharm 70:195-283.

[61] Hawn MT, Richman JS, Vick CC, Deierhoi RJ, Graham LA, Henderson WG, Itani KM (2013) Timing of surgical antibiotic prophylaxis and the risk of surgical site infection. JAMA Surg 148:649-657.

[62] Wang J, Zhu C, Cheng T, Peng X, Zhang W, Qin H, Zhang X (2013) A systematic review and metaanalysis of antibiotic-impregnated bone cement use in primary total hip or knee arthroplasty. PLoS One 8:e82745.

[63] Hinarejos P, Guirro P, Leal J, Montserrat F, Pelfort X, Sorli

ML, Horcajada JP, Puig L (2013) The use of erythromycin and colistin-loaded cement in total knee arthroplasty does not reduce the incidence of infection: a prospective randomized study in 3000 knees. J Bone Joint Surg Am 95:769-774.

[64] Bohm E, Zhu N, Gu J, de Guia N, Linton C, Anderson T, Paton D, Dunbar M (2014) Does adding antibiotics to cement reduce the need for early revision in total knee arthroplasty? Clin Orthop Relat Res 472: 162-168.

[65] Namba RS, Inacio MCS, Paxton EW (2013) Risk factors associated with deep surgical site infections after primary total knee arthroplasty: an analysis of 56,216 knees. J Bone Joint Surg Am 95:775-782.

[66] Garcia S, Lozano ML, Gatell JM, Soriano E, Ramon R, Sanmiguel JG (1991) Prophylaxis against infection. Single-dose cefonicid compared with multiple-dose cefamandole. Bone Joint Surg Am 73:1044-1048.

第六章　全膝关节置换术所致剧烈疼痛的处理

安东尼·J. R. 帕尔默（Antony J. R. Palmer）和 E. 卡洛斯·罗德里格斯－默尚（E. Carlos Rodríguez-Merchán）

6.1 简介

全膝关节置换术后可通过使用防止副作用的生理、心理变化检测设备和治疗装置以及术后早期康复功能锻炼等有效镇痛处理来改善患者的预后[1]。疼痛的病理生理变化包括：心肌缺血伴发交感神经系统兴奋、高血糖免疫抑制、血液高凝状态、胃动力减弱以及分解新陈代谢加强等。疼痛可减少运动及损伤的修复。随后带来的并发症风险是更多综合作用导致的。为了有效地控制术后静息痛以及运动疼痛，均应施行止痛治疗。运动痛往往更为剧烈，更具挑战。有效的疼痛控制可以提高患者的满意度以及缩短住院时间和减少住院费用[2]。严重的、甚至是频发的术后剧烈疼痛可发展成持续性的疼痛[3]，临床研究证实，多达 44% 的患者术后疼痛可持续长达 4 年[4]。

尽管术后有效的疼痛处理非常重要，并且也日益受到重视，但仍然有很大一部分患者得不到有效的镇痛效果，特别是在手术当天夜晚[5]。大型手术后，患者常常更加关注疼痛问题而不是手术效果[6]。最新的麻醉手段正在致力于寻找术后可立即减轻患者疼痛以及早期功能康复的方法。

传统的阿片类药物仍是术后处理疼痛的主要手段，然而单独应用的止痛效果往往欠佳，并且有一些副作用。阿片依赖性的副作用可能会增加医源性并发症的风险，使康复延迟、住院时间增加、住院费用增加[7]。现在止痛是多种类、联合的策略，以减轻患者疼痛，降低患者对阿片类药物的依赖。现在的止痛方法是联合使用多种止痛药物，共同抑制疼痛不同的传递方式，增加止痛效果。联合使用止痛药，低剂量的个体化药物治疗可以减少副作用的发生。一些非药物的治疗措施也可能会减轻术后疼痛，如患者术前宣教、手术方法改进、康复治疗等。这些构成了关节置换新的"快速通道"或者"快速康复"的关键部分。止痛策略分为术前、术中、术后3 个阶段（表 6.1）。实际上，术后治疗的最大问题就是怎样有区别地使用止痛药物。本章主要论述当前对全膝关节置换术后严重疼痛治疗方法的选择和依据。

6.2 术前处理

术前评估可以识别一些术后疼痛的原因。治疗疼痛的程序可以因人而异。患者认为剧烈疼痛意味着手术后可能发生危险，从而导致精神负担加重和焦虑，严重影响术后治疗。对此应及早联系麻醉师及疼痛专家处理。术前应用止痛药物可以抑制外周效应器及中枢疼痛感受器，从而减轻患者的术后疼痛。

表 6.1　全膝关节置换术疼痛管理三阶段

术前处理	术中处理	术后处理
先兆因素（表 6.2）术前阵痛（非类固醇类抗炎药、环氧化酶 -2 抑制剂、神经因子加巴喷丁）	麻醉神经阻滞局部浸润麻醉可乐定止血带	止痛药（对乙酰氨基酚、非类固醇类抗炎药、环氧化酶 -2 抑制剂、神经类镇痛药物、鸦片制剂、N－甲基－D－天冬氨酸）（NMDA）拮抗剂、选择麻醉方案；术后速冻疗法；经皮生理电刺激（TENS）；康复及出院后护理

面的介绍讲解则对改善术后疼痛以及增强患者的理解效果不明显[9]。应同时从社会、家庭、个人志向、爱好等精神卫生、心理学等方面的介绍和讲解开始，使患者对疾病的原因、症状、防治和康复保健等相关的基本知识有所了解。从而与医生配合，提高治疗效果。

表 6.2　术后剧烈疼痛相关独立预测因素

女性
低龄化
BMI 的增加
术前手术评估疼痛加剧
术前使用抗抑郁药，阿片类药物，抗惊厥药物
心理因素（焦虑、害怕手术、剧痛）

6.2.1 先兆因素

与术后剧烈疼痛相关的独立预测因素见表 6.2。这些因素已在术后疼痛以及选择合适的疼痛管理策略的风险分层工作的发展中证明了其价值。这些因素也可以专门针对个人的风险因素进行修改。

术前疼痛的严重程度可以预测术后疼痛的严重程度。中枢疼痛致敏作用的理论说明，随着时间的推移，其轻重程度不可逆转[8]。早期手术可能预防不可逆的神经改变，因此可以减少术后疼痛；然而，在骨关节炎早期，如关节矫形术的效果欠佳，则必须查明原因。同时要积极地进行术前止痛处理，止痛药的使用也可以预防术后疼痛。对患者术前使用鸦片类镇痛药的耐药性和依赖性（成瘾）应考虑和了解，还应根据具体情况调节相应的剂量。TKA 的术前宣教对于降低患者的恐惧及焦虑的心理障碍和改善患者的预后更加有意义。宣教的内容若仅集中在解剖学、生物力学、病理学上等医学专业知识方

6.2.2 预防性镇痛

手术切口的疼痛不同于其他部位。局部痛觉过敏由 A 纤维以及 C 纤维的疼痛感受器引发。术前镇痛处理可阻止外周以及向心性或中枢的促进感受性[1]。超前非类固醇类抗炎药、环氧化酶 -2 抑制剂、神经性因子加巴喷丁有此作用[10]，尽管这样是最优化的，但不论是给药时间，还是通过术中、术后持续地应用镇痛药物，可以获得的远期效果仍然不明。

6.3 术中监护

6.3.1 麻醉

在全膝关节置换术中，麻醉的最优方法虽尚待

建立，但目前仍普遍采用腰椎麻醉、全身麻醉、添加或不添加神经阻滞麻醉的方法。英国国家关节注册处报道，单独的腰椎麻醉仍然是最常见的麻醉方式 [11]。这个趋势起源于一项研究，该研究提示，根据发病率以及死亡率，腰椎麻醉比全身麻醉更加安全有效。随后在全膝关节置换术的研究报告中常有相反的结论。尽管在大多数情况下，一系列的影响包括围术期并发症在群体之间的差异很小 [12,13]，术后镇痛可以通过全膝关节置换术中推荐的多种麻醉方式联合完成。腰椎麻醉的并发症的发生率虽然非常低，但是也有包括硬膜下穿刺后头痛、神经损伤 [14,15]、脊柱或者硬膜外感染及血肿等不良反应 [16-18]。

6.3.2 神经阻滞

为了使术后疼痛完全缓解，全身麻醉以及腰椎麻醉均需与其他的麻醉方法结合应用。传统的方法如单独使用非口服鸦片类疗效不显著，而且由于有一定的副作用，特别是术后恶心、呕吐以及镇静作用，影响其早期应用 [19]。超声诱导下的神经阻滞麻醉已被证明是一种有价值、有效和安全性高的麻醉方法。股神经区域阻滞麻醉在膝关节置换中已广泛应用，对于以鸦片控制疼痛（PCA）[20]的患者来说是一种优越的麻醉方法。神经阻滞可以通过单次激发注射或者通过留置针连续注射。尽管连续注射可能会提供较为持久有效的镇痛，但对操作技术要求更高，并且耗费时间较长；同时对于留置针以及对其管理需要专门的技术。股神经区域神经阻滞的并发症可能是手术后股四头肌的肌力减弱 [21]，但是最近的研究并不支持此观点。股四头肌力量的减弱可能会使术后康复延迟，因其神经阻滞并限制内收肌股神经感觉束支传导的能力。但目前尚无对照研究证实临床效果比传统的股神经阻滞强 [19]。股神经支配膝前内侧中央动脉的感觉神经，该处神经阻滞不会为膝关节腔内后方坐骨神经支配区域的疼痛提供镇痛效果。也可以联合股神经以及坐骨神经同时阻滞，但是麻醉的止痛是否有明显的临床效果仍不确定。并且可能会使肌肉力量进一步弱化、恢复延迟，对此应予以重视和提供解决方法 [20,22]。膝关节中部及内侧受闭孔神经支配，但阻滞闭孔神经并不会减轻患者的术后疼痛 [23]。

6.3.3 局部浸润麻醉

局部浸润麻醉（LIA）是一项远期的术后镇痛方法。浸润麻醉的组合成分、浓度、用量相差很大，通常多由长效局麻药、非甾体抗炎药、肾上腺素合成。肾上腺素可使血管收缩止血，减少组织吸收，延长麻醉效果，并从而降低毒性风险。在手术中，局部浸润麻醉浸润至膝关节各个层次的总量可超过150ml。这是一种相当吸引人的简单而又便于控制的麻醉方法。局部浸润麻醉（LIA）提供的术后镇痛效果可与神经阻滞麻醉一样，不会降低肌肉力量，而且可早期进行康复训练和减少住院时间 [24]。对局部浸润麻醉的最佳药物组配的问题仍在研究中。局部浸润麻醉（LIA）的缺点是麻醉时间短暂，可使用长效麻醉剂，如麻醉效果可持续 72h 的脂溶性丁哌卡因。脂质体是人造的脂质囊泡，可以使药物缓慢释放，而延长麻醉持续时间。尽管理论优势明显，但目前仍无足够的临床证据证明其比传统的局部麻醉效果强。也没有有充分证据支持局部浸润麻醉（LIA）在术后可以提供持续有效的麻醉效果 [25]。与连续神经阻滞麻醉相比 [26]，术后切口须留置引流管，LIA 则不存在这种处理 [27]。

6.3.4 可乐定

在腰椎麻醉中，当硬膜内局部麻醉剂与鸦片类药物联合使用时，可乐定作为一种 α2 肾上腺素激动剂，可以缓解膝关节置换术后24h的疼痛 [28]。可乐定在脊髓背侧后角水平处强化局部麻醉剂和阿片类药物的作用，但是会增加术后低血压的风险。可乐定也可视为神经阻滞以及局部麻醉的药物，但其麻醉效果尚不确定。

6.3.5 止血带

在全膝关节置换术中，气压止血带最常用，不仅可以减少术中出血，使解剖结构更加清楚，保持清晰的术野，而且可因减少血液丢失以及输血的需要，从而减少手术时间，改善水泥结合的质量。meta 分析指出，对止血带的使用是否有益尚未肯定[29,30]。但是由于止血带可造成肢体软组织不同程度的压挫伤，全膝关节置换术使用止血带可增加术后疼痛，不用止血带可以增加术后早期活动的范围[31-33]。目前，在四肢骨关节手术时仍按照传统的常规方法应用气压止血带[34]。

6.3.6 手术入路

全膝关节置换术最流行的 3 种手术入路是：①内侧髌旁入路。②股肌下入路。③股内侧肌入路。股肌下入路及股内侧肌入路对伸肌装置的损伤最小，在理论上可减少术后疼痛，加强功能恢复[35]。减轻术后疼痛，与入路的不同实际上并无区别也无明确的相关关系，微创以及计算机辅助手术的切口小，也无明显差异[36]。采取内侧髌旁入路手术入路时，髌骨的回纳或者外翻并不会导致术后疼痛的差异。引流管的留置不会改变术后疼痛的评分[37]，拔除后也不会引起不适感，但可妨碍患者的术后活动。几乎没有证据表明全膝关节假体的选择、外科缝合及切除髌骨神经等可以引起术后早期疼痛[38]，但可能是导致远期疼痛的原因

6.4 术后处理

6.4.1 药物

术后镇痛不论是从手术期间的镇痛还是任何区域阻滞麻醉或者局部麻醉到术后必须是连续不断施行。全身麻醉以及腰椎麻醉通常联合选用鸦片类以及非鸦片类药物，通过静脉注射或硬膜内给药。神经阻滞和局部麻醉可以通过外周神经或切口内留置导管施行持续给药以增强和维持麻醉效果。这些技术相比于全身鸦片类镇痛效果更好，而且可以减少副作用[20,39]，但是需要要求有专业的麻醉师以及医疗资源。脂溶性局部麻醉剂的缓释剂虽然可以克服这些限制，但是仍然需要进一步的临床研究证明其有效性。目前主流的术后疼痛处理仍然是通过不经胃肠道的非口服给药途径。麻醉机制历来是主要集中在麻醉剂，其试图寻求一个在有效性上以及耐受性之间的看似不可能平衡。新的多种模式策略可以减少对鸦片类药物的依赖。联合采取几种不同低剂量药物可以提高麻醉效果，并且还可减少副作用。

6.4.1.1 对乙酰氨基酚

无论是口服还是静脉注射，对乙酰氨基酚是应用极其广泛的解热镇痛药物。尽管对其的作用机制仍不明确，但仍然是临床用于消炎止痛的一线首选药物。其假设作用机制与环氧化酶 –2（COX-2）抑制剂、N- 甲基 –D- 天冬氨酸（NMDA）受体拮抗剂以及兴奋大麻素等类药物大致相同。最重要的是，对乙酰氨基酚的副作用较少，而且可以通过静脉给药，从而可扩展其在术后疼痛处理中的应用。对乙酰氨基酚还可减轻疼痛，减少术后鸦片类药物的使用[40]，是多模式镇痛机制中有价值的组成部分。

6.4.1.2 非甾体类消炎药（NSAIDs）以及环氧化酶 -2 抑制剂

非类固醇类抗炎药通过抑制环氧化酶 -1 以及环氧化酶 -2 合成前列腺素，从而具有解热镇痛以及抗感染作用[41]。环氧化酶 -2 在损伤以及组织炎症时广泛存在[42,43]。相比传统的非甾体类消炎药抑制环氧化酶 -1 及环氧化酶 -2，选择性环氧化酶 -2 抑制剂具有同样的镇痛效果，并且没有抑制血小板聚集以及胃黏膜刺激等副作用[44]。尤其是对于有内科并发症以及心血管疾病病史的老年患者，即使是短期地应用非甾体类消炎药，仍有增加肾脏以及心血管不良反应的风险。不同类型的非甾体类消炎药的风险差别很大。其中某些药物的不良反应较少，选择性环氧化酶 -2 抑制剂可使心血管疾病的风险增高。因此，其中的某些药物已经停用。如果必须使用非甾体类消炎药治疗，应考虑患者的既往病史、是否有可代替的其他有效镇痛方法、非甾体类消炎药的剂量、给药途径、治疗时限等问题。相比于全身用药，使用局部麻醉可能会降低不良反应的发生风险。尽管有风险存在，作为多模式镇痛和术前预防的常用方法，全膝关节置换术后全身应用非甾体类消炎药可以提供有效镇痛，并可减少鸦片类药物的使用[45]。至于非甾体类消炎药（NSAIDs）是否影响置入骨的融合，目前尚无定论[46]。

6.4.1.3 神经性镇痛药物

普瑞巴林和加巴喷丁最开始是作为传统抗癫痫药物开发的，但是现在已经越来越多地应用于治疗神经性疼痛。其镇痛效果与剂量有关。镇痛机制可能是抑制突触前电压控制钙离子通道介导的脊髓后角神经节抑制兴奋信号的传导。普瑞巴林和加巴喷丁经常用于术前准备以及术后维持镇痛效果。研究表明，这两种药物可以减轻术后疼痛，减少鸦片类药物的使用，同时术后可以立即改善功能恢复[47]。然而，并不是所有的研究都证实这一论点[48]。这些药物也可以降低慢性神经性疼痛的发生率[49]。对于有关神经性药物的作用的机制尚待更进一步的研究，已知这些神经性镇痛类药同样有其他副作用。例如，镇静就是最常见的副作用之一。

6.4.1.4 鸦片制剂

鸦片类药物一直是术后镇痛常用的代表药物。鸦片类药物通过大量的受体同时作用于外周以及中枢的疼痛。通过作用于周围神经以及中枢神经疼痛的受体而起作用。由于不同药物对于痛觉感受器受体亲和力的差别导致一些独特的效果，但是也可合并一些不良反应。这些与剂量有关的不良反应经常发生于老年患者，包括镇静、恶心、呕吐、便秘、瘙痒以及呼吸抑制等。此外，令人奇怪的现象是，鸦片类药物会导致痛觉过敏而不是镇痛[50]。术后初期，在转换为口服镇痛药物之前，鸦片制剂经常由患者自控静脉注射镇痛。因为个体对鸦片类药物的反应相差很大，所以鸦片类药物的剂量控制问题仍然具有挑战性，在用药时，很难在镇痛不足与不良反应之间取得平衡，因此，多模式应用镇痛方法的目的即在于减少鸦片类药物的使用。

6.4.1.5 N- 甲基 -D- 天冬氨酸（NMDA）拮抗剂

人们通常认为，提升 NMDA 拮抗剂镇痛作用的机制是通过降低中枢神经系统对痛觉的敏感度和减轻其严重的耐药性而产生的。全膝关节置换术后低剂量氯胺酮的注射可以减少鸦片类药物的使用以及促进术后康复，但是不会改善对疼痛的评分[51]。全膝关节置换术后其他 NMDA 拮抗剂的使用也可减少鸦片类药物的使用[52]。胸腔手术后使用添加氯胺酮的吗啡浸润麻醉剂改善术后疼痛并不非常明显，但在骨科手术中的应用是否有效仍有待于进一步的研究[53]。

6.4.2 备选麻醉方案

术后速冻疗法是通过冷却的水喷洒或冰敷手术

部位，以减轻炎症反应和延缓神经传导。这样可能会改善全膝关节置换术后疼痛，更重要的是不会引起术后不良反应。穿用的弹力袜本身并不能减轻术后疼痛或肿胀，但可以加强局部浸润麻醉的效果[54-56]。经皮生理电刺激（TENS）已经证明在术后可以立即减轻疼痛，然而这很可能只是心理安慰效应[57]。研究表明，使用脉冲电磁治疗可以改善疼痛和功能恢复，尽管可能只是安慰效应占主要地位，但对此仍然需更多的群体研究结果来证实[58]。

6.4.3 康复医疗以及出院后护理

不同的康复医疗方法和技术并不能直接或完全减轻术后早期疼痛的问题。一些研究已经探讨并应用"持续被动运动（Continuous Passive Motion, CPM）"作为 TKA 术后功能恢复的重要措施。这些研究者认为，CPM 同时配合镇痛处理可增加关节活动范围而不影响术后疼痛程度。可作为快速康复医疗计划的重要部分。术后应尽早开始。但目前此项康复措施对术后疼痛程度以及可能增加关节活动范围的影响问题尚待在临床实践中进行进一步探讨[59]。患者出院后的疼痛问题已成为对 TKA 疗法最不满意和困扰手术者的最难处理的问题。研究者认为严格执行"知情同意制度"，关怀患者，通过认真随诊和各种渠道如电话、网络等与患者沟通联系和指导可以及时缓解疼痛，从而能提升患者对术后疗效的满意度[60]。

总结

全膝关节置换术后多种模式镇痛策略可减轻患者的疼痛，减少对鸦片类药物的依赖以及其他不良反应。早期患者的镇痛可能受益于麻醉师以及外科医生。对患者的宣教应该专注于对疼痛的处理而不是加重对手术本身的恐惧和焦虑。腰椎麻醉以及全身麻醉都可以实现有效的术后疼痛处理。神经阻滞麻醉与局部浸润麻醉（LIA）都是重要的辅助方法，可使住院期间的麻醉到术后镇痛平稳过渡。在手术开始时降低患者疼痛敏感作用可以使某些止痛药更加有效。手术技巧，除了不使用止血带外，其他的手术操作技巧也可以减轻术后疼痛。几种药物的联合使用作用于不同止痛途径可以提高镇痛效果。药物的联合使用也可相应地减少用药剂量和副作用的发生率。多模式的镇痛方法最终可使药物在效果与耐受性之间达到平衡。全膝关节置换术后最佳的镇痛方法仍有待于进一步研究。目前，对不同镇痛方法的不均一性问题尚无明确和完善的临床解释。通过大规模随机对照试验的开展，麻醉机制标准化工作可能会有所进展。

有效的术后疼痛控制可以改善患者的预后，减少医疗费用。改善对疼痛的管理是关节外科手术快速康复的关键组成部分，由包含麻醉师、护士以及物理治疗师在内的多学科组成的团队来实施和完成。

参考文献

[1] Wu CL, Raja SN (2011) Treatment of acute postoperative pain. Lancet 377:2215-2225 .

[2] Husted H, Lunn TH, Troelsen A, Gaarn-Larsen L, Kristensen BB, Kehlet H (2011) Why still in hospital after fast-track hip and knee arthroplasty? Acta Orthop 82:679-684.

[3] Puolakka PA, Rorarius MG, Roviola M, Puolakka TJ, Nordhausen K, Lindgren L (2010) Persistent pain following knee arthroplasty. Eur J Anaesthesiol 27:455-460.

[4] Wylde V, Hewlett S, Learmonth ID, Dieppe P (2011) Persistent pain after joint replacement: prevalence, sensory qualities, and postoperative determinants. Pain 152:566-572.

[5] Sommer M, de Rijke JM, van Kleef M et al (2008) The prevalence of postoperative pain in a sample of 1490 surgical inpatients. Eur J Anaesthesiol 25:267-274.

[6] Apfelbaum JL, Chen C, Mehta SS, Gan TJ (2003) Postoperative pain experience: results from a national survey suggest postoperative pain continues to be undermanaged.

Anesth Analg 97:534-540.

[7] Kessler ER, Shah M, Gruschkus SK, Raju A (2013) Cost and quality implications of opioid-based postsurgical pain control using administrative claims data from a large health system: opioid-related adverse events and their impact on clinical and economic outcomes. Pharmacotherapy 33:383-391.

[8] Gwilym SE, Filippini N, Douaud G, Carr AJ, Tracey I (2010) Thalamic atrophy associated with painful osteoarthritis of the hip is reversible after arthroplasty: a longitudinal voxel-based morphometric study. Arthritis Rheum 62:2930-2940.

[9] Louw A, Diener I, Butler DS, Puentedura EJ (2013) Preoperative education addressing postoperative pain in total joint arthroplasty: review of content and educational delivery methods. Physiother Theory Pract 29:175-194.

[10] Lee JK, Chung KS, Choi CH (2015) The effect of a single dose of preemptive pregabalin administered with COX-2 inhibitor: a trial in total knee arthroplasty. J Arthroplasty 30:38-42.

[11] Hunt LP, Ben-Shlomo Y, Clark EM et al (2014) 45-day mortality after 467,779 knee replacements for osteoarthritis from the National Joint Registry for England and Wales: an observational study. Lancet 384:1429-1436.

[12] Rodgers A, Walker N, Schug S et al (2000) Reduction of postoperative mortality and morbidity with epidural or spinal anesthesia: results from overview of randomised trials. Br Med J 321:1493.

[13] Guay J, Choi PT, Suresh S, Albert N, Kopp S, Pace NL (2014) Neuraxial anesthesia for the prevention of postoperative mortality and major morbidity: an overview of cochrane systematic reviews. Anesth Analg 119:716-725.

[14] Memtsoudis SG, Sun X, Chiu YL et al (2013) Perioperative comparative effectiveness of anesthetic technique in orthopedic patients. Anesthesiology 118:1046-1058.

[15] Pugely AJ, Martin CT, Gao Y, Mendoza-Lattes S, Callaghan JJ (2013) Differences in short-term complications between spinal and general anesthesia for primary total knee arthroplasty. J Bone Joint Surg Am 95:193-199.

[16] Fischer HB, Simanski CJ, Sharp C et al (2008) A procedure-specific systematic review and consensus recommendations for postoperative analgesia following total knee arthroplasty. Anesthesia 63:1105-1123.

[17] Horlocker TT (2011) Regional anesthesia in the patient receiving antithrombotic and antiplatelet therapy. Br J Anaesth 107(Suppl 1):i96-i106.

[18] Fowler SJ, Symons J, Sabato S, Myles PS (2008) Epidural analgesia compared with peripheral nerve blockade after major knee surgery: a systematic review and meta-analysis of randomized trials. Br J Anaesth 100:154-164.

[19] Bauer MC, Pogatzki-Zahn EM, Zahn PK (2014) Regional analgesia techniques for total knee replacement. Curr Opin Anaesth 27:501-506.

[20] Chan EY, Fransen M, Parker DA, Assam PN, Chua N (2014) Femoral nerve blocks for acute postoperative pain after knee replacement surgery. Cochrane Database Syst Rev (5):CD009941.

[21] Memtsoudis SG, Danninger T, Rasul R et al (2014) Inpatient falls after total knee arthroplasty: the role of anesthesia type and peripheral nerve blocks. Anesthesiology 120:551-563.

[22] Abdallah FW, Brull R (2011) Is sciatic nerve block advantageous when combined with femoral nerve block for postoperative analgesia following total knee arthroplasty? A systematic review. Reg Anesth Pain Med 36:493-498.

[23] Kardash K, Hickey D, Tessler MJ, Payne S, Zukor D, Velly AM (2007) Obturator versus femoral nerve block for analgesia after total knee arthroplasty. Anesth Analg 105:853-858.

[24] Spangehl MJ, Clarke HD, Hentz JG, Misra L, Blocher JL, Seamans DP (2015) The Chitranjan Ranawat Award: periarticular injections and femoral and sciatic blocks provide similar pain relief after TKA: a randomized clinical trial. Clin Orthop Relat Res 473:45-53.

[25] Bagsby DT, Ireland PH, Meneghini RM (2014) Liposomal bupivacaine versus traditional periarticular injection for pain control after total knee arthroplasty. J Arthroplasty 29:1687-1690.

[26] Andersen LO, Kehlet H (2014) Analgesic efficacy of local infiltration analgesia in hip and knee arthroplasty: a systematic review. Br J Anaesth 113:360-374.

[27] Gomez-Cardero P, Rodriguez-Merchan EC (2010) Postoperative analgesia in TKA: ropivacaine continuous intraarticular infusion. Clin Orthop Relat Res 468:1242-1247.

[28] Sites BD, Beach M, Biggs R et al (2003) Intrathecal clonidine added to a bupivacaine-morphine spinal anesthetic improves postoperative analgesia for total knee arthroplasty. Anesth Analg 96: 1083-1088.

[29] Smith TO, Hing CB (2010) Is a tourniquet beneficial in total knee replacement surgery? A meta-analysis and systematic review. Knee 17:141-147.

[30] Alcelik I, Pollock RD, Sukeik M, Bettany-Saltikov J, Armstrong PM, Fismer P (2012) A comparison of outcomes with and without a tourniquet in total knee arthroplasty: a systematic review and meta-analysis of randomized controlled trials. J Arthroplasty 27:331-340.

[31] Liu D, Graham D, Gillies K, Gillies RM (2014) Effects of tourniquet use on quadriceps function and pain in total knee arthroplasty. Knee Surg Relat Res 26:207-213.

[32] Ejaz A, Laursen AC, Kappel A et al (2014) Faster recovery without the use of a tourniquet in total knee arthroplasty. Acta Orthop 85:422-426.

[33] Fan Y, Jin J, Sun Z et al (2014) The limited use of a tourniquet during total knee arthroplasty: a randomized controlled trial. Knee 21:1263-1268.

[34] Memtsoudis SG, Stundner O, Yoo D et al (2014) Does limb preconditioning reduce pain after total knee arthroplasty? A randomized, double-blind study. Clin Orthop Relat Res 472:1467-1474.

[35] Liu HW, Gu WD, Xu NW, Sun JY (2014) Surgical approaches in total knee arthroplasty: a meta-analysis comparing the midvastus and subvastus to the medial peripatellar approach. J Arthroplasty 29:2298-2304.

[36] Luring C, Beckmann J, Haibock P, Perlick L, Grifka J, Tingart M (2008) Minimal invasive and computer assisted total knee replacement compared with the conventional technique: a prospective, randomised trial. Knee Surg Sports Traumatol Arthrosc 16:928-934.

[37] Jenkins D, Rodriguez J, Ranawat A et al (2014) A randomized, controlled, prospective study evaluating the effect of patellar eversion on functional outcomes in primary total knee arthroplasty. J Bone Joint Surg Am 96:851-858.

[38] Esler CN, Blakeway C, Fiddian NJ (2003) The use of a closed-suction drain in total knee arthroplasty. A prospective, randomised study. J Bone Joint Surg Br 85:215-217.

[39] Bianconi M, Ferraro L, Traina GC et al (2003) Pharmacokinetics and effi cacy of ropivacaine continuous wound instillation after joint replacement surgery. Br J Anaesth 91:830-835.

[40] Sinatra RS, Jahr JS, Reynolds LW, Viscusi ER, Groudine SB, Payen-Champenois C (2005) Effi cacy and safety of single and repeated administration of 1 gram intravenous acetaminophen injection (paracetamol) for pain management after major orthopedic surgery. Anesthesiology 102:822-831.

[41] Rao P, Knaus EE (2008) Evolution of nonsteroidal anti-infl ammatory drugs (NSAIDs): cyclooxygenase (COX) inhibition and beyond. J Pharm Pharm Sci 11:81s-110s.

[42] Harirforoosh S, Jamali F (2009) Renal adverse effects of nonsteroidal anti-infl ammatory drugs. Ex Opin Drug Saf 8:669-681.

[43] Coxib and traditional NSAID Trialists' (CNT) Collaboration, Bhala N, Emberson J, Merhi A, Abramson S, Arber N, Baron JA et al (2013) Vascular and upper gastrointestinal effects of non-steroidal anti-infl ammatory drugs: meta-analyses of individual participant data from randomised trials. Lancet 382:769-779.

[44] Schjerning Olsen AM, Fosbol EL, Lindhardsen J et al (2011) Duration of treatment with nonsteroidal antiinfl ammatory drugs and impact on risk of death and recurrent myocardial infarction in patients with prior myocardial infarction: a nationwide cohort study. Circulation 123:2226-2235.

[45] Lin J, Zhang L, Yang H (2013) Perioperative administration of selective cyclooxygenase-2 inhibitors for postoperative pain management in patients after total knee arthroplasty. J Arthroplasty 28:207-213.

[46] Kalyvas DG, Tarenidou M (2008) Infl uence of nonsteroidal anti-infl ammatory drugs on osseointegration. J Oral Sci 50:239-246.

[47] Clarke HA, Katz J, McCartney CJ et al (2014) Perioperative gabapentin reduces 24 h opioid consumption and improves in-hospital rehabilitation but not post-discharge outcomes after total knee arthroplasty with peripheral nerve block. Br J Anaesth 113:855-864.

[48] Paul JE, Nantha-Aree M, Buckley N et al (2013) Gabapentin does not improve multimodal analgesia outcomes for total knee arthroplasty: a randomized controlled trial. Can J Anaesth 60:423-431.

[49] Buvanendran A, Kroin JS, Della Valle CJ, Kari M, Moric M, Tuman KJ (2010) Perioperative oral pregabalin reduces chronic pain after total knee arthroplasty: a prospective, randomized, controlled trial. Anesth Analg 110:199-207.

[50] Chu LF, Angst MS, Clark D (2008) Opioid-induced hyperalgesia in humans: molecular mechanisms and clinical considerations. Clin J Pain 24:479-496.

[51] Adam F, Chauvin M, Du Manoir B, Langlois M, Sessler DI, Fletcher D (2005) Small-dose ketamine infusion improves postoperative analgesia and rehabilitation after total knee

arthroplasty. Anesth Analg 100:475-480.

[52] Yeh CC, Ho ST, Kong SS, Wu CT, Wong CS (2000) Absence of the preemptive analgesic effect of dextromethorphan in total knee replacement under epidural anesthesia. Acta Anaesthesiol Sin 38:187-193.

[53] Carstensen M, Moller AM (2010) Adding ketamine to morphine for intravenous patient-controlled analgesia for acute postoperative pain: a qualitative review of randomized trials. Br J Anaesth 104:401-406.

[54] Ni SH, Jiang WT, Guo L et al (2014) Cryotherapy on postoperative rehabilitation of joint arthroplasty. Knee Surg Sports Traumatol Arthrosc [Epub ahead of print].

[55] Munk S, Jensen NJ, Andersen I, Kehlet H, Hansen TB (2013) Effect of compression therapy on knee swelling and pain after total knee arthroplasty. Knee Surg Sports Traumatol Arthrosc 21:388-392.

[56] Andersen LO, Husted H, Otte KS, Kristensen BB, Kehlet H (2008) A compression bandage improves local infi ltration

analgesia in total knee arthroplasty. Acta Orthop 79:806-811.

[57] Rakel BA, Zimmerman MB, Geasland K et al (2014) Transcutaneous electrical nerve stimulation for the control of pain during rehabilitation after total knee arthroplasty: a randomized, blinded, placebocontrolled trial. Pain 155:2599-2611.

[58] Adravanti P, Nicoletti S, Setti S, Ampollini A, de Girolamo L (2014) Effect of pulsed electromagnetic fi eld therapy in patients undergoing total knee arthroplasty: a randomised controlled trial. Int Orthop 38:397-403.

[59] Harvey LA, Brosseau L, Herbert RD (2014) Continuous passive motion following total knee arthroplasty in people with arthritis. Cochrane Database Syst Rev (2):CD004260.

[60] Philips BD, Liu SS, Wukovits B et al (2010) Creation of a novel recuperative pain medicine service to optimize postoperative analgesia and enhance patient satisfaction. HSS J 6:61-65.

第七章　全膝关节置换术（TKA）效果的检测和评估

艾曼·贾布尔（Ayman Gabr），罗莎蒙·坦塞（Rosamond Tansey）和菲尔兹·S.哈达德（Fares S. Haddad）

7.1 简介

对全膝关节置换术（TKA）的疗效评价问题，始终受到医药卫生工作者（以医护人员为主）、有关研究人员、患者和行政管理工作者的关注和重视，特别是在当前医疗卫生资源紧缺和医疗卫生服务质量还跟不上形势发展和患者的要求的情况下。因此，对防治措施的效果以及经济效益的问题应更加广泛地深入了解[1]。

对疗效的评估大致可以分为主观评估和客观评估2种：

主观评估的内容和方法是从简单的患者对治疗效果满意程度和术后恢复、术前生活和工作情况着手调查，并进一步进行更详细全面的问卷调查。也即"患者报告疗效评估（Patient-Rport Outcome Messures，PROMs）"。PROMs 包括一般健康评估和特殊疾病与相关关节的评估。一般健康评估如SF-36 和 EQ-5D 旨在评估个人的总体生活质量。特殊疾病或相关关节的评估则涉及一些特殊方面，诸如日常活动中的疼痛感、关节僵硬症状以及关节功能等临床表现[2]。

客观评估包括医生对患者的体格检查和通过一些自动化系统设备（如设定的跑步机等）进行检测或影像学检查结果的评估。同时，客观评估还有一项基于检测功能表现的亚型。这些检测评估的方法可在直接观察下了解患者完成检测要求和完成任务的能力。其优势在于可准确评估患者的真实表现和有关情况，而非基于对患者个人主观的评估。

7.2 疗效评估的质量标准

过去 20 余年中，有关疗效评估及预后问题的文献资料和相关报道日益增多。对于任何新的疗效检测评估的方法和仪表工具均需按照特定的标准进行验证和审议。由于在此领域内尚无可以支持详尽质量标准的经验和证据。因此，目前所推荐施行的质量评估标准都是基于理论性和观念性的[3]。评估标准包括：①内容合理性。②内在一致性。③构建（结构）的合理性。④条款、项目的合理性。⑤可重复性。⑥反应性。⑦地板效应。⑧天花板效应。⑨可解释性（理解能力）[4]。表 7.1 中概括总结了各项标准的含义。

7.3 临床疗效评估的框架

对 TKA 术后恢复（康复）状况的判断，目前尚无已达成共识的最适宜的检测的评估方法和组

表 7.1 效果质量评估意义的界定

内容合理性	仪表评估所有功能方面的能力
内在一致性	仪表条款的内在联系程度，可否评估同一主体概念
构建（结构）的合理性	项目的评估计分与金标准的相关程度，体现于特定仪表
条款项目合理性	使用仪表与其他工具（与理论上假设——设想一致）
可重复性	使用仪表工具检测时，同一人回答重复问题所得相同结果的能力
反应性	使用仪表工具检测在不同时间的临床变化能力
地板效应（下限）	当两个不同受试个体的临床表现状况低于检测仪表工具测量下限时，分辨两者差异的能力
天花板效应（上限）	当两个不同受试个体的临床表现状况高于检测仪表工具测量上限时，分辨两者差异的能力
可解释性（理解能力）	根据检测仪表工具检测的结果进行量化的评估和计分，提供相应等级核定的能力

合。由于康复医疗效果检测评估方法之间的差异很大，而且不能通过整理，归纳为统一结论，因此在此领域内，至今尚存在不少有待正确合理对待的问题[5]。2001 年，世界卫生组织（WHO）引进关于功能、残障（疾）和健康的国际分类（International Classification Of Functioning, Disability and Healh-ICF）以建立叙述和表达健康以及与健康相关的共同语言[6]。在 ICF 的残障模块中，按以下两种情况描述健康状态。

TKA 术后对患者身体结构的影响，包括：解剖结构紊乱，身体结构和功能紊乱；活动能力及

参与关系变化，诸如力线偏移，稳定性降低。同时膝关节功能也遭受负面因素如肌力减退、疼痛及关节功能障碍等的影响[7,8]。

7.4 健康被动活动度检测评估

7.4.1 SF-36 项简表

SF-36 测试 3 个方面：①健康的功能能力。②生活幸福指数。③整体健康情况。SF-36 问卷包括 35 个问题和 1 个分子量表，一般总体健康状况有 8 个方面的问题：①身体功能。②身体疼痛。③身体角色。④一般健康。⑤活力。⑥情绪。⑦社会功能。⑧精神健康[9]。每个子量表得分总计，加权并转化介于 0（不健康，严重残疾）和 100（最佳健康，无残疾）之间[10]。SF-36 还提供两项总结成绩，总结物理假体（pc）评分和精神假体（MCS）总结分数，这是加权的 8 个量表评分的总和。SF-36 已证实并获得规范性的人口数据。内部一致且易于管理。作为任何通用健康被动活动度，允许其中患者在相同条件和不同情况之间的比较[11]。然而，由于缺乏相应比较健康的相关生活质量的具体措施，健康状况的变化，SF-36 已开始应用于相关领域[12]。最近的研究展示了地板效应和天花板效应 SF-36 评估方法[13]。

7.4.2 SF-12 项简表

SF-12 是 SF-36 的简化和缩短的版本，其目的是为了减少受访者的负担[14]。这是 12 项问卷测量 8 个域和 SF-36 的 2 个汇总评分。SF-12 比 SF-36 具有更高的效率和更低的费用。在时间和资源有限的情况下用 2~3min 时间可对 SF-12 问卷进行沟通，使其适用于大规模调查和大型试验。然而，其主要缺点是它的结构有效性和灵敏度较低，因此对大规

模健康状况的分析精确度较低。

7.4.3 诺丁汉（NHP）健康类型

NHP 是 1980 年英国诺丁汉大学［Nottingham University（UK）］[16] 用于测量主观健康状况类型的方法，是一项需要在 5~10min 内完成的问卷，由两部分组成。第一部分包含 38 个"是 / 否"的项目，涵盖 6 个领域：疼痛、身体行动不便、情绪反应、能源、社会隔离和睡眠。每个项目分配一个加权值，并从 0 分（没有问题）到 100 分（最差），在每个域中给出。第二部分有 7 个日常生活的"是 / 否"有关问题。二分法"是 / 否"响应格式限制了 NHP 仪器来检测可变健康状况的能力。因此，具有相对于 SF-36 的所有维度更高的天花板效应 [15]。

7.4.4 EQ-5D 测试

EQ-5D 是由（欧洲质量组织）组建的，开发其的主要目的是为临床提供简化的评估患者整体健康情况和考虑经济学方面问题的方法 [17]。对于一般健康状况的评估包括 5 个方面，即：①流动性。②自我保健。③日常活动。④疼痛 / 不适。⑤三级严重性（没有问题、中度问题或严重问题）和焦虑 / 抑郁症 [18]。EQ-5D 简明、易用且显示良好 [19]。

7.5 膝特定疗效评分

7.5.1 西昂塔罗.麦克玛斯大学骨关节炎指数（WOMAC）评分

WOMAC 是专为髋关节或膝关节骨关节炎患者设计的自我管理健康问卷。包括 3 个维度，即疼痛，僵硬和身体功能，分别为 5、2 和 17 项问题，WOMAC 的 Likert 0~4 顺序量表，评分越低说明症状或身体残疾水平较低。每个分量表累加至 20，分别为 8 和 68（最高分）。另有一项指标评分或全局得分由最常用的 3 个分量分数的总和计算得出 [20]。全局分数可以通过 3 个因子的得分总和给出。WOMAC 通过严格验证，已广泛用于相关的临床研究 [21]。这项措施适用于文件、论著、电话、电脑、鼠标和触摸屏的管理，并已开发应用于超过 60 种语言，其中包括德语、日语、法语、意大利语、希伯来语、韩语、西班牙语和瑞典语。艾格尼丝（Agnes）等报道，WOMAC 的（最小）临床主要差异（MCID）是基础分数的 12% 或最大分数的 6% [22]。

7.5.2 牛津膝关节评分（OKS）

道森（Dawson）研制的关节置换术的牛津膝关节评分 [23]，为包括 12 项评估膝关节疼痛和功能的调查和评估问卷。具有如下功能，其评价计分标准是从 12 分（最好）到 60 分（最差）的模式。与其他评分系统的评估标准是从 0 分（最差）到 100 分（最好）不同，因此易被误解 [24]。但 OKS 设计得短，实用，可信，因而，具有可靠性、有效性和反应能力强的严格评估的前瞻性研究。其使用率稳步增加，而且正在推广应用。在系列研究、审计、工作和国家级关节置换登记部门，得到包括英国、新西兰和瑞典等国家的认可和采用。

7.5.3 遗忘关节评分（FJS）

FJS 于 2012 年由贝伦德（Behrend）等制定 [25]。这个 12 项评分方法用于评估患者遗忘其在每天日常生活中与人工关节相关的事项和问题。"被遗忘的关节"的概念，集中反映了各种变数，如疼痛、僵硬、日常生活中患者的期望、活动水平以及与心理因素有关的功能活动。FJS 采用 5 点利克特（Likert）格式，以转化范围从 0 分到 100 分的原始分数进行评估。高分反映效果良好，即能最大限度地忽视在日常生活受影响的关节。最近的研究表明，相比于 WOMAC 评分，FJS 具有更高的反应性和较低的天花板效应。FJS 的电脑版本也已被制定和应用。

7.5.4 新膝关节协会评分系统

新膝关节协会评分系统包括 4 个分量表：①主观膝关节评分。②满意度评分。③分数的期望。④职能活动积分。可获得的最高分数是 100 分，用于对准稳定性关节活动范围（ROM）和症状体现。可以排除排列不齐、屈曲挛缩和伸直滞后的情况。可达到的最大满意分数从 5 个项目 40 分的点，到期望部分 15 分的最高得分和将功能活性的分数制成的 3 个项目上具有从 19 项的最大值为 100 分。在评估接受随访部分精神性膝关节置换术患者的结果时，与膝关节损伤和膝骨关节炎评分以及 SF-12 评分相比，该评分是有效的[26]。

7.6 完成基本动作效果的检测

完成基本动作效果的检测可消除患者对其所需完成动作能力的认知[27]，并区分及消除患者在结构和功能方面期望更低或更高效果（之前描述为以问卷形式评估的"地板效应"和"天花板效应"）的困惑。这些检测结果和数据可单独使用，也可以与 PROMs 结合实施，以便能更清楚地了解功能及结果。

在实施新的康复医疗方案后，此项检测结果对患者行为功能的评估特别有效。同时更适用于检测对关节功能恢复要求过高的患者[28]。单项活动适用于以下膝关节置换术，包括：计时起立行走测试（TUG）、椅子站立测试（CST）、爬楼梯测试（SCT）、6min 步行检测（6MWT）、自学步行检测（SPWT）和主动的活动膝关节活动范围（ROM）测试[27-30]、单

跳测试[30]、单步测试[31] 及单腿站立和单腿闭眼站立的持续时间[32]。通过测试和评估患者完成这些基本动作的能力，而且并非是通过患者的主观表现和认知来评估（与 PROM 的评估方法和结果不同）[28]。

7.6.1 计时起立行走测试（TUG）

TUG，1990 年由波德西洛（Podsiadlo）和理查德森（Richardson）进行改进，最初作为功能平衡计分方法，用于测试记录患者从坐在扶手椅上站起来（高度 41~46cm，有或没有使用手推助步器），走 3m，然后返回的行走能力和所用时间[33,34]。患者在测试过程中，应尽可能快步行走，但不能超过自我感觉，要安全和舒适地行走。TUG 用秒表测试，计时精度达 0.01s。并证实具有 87% 的特异性和敏感性，用于识别患者跌倒的风险率，组间相关系数 0.97~0.99[33,35]。

7.6.2 椅子站立测试（CST）

CST 类似完成基本动作测试。要求受试者不使用上肢或助行器而自己从椅子上站立起来。记录在 30s 内动作的质量（伸展位）。对膝骨关节炎、髋关节炎患者测试具有组内和组与组之间的良好效果和可靠性[36]，虽然 CST 已作为评估关节置换术后结果的指标，但尚无确切的数据证明[37]。

7.6.3 爬楼梯测试（SCT）

SCT 是测试和记录受试患者上、下楼梯所需时间的方法，应准确记录上、下楼梯的台阶数、高度和宽度。米兹纳（Mizner）描述，在高 18cm 测试深 25cm 的台阶上进行爬楼梯试验的情况，并要求受试患者在爬楼梯时用力适当，不要超越自身安全、舒适的力度和速度。同时可以使用扶手，但应记录测试情况。使用秒表测记时间。精确度

可达 0.01s。SCT 已证实具有 0.93 的重复（二次）测试信度系数 [38]。

7.6.4 步行测试

步行测试与膝关节置换术后患者的评估密切相关。步行测试可在跑步机或平坦地面及地板上进行。也可结合改变行走方向、携带重物，在高低不平的地面上进行行走测试。

7.6.5 6min 步行检测（6MWT）

6MWT，由 12min 行走测试简化而来。最初设计用于评估患者的呼吸道疾病，目前用于评估合并肺部和呼吸道疾病、TKA 后的患者 [27,29,34]。检测其行走距离时，可在平面上行走 6min。必要的话可以使用助行器，并与其他受试患者试图达到的最大速度进行对照，但应注意，在测试时患者不能有不安全感或不舒服感 [27]。并应在步行时告知患者，患者 6MWT 测试的可信性系为数 0.94[29]。不同于 SPWT 的测试耐力和速度。

7.6.6 自学步行检测（SPWT）

SPWT 记录患者在自己不用力过猛的情况下行走一定距离所需的时间。测试的距离为 2.4~40m。测试时可使用助行器，建议实践测试前进行基线测试与 SPWT。结果可能会受年龄、性别、种族、抑郁和认知状态的影响，在解释时应考虑这些因素 [36]。测试的可信度高（ICC=0.91~0.97）[39]。

7.6.7 跳跃检测

以患膝单腿脚后跟至脚尖的距离作为患者术后患肢的跳跃距离（单跳检测）。重复 3 次，取最远距离值。进一步地评估、记录患者患肢跳跃 6m 的距离所需要的时间（精确到秒）。跳跃检测已被证实在

评价患者行膝交叉韧带重建术后疗效中具有良好的可信度和真实性 [40]。跳跃检测已成为行 TKA 后膝关节活动功能评估指标的一部分 [30]。

7.7 膝关节活动度检测

使用 30.5cm 量角器来测量及评估膝关节活动度具有客观可靠性。多次重复测量均应在患者保持同一体位（如仰卧位）的情况下进行，如需在患者之间或同一患者的多种测量间进行比较，则须使用同等规格的量角器。量角器测量膝关节活动度的可靠性系数为 0.99[41]。

膝

膝的活动范围允许患者术后执行跪的功能。在宗教或一些特殊职业中尤为重要，但患者膝关节置换术后通常很难执行 [30]。因此可在膝屈曲 90°下（跪在凳子或地板上）进行评估。如果患者膝关节屈曲可超过 120°，跪在地上的坐姿也可以评估 [30,42]。

7.8 肌肉强度

术后 1 个月，股四头肌的力量主要是二次降低至不随意肌收缩 [43]。测量膝的力量和功能有助于指导和评估康复效果。等长收缩强度降低后，对 TKA 预计可用电测器记录最大的随意收缩。可作为 3 项检测中最佳的热身时间：包括收缩在 50%、75%、100% 的最大用力 [44]。当使用机电测力计时，患者的关节位置和置放电极必须符合要求和规划。更进一步完成基本动作测试对象是肌肉力量和强度。也可用机电测力计测量。测试包括等张收缩和等速收缩电阻和速度。电阻计算的比例按受试患者的自身体重计算。运动的范围应在测试之前征取受试者的

同意，再记录测试开始和结束时的位置。等掺和等速评估的信息可用以计算功率。临床、工作的时间有限，对于继续收集等长收缩力数据的操作应根据测试时间及下肢、膝在水平位上的顺序评估。

7.9 多活动措施

这些单独活动任务的组合已被分组，以提供多个活动度量，UCH 功能性膝关节评分提供了一个 TKA 后的多活动测量，该测量结合了步行、步幅评估、跳跃测试、定时测水平腿坐姿和定时爬楼梯。这种组合的测试被证明是很好的检测——可靠性、响应能力和内部一致性（ICC 为 0.89）均较好。它还显示良好的相关性与 WOMAC 等舞会和 SF-36[30]。显然具体每个检测的假体有广泛的变化，因此它在重要的标准化测试时，比较个人在不同的时间框架的变化或与其他个体进行比较。每个测试应建议患者用他们最好的能力来执行任务，维持安全与舒适感。

总结

全膝关节置换术的主要目的是提高患者对关节功能恢复和镇痛等治疗效果的满意度。一般可应用患者报告疗效评估（PROMs）的方法来检测判定。完成基本动作效果测试方法可了解患者治疗效果的客观亮度。需要说明不是所有单一动作的测试均适用于每一例患者。因此应针对除个人外的群体——研究机构普遍应用。单一特殊动作的检测评估应受时间限制，在手术治疗后 6 个月以上疗效稳定以前。同时对多数单一动作可行检测。可采用腘肌功能分类，残障（疾）和健康的国际分类（ICF）框架，PROMs 检测与基础动作效果测试方法结合进行统筹安排，均可在 TKA 后短期或长期随诊的过程中实施。同时，对置入物、手术入路、方法和康复医疗处理也可进行测试和评估。

参考文献

[1] Bourne R (2008) Measuring tools for functional outcomes in total knee arthroplasty. Clin Orthop Relat Res 466:2634-2638.

[2] Giesinger K, Hamilton DF, Jost B, Holzner B, Giesinger JM (2014) Comparative responsiveness of outcome measures for total knee arthroplasty. Osteoarthritis Cartilage 22:184-189.

[3] Poolman RW, Swiontkowski MF, Fairbank JC, Schemitsch EH, Sprague S, de Vet HC (2009) Outcome instruments: rationale for their use. J Bone Joint Surg Am 91(Suppl 3):41-49.

[4] Terwee C, Bot SD, de Boer MR, van der Windt DA, Knol DL, Dekker J, Bouter LM, de Vet HC (2007) Quality criteria were proposed for measurement properties of health status questionnaires. J Clin Epidemiol 60:34-42.

[5] Alviar M (2011) Do patient-reported outcome measures in hip and knee arthroplasty rehabilitation have robust measurement attributes? A systematic review. J Rehabil Med 43:572-583.

[6] WHO (2001) International classifi cation of functioning, disability and health. World Health Organisation, Geneva.

[7] Riddle DL, Stratford PW, Bowman DH (2008) Findings of extensive variation in the types of outcome measures used in hip and knee replacement clinical trials: a systematic review. Arthritis Rheum 59:876-883.

[8] Alnahdi A (2014) Outcome measures capturing ICF domains in patient with total knee arthroplasty. Int J Rehabil Res 37:281-289.

[9] Ware J, Kosinski M, Bayliss MS, McHorney CA, Rogers WH, Raczek A (1995) Comparison of methods for the scoring and statistical analysis of SF-36 health profi le and summary measures: summary of results from the Medical Outcomes Study. Med Care 33(4 Suppl):AS264-AS279.

[10] Wright R (2009) Knee injury outcomes measures. J Am Acad Orthop Surg 17:31-39.

[11] Patel AA, Donegan D, Albert T (2007) The 36-item short form. Am Acad Orthop Surg 15:126-134.

[12] Suk M, Norvell DC, Hanson B, Dettori JR, Helfet D (2008) Evidence-based orthopaedic surgery: what is evidence without the outcomes? J Am Acad Orthop Surg 16:123-129.

[13] Busija L, Osborne RH, Nilsdotter A, Buchbinder R, Roos

EM (2008) Magnitude and meaningfulness of change in SF-36 scores in four types of orthopedic surgery. Health Qual Life Outcomes 6:55.

[14] Ware JM, Kosinski M, Keller S (1996) A 12-Item Short-Form Health Survey: construction of scales and preliminary tests of reliability and validity. Med Care 34:220233.

[15] Ashby E, Grocott M, Haddad F (2008) Outcome measures for orthopaedic interventions on the hip. Bone Joint J 90-B:545-549.

[16] Hunt SM, McEwen J (1980) The development of a subjective health indicator. Soc Health Illness 2:231-246.

[17] The EuroQol Group (1990) EuroQol-a new facility for the measurement of health-related quality of life. Health Policy 16:199-208.

[18] Jansson KÅ, Granath FM (2011) Health-related quality of life (EQ-5D) before and after orthopedic surgery. Acta Orthop 82:82-89.

[19] Tidermark J, Bergström G, Svensson O, Törnkvist H, Ponzer S (2003) Responsiveness of the EuroQol (EQ 5-D) and the SF-36 in elderly patients with displaced femoral neck fractures. Qual Life Res 12:1069-1079.

[20] Mcconnell S, Kolopack P, Davis A (2001) The Western Ontario and McMaster Universities Osteoarthritis Index (WOMAC): a review of its utility and measurement properties. Arthritis Care Res 45:453-461.

[21] Bellamy N, Buchanan WW, Gold-smith CH, Campbell J, Stitt LW (1988) Validation study of WOMAC: a health status instrument for measuring clinically important patient relevant outcomes to antirheumatic drug therapy in patients with osteoarthritis of the hip or knee. J Rheumatol 15:1833-1840.

[22] Angst F, Aeschlimann A, Stucki G (2001) Smallest detectable and minimal clinically important differences of rehabilitation intervention with their implications for required sample sizes using WOMAC and SF-36 quality of life measurement instruments in patients with osteoarthritis of the lower extremities. Arthritis Rheum 45:384-391.

[23] Dawson J, Fitzpatrick R, Murray D, Carr A (1998) Questionnaire on the perceptions of patients about total knee replacement. J Bone Joint Surg Br 80:63-69.

[24] Whitehouse SL, Blom AW, Taylor AH, Pattison GTR, Bannister GC (2005) The Oxford Knee Score: problems and pitfalls. Knee 12:287-291.

[25] Behrend H, Giesinger K, Giesinger JM, Kuster MS (2012) The "forgotten joint" as the ultimate goal in joint arthroplasty validation of a new patient- Reported outcome measure. J Arthroplasty 27:430-436.

[26] Noble PC, Scuderi GR, Brekke AC, Sikorskii A, Benjamin JB, Lonner JH, Chadha P, Daylamani DA, Scott WN, Bourne RB (2012) Development of a new Knee Society scoring system. Clin Orthop Relat Res 470:20-32.

[27] Mizner RL, Petterson SC, Clements KE, Zeni JA Jr, Irrgang JJ, Snyder-Mackler L (2011) Measuring functional improvement after total knee arthroplasty requires both performance- based and patient-report assessments: a longitudinal analysis of outcomes. J Arthroplasty 26:728-737.

[28] Konan S, Hossain F, Patel S, Haddad FS (2014) Measuring function after hip and knee surgery. The evidence to support performance-based functional outcome tasks. Bone Joint J 96-B:1431-1435.

[29] Kennedy DM, Stratford PW, Riddle DL, Hanna SE, Gollish JD (2008) Assessing recovery and establishing prognosis following total knee arthroplasty. Phys Ther 88:22-32.

[30] Hossain FS, Patel S, Fernandez MA, Konan S, Haddad FS (2013) A performance based patient outcome score for active patients following total knee arthroplasty. Osteoarthritis Cartilage 21:51-59.

[31] Marmon AR, McClelland JA, Stevens-Lapsley J, Snyder-Mackler L (2013) Single-step test for unilateral limb ability following total knee arthroplasty. J Orthop Sports Phys Ther 43:66-73.

[32] Potvin AR, Syndulko K, Tourtellotte WW, Lemmon JA, Potvin JH (1980) Human neurologic function and the aging process. J Am Geriatr Soc 28:1-9.

[33] Podsiadlo D, Richardson S (1991) The timed "Up & Go": a test of basic functional mobility for frail elderly persons. J Am Geriatr Soc 39:142-148.

[34] Steffen TM, Hacker TA, Mollinger L (2002) Age- and gender-related test performance in communitydwelling elderly people: Six-minute walk test, Berg balance scale, timed up & go test, and gait speeds. Phys Ther 82:128-137.

[35] Shumway-Cook A, Brauer S, Woollacott M (2000) Predicting the probability for falls in communitydwelling older adults using the timed up & go test. Phys Ther 80:896-903.

[36] Bennell K, Dobson F, Hinman R (2011) Measures of physical performance assessments self-paced walk test (SPWT), stair climb test (SCT), six-minute walk test (6MWT), chair stand test (CST), timed up & go (TUG),

sock test, lift and carry test (LCT), and car task. Arthritis Care Res (Hoboken) 63(Suppl 11):S350-S370.

[37] Unver B, Karatosun V, Bakirhan S (2005) Ability to rise independently from a chair during 6 month follow up after unilateral and bilateral total knee replacement. J Rehabil Med 37:385-387.

[38] Rejeski WJ, Ettinger WH Jr, Schumaker S, James P, Burns R, Elam JT (1995) Assessing performancerelated disability in patients with knee osteoarthritis. Osteoarthritis Cartilage 3:157-167.

[39] Gill S, Mc Burney H (2008) Reliability of performance-based measures in people awaiting joint replacement surgery of the hip or knee. Physiother Res Int 13:141-152.

[40] Rudolph KS, Axe MJ, Snyder-Mackler L (2000) Dynamic stability after ACL injury: who can hop? Knee Surg Sports Traumatol Arthrosc 8:262-269.

[41] Cibere J, Bellamy N, Thorne A, Esdaile JM, McGorm KJ, Chalmers A, Huang S, Peloso P, Shojania K, Singer J, Wong H, Kopec J (2004) Reliability of the knee examination in osteoarthritis: effect of standardization. Arthritis Rheum 50:2.

[42] Hassaballa MA, Porteous AJ, Newman JH (2004) Observed kneeling ability after total, unicompartmental and patellofemoral knee arthroplasty: perception versus reality. Knee Surg Sports Traumatol Arthrosc 12:136-139.

[43] Mizner RL, Petterson SC, Stevens JE, Vandenborne K, Snyder-Mackler L (2005) Early quadriceps strength loss after total knee arthroplasty. The contributions of muscle atrophy and failure of voluntary muscle activation. J Bone Joint Surg Am 87: 1047-1453.

[44] Marmon AR, Milcarek BI, Snyder-Mackler L (2014) Associations between knee extensor power and functional performance in patients after total knee arthroplasty and normal controls without knee pain. Int J Sports Phys Ther 9:168-178.

第八章　长期耐用：功能良好和长期耐用的全膝关节假体特征

马修·T. 詹宁斯（Matthew T. Jennings），保罗·L. 索萨（Paul L. Sousa）和马修·P. 阿卜杜勒
（Matthew P. Abdel）

8.1 简介

全膝关节置换术（TKA）能有效地治疗晚期骨关节炎，但对其生存期限仍然是人们关注的焦点。现代化的设计使人工关节 20 年的使用率超过 87%[1]。然而，预计到 2030 年，对初次关节置换术的需求量将会增长 673%[2]。而且年龄在 55 岁以下患者的需求量也正在上升，这意味着患者术后能活动更长时间 [3,4]。与此同时，预计到 2030 年时，全膝关节置换翻修术的需求量也将相应增加 601%。遗憾的是，由于翻修术导致疼痛、功能紊乱和生活质量下降的风险相当大，因此往往得不到预期的效果[5]。

为了能得到功能良好、使用时间长的人工膝关节，人们对一些相关因素非常重视。各个领域的进步对于提高患者的生活质量均有作用。相当多的不良效果促使人们不断地进行开发来提高技术的精密度与准确性[6]。此外，运动学对位型 TKA 因其试图修复关节的异常对位和排列而盛行[7]。张力装置能减少关节的不稳定性和组织磨损，从而可提高软组织的平衡功能[8]。微创手术则可保护软组织，起到改善术后功能的作用。同时假体设计还能提高关节稳定性和改善功能[9]。最后，仔细地判断及评估对于患者的选择十分重要[10]。所有的创新均可提高治疗的疗效并延长使用期，而且在某些方面成效更为显著（图 8.1）。

8.2 调整—对位

8.2.1 冠状面调整对位

自从洛克（Lotke）和埃克尔（Ecker）第 1 次报道对位足外翻 3°~7° 可提高效果之后，人们对冠状对位进行了广泛的研究[11]。巴格伦（Bargren）等提示要注意足内翻对位[12-14]，大量的观察研究支持这样的结论[15]。里特尔（Ritter）等表示冠状对位能增加 5°~8° 外翻足的生存率[16]，杰弗里（Jeffery）引用来自马凯线的对位，马凯线需使用站立位全长（下肢）X 线片，由于这种方法有中立位机械对位（0°±3°），因此取得很好的效果[17]。尸体模型和仿真模型的测试结果也支持上述观点[18,19]。

然而许多近期的研究证明，中立位机械对位（0°±3°）并非是提高长期生存率的唯一指标[20-22]。帕拉特（Parratte）等回顾性地检查 398 例初次 TKA 并发现，对位型（0°±3°）与非对位型 TKA 的 15 年生存率相似。邦纳（Bonner）等[21]发现对位型 TKA（0°±3°）与非对位型 TKA 在 15 年内无菌

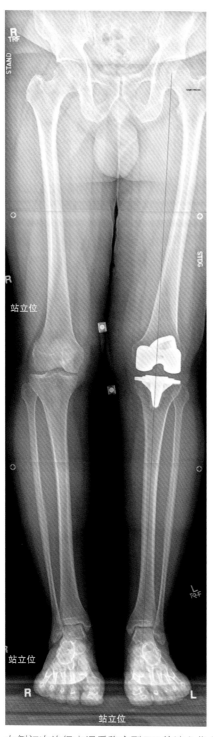

图 8.1　左侧初次施行水泥后稳定型 TKA 的站立位全长（下肢）X 线片

分变量进行分析，结果发现它们在生存率方面均无明显差别。有证据表明，对位指标对于所有患者并非确定，就整体而论，仅中立机械对位不够。最近，一项包含 6070 例 TKA 患者的更深层次的研究结果提示，翻修术与内翻胫骨假体有关，特别是当体重指数（BMI）＞ 33kg/m^2 时[23]。

方（Fang）等[24]认为，理想生存率为解剖对位在外翻 2.4°～7.2° 之间。里特尔（Ritter）等[25]指出，过度（大于 8°）外翻、内翻胫骨假体和初次假体的对位不当导致假体的失用等均会增加翻修的概率。最后，基姆（Kim）等[26]回顾性研究了 3048 例 TKA 的结果提示，解剖内翻对位（＜ 3°）、股骨内翻假体（＜ 2° 的内翻）和胫骨内翻假体（＜ 90°）15.8 年的生存率较低。同样，阿卜杜勒（Abdel）等[27]提示，在新的指标尚未建立并证实可用之前，全长（下肢）X 线片仍然可达金标准（图 8.1）。

8.2.2 矢状对位

胫骨倾斜度由近端胫骨截骨后与聚乙烯假体形成，此角度仅为 0°～7°（图 8.2）。虽然对此研究尚不充分，但说明胫骨倾斜需要在适当屈曲度与不稳定性的风险之间保持平衡[28-30]。当倾斜度在 0°～5° 时[31]，活动范围和疗效一致。辛格（Singh）等[32]证实在 209 例后稳定型 TKA 中，通过胫骨的倾斜度不能预测短期活动度，但是术前对位的巨大改变能显著限制活动范围和功能。所有的对位方法都是相互联系的，小的旋转偏差会显著改变机械对位，产生 7°～10° 的胫骨倾斜度[33]。最后，过大或过小（＜ 0° 或＞ 7°）的胫骨角能增加 15.8 年的修正率[26]。

在屈曲状态下安置股骨假体也与并发症相关，比如有痛性髌骨摩擦感[34]。当假体弯曲度＞ 3.5° 时，患屈曲挛缩的概率可增加 3 倍（图 8.3）[35]。墨菲（Murphy）等[36]根据股骨弯曲度随机地将患者分

性松动的发生率接近。摩根（Morgan）等[22]通过比较解剖学中立（4°～9° 外翻）对位、内翻（＜ 4° 外翻）对位和外翻（＞ 9° 外翻）对位的测试分析研究，而不是将对位型 TKA 与非对位型 TKA 作为二

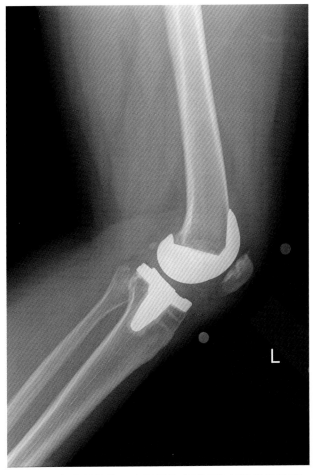

图 8.2　左膝侧位片示水泥后稳定型 TKA 后维持膝关节 3° 的胫骨倾斜度

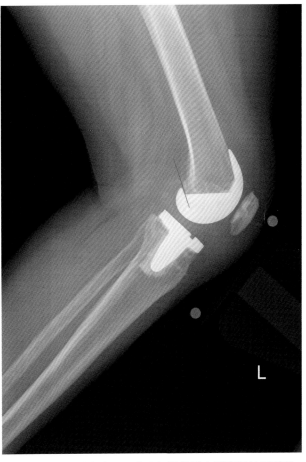

图 8.3　左膝侧位片显示通过与股骨后皮质平行的后髁轴来调整股骨假体的对位

成 2 组，一组为 4°，一组为 0°，发现角度较大者，关节活动度越大，但是疗效（包括患者的满意度）均相似[36]。然而基姆（Kim）等[26]表示，弯曲的假体比延长或中立位对位假体校正的比重更高。

8.2.3 旋转对位

怀特塞德线手术经上髁轴（TEA）解剖轴和后髁轴以及间隙平衡技术可用于对齐股骨假体（图 8.4）。以及间隙对位股骨假体可用 TEA、外科经股骨上髁轴、经股骨上髁轴和后髁轴解剖以及裂隙平衡等技术（图 8.4）。尽管外科股骨上髁轴具有较高的来自观察者内在的和观察者之间的差异性，但仍

是最为广泛的使用方法[37]。这也解释了为什么 50% 的 TKA 达不到（0° ±3°）[30,38]旋转对位[39-41]。当过度的内侧股骨旋转时，会产生较差的膝力学机制和高强度的接触应力。此外，内侧旋转（偏离外科经股骨上髁轴大于 3°）[42,43]与术后患者的疼痛和不满意程度有关[44]。基姆（Kim）等指出，极度外旋会导致更多的失败。

为了实现旋转对位，已经使用解剖结构适应对位，胫骨结节定位或用股骨假体与对位的胫骨进行相配，结果发现胫骨内侧转位（＞9°）可导致疼痛和功能缺陷更为严重[42,45]，同时术后僵硬也是导致翻修的常见原因[46]。基姆（Kim）等[26]认为，极度的外旋可增加股骨和胫骨假体外侧转位的失败，会

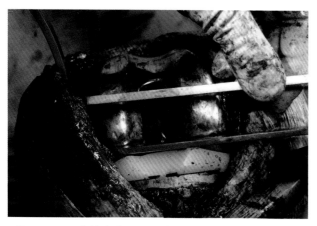

图 8.4　TKA 翻修术中，股骨的截骨是在股骨后髁轴（下截骨面）与股骨上髁轴（上截骨面）之间

导致更低的生存率。最后，股骨和胫骨之间的旋转错配会导致更严重的术后疼痛 [42]，然而，股骨转位可能对全身力学机制产生更严重的影响 [47]。

8.2.4 运动学对位

尽管目前中立对位仍然是金标准，但患者的不满意度促使人们更加重视自然化的 TKA 的研究。贝勒曼（Bellemans）等 [48] 对 250 例无症状的年轻人进行研究发现，32% 的男性和 17% 的女性有内翻机械对位（＞3°）。此外，单一弯曲度能更加精确地描述膝关节的运动力学情况 [49]。豪厄尔（Howell）等 [7,50,51] 术前利用磁共振成像检测手段建立患者的个体化模型，假体安置尽量还原至原关节炎前的关节面。在一组早期受试的人群术后 6 个月的膝关节协会评分（KSS）中显示，95% 的患者认为其膝关节近似正常或正常 [52]。一项更长期的（3 年）含 214 例动力学对位的 TKA 后续研究发现，65% 的胫骨假体和 33% 的膝关节出现内翻（偏离中位 3°），但是均未发生灾难性的严重后果。此外尽管胫骨定位与全方位定位有许多变数和不确定性，但传统仪表已经使动力学对位 TKA 实现了高质量的机械轴对位。多塞特（Dossett）等 [53] 随机将 44 例患者分为动力学对位 TKA 和个性化

TKA2 组。同时将另外 44 例患者分为机械学对位 TKA 和传统 TKA2 组。尽管机械学对位 TKA 发生更多的股骨假体外翻和胫骨假体内翻问题，但是 2 年 KSS 和骨关节炎指数（WOMAC）明显更好。另外虽然短期的感染率不高，但是阿卜杜勒（Abdel）[27,54] 认为，长期的生存率是否满意尚待进一步的研究来证实。关于对位指标和运动学 TKA 的更深层次的讨论将在第十三章中进行。

8.3 软组织平衡

由于绝大多数医生按照其主观感觉来验证 TKA 的稳定性、活动度和平衡力，但也应充分考虑对软组织在屈曲、伸展活动中的不同影响 [41,55,56]。在这一复杂的组合体中，软组织对其屈曲和伸直活动均有不同的影响 [57]。解剖标志在变性和炎症性病变的膝关节中变化并不持续一致也增加了手术的难度和复杂性。传统的方法是测量切除、间隙平衡和混合方法。最近，人们已引进并应用张力装置加强间隙平衡技术 [8,58,59]。在间隙平衡中，胫骨切削和股骨旋转对实现平衡的膝关节非常重要。如前所述，旋转假体对位能显著影响疗效 [26,42-44,60]。

间隙平衡与测量切除术的比较

间隙平衡通常发生于牵伸平衡中，是实现稳定性的一个过程，胫骨切除对膝关节的稳定至关重要，牵伸平衡首先用于维持平衡 [61]。内翻切除术可导致胫骨假体过度向内侧旋转。同时外侧切除术对于外翻切除最为合适。因此，胫骨切除术对于维持膝关节的平衡非常必要。测量切除术在胫骨与股骨截骨软组织平衡之前施行。用解剖标志 [例如手术经股骨上髁轴、TEA、怀特塞德（Whitesides）线和经股骨后髁轴] 判断股骨旋转可能非常困难 [62-64]，旋转对位也很容易改变，特别是当手术经股骨上髁轴

定位时 [37,65,66]。应用多种不同的标志可减少旋转对位不正 [67]。一些学者认为，间隙平衡在屈伸活动时能产生更好的直角平衡，而且不会减少股骨旋转的精确度 [61,68]。另一些学者则认为并无区别 [59,69]。与测量切除术相比，间隙平衡在整个活动度中髁的提升，修复关节线更为精确，同时屈曲痉挛也更少发生 [67,70-72]。然而，近 2 年来 KKS 评分和功能生活质量没有差别 [73]。此外，某些学者认为，张力系统的间隙平衡在屈伸活动时比测量切除术更能获得足够的直角间隙 [58]。但对其长期的疗效和生存率目前尚无相关报道。

8.4 微创 TKA

微创技术自 10 年前由博努蒂（Bonutti）实施以来 [74]，已有多种技术和方法应用于微创 TKA。微创技术和手术方法包括股四头肌保护入路（微创）、微创股肌下入路、微创内侧髌骨旁入路和微创外侧入路。微创手术的目的即减少组织损伤。优点包括：皮肤切口短小、损伤更少和股肌内侧破坏较少、避免髌骨外翻和胫骨股骨脱位 [75]。但是掌握这些技术的学习周期较长，因为要能做到手术时避免对位不齐的发生，这需要通过 25 个以上病例的临床操作 [76-78]。

微创手术的效果

在传统的 TKA 与微创手术对比中，中期结果相差不多。然而，微创手术早期愈合快 [79-83]，而且皮肤切口长度小于 14cm，比传统手术切口短 [79-80]。据研究报道，两者在冠状面的 X 线片上非对正率大致相同 [79,81,83]。但是也有与此结论相反的报道 [82]。在一项随机临床测试中，研究者将患者分为 3 组进行比较：①电脑协助下的经股四头肌保护入路微创 TKA。②无导航经股四头肌保护入路微创 TKA。③

传统 TKA。林（Lin）等 [84] 指出，三者的冠状面非对正率相差并不多。另一些学者认为，电脑协助提高了微创手术的对正率 [85]。在一项荟萃分析中，微创手术后早期阶段（6 天到 3 个月）的活动度更好，晚期活动度（术后 1 年）目前尚无报道。虽然两者的功能评分相差不多，但微创手术组晚期的膝关节协会评分（KSS）高于传统手术组，1 年的 KSS 评分相差不多 [80,83]。在非随机研究中，研究者比较了 40 例电脑协助微创 TKA 和 40 例电脑协助传统 TKA，短期内微创 TKA 的 KSS 明显更好，但是 5 年后的 KSS 却相差不多。博努蒂（Bonutti）等 [86] 报道，在其初期 103 例微创 TKA 的研究对象中证实，平均后续 9 年的生存率为 97.1%。无论是长期的生存率还是疗效均未在随机对照的方式中进行比较。

8.5 假体的设计和固定

假体设计是关于 TKA 使用期限的核心问题，某些设计可以显著提高生存期限。但对是否保留后交叉韧带（PCL）持续存在许多争议。此外，在活动支座（MB）和固定支座（FB）之间，金属壳和全聚乙烯胫骨假体之间，以及在非骨水泥型人工假体以及骨水泥型人工假体之间的选择也仍然存在争议。

8.5.1 保留交叉韧带和后稳定设计的对比

交叉韧带保留型（CR）假体的设计是修复标准膝关节动力学和解剖学股骨的反转，而后稳定型（PS）的设计则是加强股骨、胫骨结合而控制活动度 [87]。但是对每一项计划的短期效益仍存在争议。许多研究表明，交叉韧带保留手术的生存率已上升 [88-90]。最近，通过仅限于随机对照试验的荟萃分析，李（Li）等 [91] 表示，后稳定设计的 TKA 活动度更高，而术后的 2 年和 5 年的生存率与 KSS 相似。阿卜杜勒（Abdel）等 [88] 报道，5389 例交叉韧带保留型 TKA 的 15 年生存率更高。对术前畸形膝关节（屈曲和成角畸形大于 15°）进行亚组分析的结果显示，CR TKA 的 15 年生存率为 90%，而 PS TKA 为 78%。将 16 584 例 1985—2005 年于同一机构完成的初次 TKA 根据移植物的制造和设计进行分类显示，CR 假体的 10 年和 15 年生存率有明显的优势[89]。

8.5.2 活动支座设计

活动支座（MB）TKA 的设计目的是减少磨损，因此也减少修整程序，并提供更自然的动力学功能[92]。在一项迄今为止最大的荟萃分析中，莫斯科（Moskal）等[93]认为，MB TKA 和 FB TKA 的无菌性松动率、假体周围关节感染率以及任何原因所致的翻修率相似。此外，两者的活动度、KSS 评分、专科医院 HSS 评分与 SF-12 评分均相似。有趣的是，来自国际骨科注册联合会（ICOR）的包括 258 190 例 FB CR TKA 和 61 426 例 MB CR TKA 的研究结果显示，MB CR TKA 在术后 1~10 年中的生存率差异不大[94]。李（LI）等[95]通过荟萃分析提示，与患者因偏爱而做的优选旋转轴方法无差异。

8.5.3 全聚乙烯胫骨假体

全聚乙烯胫骨假体不会产生任何背侧磨损，因此有提高使用率的可能性。从大量的荟萃分析和系统的回顾性研究中可以看出，全聚乙烯胫骨假体和金属壳胫骨假体的术后 2 年[96]、10 年、15 年[89,96]的生存率相同。另一方面，包含超过 27 000 例 TKA 的瑞典注册数据显示，全聚乙烯胫骨假体的 10 年生存率较高，校对率更低[97]。克雷姆斯（Kremers）等[89]认为，交叉韧带保留型（CR）全聚乙烯胫骨假体的生存率高于 CR 金属外壳胫骨假体。但金属外壳胫骨假体优于后稳定设计。值得注意的是，早期后稳定全聚乙烯胫骨设计（Depuy、PFC、Warsaw、

IN）因其内部结构偏斜而致失效率高[89]。全聚乙烯胫骨假体因造价较金属壳胫骨假体显著低廉而有利于推广。例如，两者的费用分别为 20 429 元人民币（3035 美元）和 13 987 元人民币（2078 美元）[98]。此外，全聚乙烯胫骨设计的费用更少，而且因其具有较大的聚乙烯部件厚度从而能相对节约手术中骨组织的损失和聚乙烯部件背面的磨损。同时，模块化的设计可为翻修术提供术中的灵活性和更换条件[99,100]。

8.5.4 非骨水泥型 TKA

骨水泥固定仍然是 TKA 的主要措施，但可能不会提高其生存期。早期非骨水泥设计的生存期虽然较短，但是对于诸如羟基磷灰石涂层的创新技术尚未用于早期的比较中[101]。更近期的 meta 分析指出，骨水泥加固型和非骨水泥加固型假体施行翻修 TKA 的概率相似[102,103]。一项包括 3568 例 TKA 的荟萃分析中，蒙特（Mont）等[103]表示，非骨水泥加固型 TKA 和骨水泥加固型 TKA 两者的 10 年生存率相似，分别为 95.6% 和 95.3%，20 年生存率分别为 76% 和 71%。另外，螺丝钉加固并不能延长非骨水泥加固型 TKA 的生存期。在对 5 组随机对照试验和 297 例 TKA 进行系统回顾性研究后，中田（Nakama）等[102]提示，骨水泥固定性 TKA 2 年后无菌性松动的发生率为非骨水泥的 2 倍。此外沃伊特（Voigt）和莫塞尔（Moiser）[104]通过立体射线片分析提示，羟基磷灰石涂层胫骨假体与多孔涂层和骨水泥加固型胫骨假体 2 年、8 年和 10 年的翻修率相似。在 80 例年龄 55 岁以下的双侧 TKA 中，基姆（Kim）等[105]随机将 1 例膝关节行小梁金属柱非骨水泥 TKA，而另 1 例关节行骨水泥加固。在接下来的 17 年中，因无菌性坏死和各种原因施行翻修的概率相似，而且 KSS、UCLA 评分和活动度没有不同。最后，在包括 397 例膝关节的随机对照测

试中，普利多（Pulido）等[106]提示，在 TKA 中，与传统骨水泥加固型模块化胫骨相比，加固型或非加固型高度多孔金属胫骨假体固定的耐久性相同。同时均可有效地缓解疼痛和促进功能恢复。

8.6 患者自身因素

患者参数和并发症，无疑会影响疗效和生存率。在 117 903 名有美国保险的患者的大样本的多元研究中，博齐克（Bozic）[10] 发现，慢性肺部疾病、抑郁症、过度饮酒、过度用药、肾脏疾病、偏瘫 / 截瘫、肥胖以及畸形与早期翻修术有关（12 个月）。同类系统并发症，如骨质疏松症、长期使用皮质类固醇和风湿病等也与假体周围骨折有关[107]。最近多元性分析表明，年龄，特别是对较为年轻的患者具有独特的预告性意义[108]。利邵尔—乌蒂拉（Lizaur–Utilla）等[109] 揭示，科尔森（Chorlson）并发指数是平均术后 6 年故障独立预报指标。故障定义为 KS ＜ 70 或者需做修正成形术，而术前功能评分是另一项重要的预测指标。更加年轻的患者的 KSS 和骨关节炎疼痛指数评分也相应地提高，但是 5 年或 10 年生存率却有所降低。

根据患者自身因素也可预测关节纤维化[110]。术前活动度＜ 90° 的患者，仅 74% 能获得＞ 90° 的活动度[111]。通过肥胖和前膝关节手术均可预测并预知其术后活动度更小[112,113]。在年轻患者中，主观僵硬是普遍存在的并发症[114]。

感染是早期翻修术最常见的原因[115]。以下原因与深部假关节感染有关，包括肥胖[10]、糖尿病、风湿性关节炎[116]、长期系统性皮质类固醇、抗凝作用[117]、吸烟和尿道感染等[118,119]。长期吸烟的患者，术后发生并发症的可能性明显增加[120]。阿德利（Adeli）和帕维兹（Parvizi）[121] 提醒患者在行手术前应处于最佳状态，无潜在病源、戒烟、免疫抑制调整、控制血糖、调整抗凝和改善营养状况都应在手术前完成。

总结

多种因素对于功能良好，生存时间长久的 TKA 假体和手术均起保证作用。目前设计制备和应用的 TKA 假体术后 20 年的生存率可达 90% 左右。但其在满意度方面仍存在有待解决的许多问题。主要的是患者对 TKA 的治疗效果还不够满意，特别是对于术后镇痛和功能恢复的要求更高。

另外，在手术方法和假体的研究、设计、开发和应用方面也还有待不断的改进和提高。为此，目前医生、研究人员和制造商等正在创新和不断改进手术技术、假体质量，诸如微创技术、运动学对位、改善运动支座以及兼顾软组织的策略等。虽然如此，人工关节的生存率和患者满意度仍存在问题。为了能得到更满意的治疗效果，全方位地提高 TKA 的质量和患者对治疗的认知、理解和配合，特别是对治疗的知情，包括对手术方法、预后和假体的选择、认可以及医生对患者期望的界定、判断、评估等各项工作是否主动、积极和认真落实等也至关重要。

参考文献

[1] Patil S, McCauley JC, Pulido P, Colwell CW Jr (2015) How do knee implants perform past the second decade? Nineteen-to 25-year follow-up of the press-fi t condylar design TKA. Clin Orthop Relat Res 473:135-140.

[2] Kurtz S, Ong K, Lau E, Mowat F, Halpern M (2007) Projections of primary and revision hip and knee arthroplasty in the United States from 2005 to 2030. J Bone Joint Surg Am 89:780-785.

[3] W-Dahl A, Robertsson O, Lidgren L (2010) Surgery for knee osteoarthritis in younger patients. Acta Orthop 81:161-164.

[4] Kurtz SM, Lau E, Ong K, Zhao K, Kelly M, Bozic KJ (2009) Future young patient demand for primary and revision joint replacement: national projections from 2010 to 2030. Clin Orthop Relat Res 467:2606-2612.

[5] Petersen KK, Simonsen O, Laursen MB, Nielsen TA,

Rasmussen S, Arendt-Nielsen L (2015) Chronic postoperative pain after primary and revision total knee arthroplasty. Clin J Pain 31:1-6.

[6] Bauwens K, Matthes G, Wich M et al (2007) Navigated total knee replacement. A meta-analysis. J Bone Joint Surg Am 89:261-269.

[7] Howell SM, Howell SJ, Kuznik KT, Cohen J, Hull ML (2013) Does a kinematically aligned total knee arthroplasty restore function without failure regardless of alignment category? Clin Orthop Relat Res 471:1000-1007.

[8] Matsumoto T, Muratsu H, Tsumura N et al (2006) Joint gap kinematics in posterior-stabilized total knee arthroplasty measured by a new tensor with the navigation system. J Biomech Eng 128:867-871.

[9] Wegrzyn J, Parratte S, Coleman-Wood K, Kaufman KR, Pagnano MW (2013) The John Insall award: no benefi t of minimally invasive TKA on gait and strength outcomes: a randomized controlled trial. Clin Orthop Relat Res 471:46-55.

[10] Bozic KJ, Lau E, Ong K et al (2014) Risk factors for early revision after primary TKA in Medicare patients. Clin Orthop Relat Res 472:232-237.

[11] Lotke PA, Ecker ML (1977) Infl uence of positioning of prosthesis in total knee replacement. J Bone Joint Surg Am 59:77-79.

[12] Hood RW, Vanni M, Insall JN (1981) The correction of knee alignment in 225 consecutive total condylar knee replacements. Clin Orthop Relat Res 160:94-105.

[13] Hvid I, Nielsen S (1984) Total condylar knee arthroplasty. Prosthetic component positioning and radiolucent lines. Acta Orthop Scand 55:160-165.

[14] Moreland JR, Thomas RJ, Freeman MA (1979) ICLH replacement of the knee: 1977 and 1978. Clin Orthop Relat Res 145:47-59.

[15] Bargren JH, Blaha JD, Freeman MA (1983) Alignment in total knee arthroplasty. Correlated biomechanical and clinical observations. Clin Orthop Relat Res 173:178-183.

[16] Ritter MA, Faris PM, Keating EM, Meding JB (1994) Postoperative alignment of total knee replacement. Its effect on survival. Clin Orthop Relat Res 299:153-156.

[17] Jeffery RS, Morris RW, Denham RA (1991) Coronal alignment after total knee replacement. J Bone Joint Surg Br 73:709-714.

[18] Werner FW, Ayers DC, Maletsky LP, Rullkoetter PJ (2005) The effect of valgus/varus malalignment on load distribution in total knee replacements. J Biomech 38:349-355.

[19] D'Lima DD, Chen PC, Colwell CW Jr (2001) Polyethylene contact stresses, articular congruity, and knee alignment. Clin Orthop Relat Res 392:232-238.

[20] Parratte S, Pagnano MW, Trousdale RT, Berry DJ (2010) Effect of postoperative mechanical axis alignment on the fi fteen-year survival of modern, cemented total knee replacements. J Bone Joint Surg Am 92:2143-2149.

[21] Bonner TJ, Eardley WG, Patterson P, Gregg PJ (2011) The effect of post-operative mechanical axis alignment on the survival of primary total knee replacements after a follow-up of 15 years. J Bone Joint Surg Br 93:1217-1222.

[22] Morgan SS, Bonshahi A, Pradhan N, Gregory A, Gambhir A, Porter ML (2008) The infl uence of postoperative coronal alignment on revision surgery in total knee arthroplasty. Int Orthop 32:639-642.

[23] Berend ME, Ritter MA, Meding JB et al (2004) Tibial component failure mechanisms in total knee arthroplasty. Clin Orthop Relat Res 428:26-34

[24] Fang DM, Ritter MA, Davis KE (2009) Coronal alignment in total knee arthroplasty: just how important is it? J Arthroplasty 24(6 Suppl):39-43.

[25] Ritter MA, Davis KE, Meding JB, Pierson JL, Berend ME, Malinzak RA (2011) The effect of alignment and BMI on failure of total knee replacement. J Bone Joint Surg Am 93:1588-1596.

[26] Kim YH, Park JW, Kim JS, Park SD (2014) The relationship between the survival of total knee arthroplasty and postoperative coronal, sagittal and rotational alignment of knee prosthesis. Int Orthop 38:379-385.

[27] Abdel MP, Oussedik S, Parratte S, Lustig S, Haddad FS (2014) Coronal alignment in total knee replacement: historical review, contemporary analysis, and future direction. Bone Joint J 96:857-862.

[28] Bellemans J, Robijns F, Duerinckx J, Banks S, Vandenneucker H (2005) The infl uence of tibial slope on maximal fl exion after total knee arthroplasty. Knee Surg Sports Traumatol Arthrosc 13:193-196.

[29] In Y, Kim JM, Woo YK, Choi NY, Sohn JM, Koh HS (2009) Factors affecting fl exion gap tightness in cruciate-retaining total knee arthroplasty. J Arthroplasty 24:317-321.

[30] Abdel MP, Pulido L, Severson EP, Hanssen AD (2014) Stepwise surgical correction of instability in fl exion after total knee replacement. Bone Joint J 96:1644-1648.

[31] Kansara D, Markel DC (2006) The effect of posterior tibial slope on range of motion after total knee arthroplasty. J Arthroplasty 21:809-813.

[32] Singh G, Tan JH, Sng BY, Awiszus F, Lohmann CH, Nathan SS (2013) Restoring the anatomical tibial slope and limb axis may maximise post-operative flexion in posterior-stabilised total knee replacements. Bone Joint J 95:1354-1358.

[33] Tsukeoka T, Tsuneizumi Y, Lee TH (2013) The effect of the posterior slope of the tibial plateau osteotomy with a rotational error on tibial component malalignment in total knee replacement. Bone Joint J 95:1201-1203.

[34] Dennis DA, Kim RH, Johnson DR, Springer BD, Fehring TK, Sharma A (2011) The John Insall Award: control-matched evaluation of painful patellar Crepitus after total knee arthroplasty. Clin Orthop Relat Res 469:10-17.

[35] Lustig S, Scholes CJ, Stegeman TJ, Oussedik S, Coolican MR, Parker DA (2012) Sagittal placement of the femoral component in total knee arthroplasty predicts knee fl exion contracture at one-year followup. Int Orthop 36:1835-1839.

[36] Murphy M, Journeaux S, Hides J, Russell T (2014) Does fl exion of the femoral implant in total knee arthroplasty increase knee fl exion: a randomised controlled trial. Knee 21:257-263.

[37] Victor J (2009) Rotational alignment of the distal femur: a literature review. Orthop Traumatol Surg Res 95:365-372.

[38] Rienmuller A, Guggi T, Gruber G, Preiss S, Drobny T (2012) The effect of femoral component rotation on the fi ve-year outcome of cemented mobile bearing total knee arthroplasty. Int Orthop 36:2067-2072.

[39] Miller MC, Berger RA, Petrella AJ, Karmas A, Rubash HE (2001) Optimizing femoral component rotation in total knee arthroplasty. Clin Orthop Relat Res 392:38-45.

[40] Anouchi YS, Whiteside LA, Kaiser AD, Milliano MT (1993) The effects of axial rotational alignment of the femoral component on knee stability and patellar tracking in total knee arthroplasty demonstrated on autopsy specimens. Clin Orthop Relat Res 287:170-177.

[41] Berger RA, Crossett LS, Jacobs JJ, Rubash HE (1998) Malrotation causing patellofemoral complications after total knee arthroplasty. Clin Orthop Relat Res 356:144-153.

[42] Bell SW, Young P, Drury C et al (2014) Component rotational alignment in unexplained painful primary total knee arthroplasty. Knee 21:272-277.

[43] Czurda T, Fennema P, Baumgartner M, Ritschl P (2010) The association between component malalignment and post-operative pain following navigation-assisted total knee arthroplasty: results of a cohort/nested case-control study. Knee Surg Sports Traumatol Arthrosc 18:863-869.

[44] Bhattee G, Moonot P, Govindaswamy R, Pope A, Fiddian N, Harvey A (2014) Does malrotation of components correlate with patient dissatisfaction following secondary patellar resurfacing? Knee 21:247-251.

[45] Nicoll D, Rowley DI (2010) Internal rotational error of the tibial component is a major cause of pain after total knee replacement. J Bone Joint Surg Br 92:1238-1244.

[46] Bedard M, Vince KG, Redfern J, Collen SR (2011) Internal rotation of the tibial component is frequent in stiff total knee arthroplasty. Clin Orthop Relat Res 469:2346-2355.

[47] Thompson JA, Hast MW, Granger JF, Piazza SJ, Siston RA (2011) Biomechanical effects of total knee arthroplasty component malrotation: a computational simulation. J Orthop Res 29:969-975.

[48] Bellemans J, Colyn W, Vandenneucker H, Victor J (2012) The Chitranjan Ranawat award: is neutral mechanical alignment normal for all patients? The concept of constitutional varus. Clin Orthop Relat Res 470:45-53.

[49] Hancock CW, Winston MJ, Bach JM, Davidson BS, Eckhoff DG (2013) Cylindrical axis, not epicondyles, approximates perpendicular to knee axes. Clin Orthop Relat Res 471:2278-2283.

[50] Howell SM, Hodapp EE, Vernace JV, Hull ML, Meade TD (2013) Are undesirable contact kinematics minimized after kinematically aligned total knee arthroplasty? An intersurgeon analysis of consecutive patients. Knee Surg Sports Traumatol Arthrosc 21:2281-2287.

[51] Howell SM, Papadopoulos S, Kuznik KT, Hull ML (2013) Accurate alignment and high function after kinematically aligned TKA performed with generic instruments. Knee Surg Sports Traumatol Arthrosc 21:2271-2280.

[52] Howell SM, Kuznik K, Hull ML, Siston RA (2008) Results of an initial experience with custom-fi t positioning total knee arthroplasty in a series of 48 patients. Orthopedics 31:857-863.

[53] Dossett HG, Estrada NA, Swartz GJ, LeFevre GW, Kwasman BG (2014) A randomised controlled trial of kinematically and mechanically aligned total knee replacements: two-year clinical results. Bone Joint J 96:907-913.

[54] Abdel MP (2015) Clinical faceoff: Neutrally versus

kinematically aligned TKA. Clin Orthop Relat Res 473:27-31.

[55] Mihalko WM, Whiteside LA, Krackow KA (2003) Comparison of ligament-balancing techniques during total knee arthroplasty. J Bone Joint Surg Am 85(Suppl 4):132-135.

[56] Keating EM, Meding JB, Faris PM, Ritter MA (2002) Long-term followup of nonmodular total knee replacements. Clin Orthop Relat Res 404:34-39.

[57] Springer BD, Parratte S, Abdel MP (2014) Measured resection versus gap balancing for total knee arthroplasty. Clin Orthop Relat Res 472:2016-2022.

[58] Matsumoto T, Muratsu H, Kawakami Y et al (2014) Soft-tissue balancing in total knee arthroplasty: cruciate-retaining versus posterior-stabilised, and measured-resection versus gap technique. Int Orthop 38:531-537.

[59] Luyckx T, Peeters T, Vandenneucker H, Victor J, Bellemans J (2012) Is adapted measured resection superior to gap-balancing in determining femoral component rotation in total knee replacement? J Bone Joint Surg Br 94:1271-1276.

[60] Murakami AM, Hash TW, Hepinstall MS, Lyman S, Nestor BJ, Potter HG (2012) MRI evaluation of rotational alignment and synovitis in patients with pain after total knee replacement. J Bone Joint Surg Br 94:1209-1215.

[61] Daines BK, Dennis DA (2014) Gap balancing vs. measured resection technique in total knee arthroplasty. Clin Orthop Surg 6:1-8.

[62] Jerosch J, Peuker E, Philipps B, Filler T (2002) Interindividual reproducibility in perioperative rotational alignment of femoral components in knee prosthetic surgery using the transepicondylar axis. Knee Surg Sports Traumatol Arthrosc 10: 194-197.

[63] Kinzel V, Ledger M, Shakespeare D (2005) Can the epicondylar axis be defi ned accurately in total knee arthroplasty? Knee 12:293-296.

[64] Poilvache PL, Insall JN, Scuderi GR, Font- Rodriguez DE (1996) Rotational landmarks and sizing of the distal femur in total knee arthroplasty. Clin Orthop Relat Res 331:35-46.

[65] Yau WP, Chiu KY, Tang WM (2007) How precise is the determination of rotational alignment of the femoral prosthesis in total knee arthroplasty: an in vivo study. J Arthroplasty 22:1042-1048.

[66] Benjamin J (2008) Determining femoral component position using CAS and measured resection. Clin Orthop Relat Res 466:2745-2750.

[67] Dennis DA, Komistek RD, Kim RH, Sharma A (2010) Gap balancing versus measured resection technique for total knee arthroplasty. Clin Orthop Relat Res 468:102-107.

[68] Katz MA, Beck TD, Silber JS, Seldes RM, Lotke PA (2001) Determining femoral rotational alignment in total knee arthroplasty: reliability of techniques. J Arthroplasty 16:301-305.

[69] Nikolaides AP, Kenanidis EI, Papavasiliou KA, Sayegh FE, Tsitouridis I, Kapetanos GA (2014) Measured resection versus gap balancing technique for femoral rotational alignment: a prospective study. J Orthop Surg (Hong Kong) 22:158-162.

[70] Tigani D, Sabbioni G, Ben Ayad R, Filanti M, Rani N, Del Piccolo N (2010) Comparison between two computer-assisted total knee arthroplasty: gapbalancing versus measured resection technique. Knee Surg Sports Traumatol Arthrosc 18:1304-1310.

[71] Pang HN, Yeo SJ, Chong HC, Chin PL, Ong J, Lo NN (2011) Computer-assisted gap balancing technique improves outcome in total knee arthroplasty, compared with conventional measured resection technique. Knee Surg Sports Traumatol Arthrosc 19:1496-1503.

[72] Lee HJ, Lee JS, Jung HJ, Song KS, Yang JJ, Park CW (2011) Comparison of joint line position changes after primary bilateral total knee arthroplasty performed using the navigation-assisted measured gap resection or gap balancing techniques. Knee Surg Sports Traumatol Arthrosc 19:2027-2032.

[73] Babazadeh S, Dowsey MM, Stoney JD, Choong PF (2014) Gap balancing sacrifi ces joint-line maintenance to improve gap symmetry: a randomized controlled trial comparing gap balancing and measured resection. J Arthroplasty 29:950-954.

[74] Bonutti PM, Neal DJ, Kester MA (2003) Minimal incision total knee arthroplasty using the suspended leg technique. Orthopedics 26:899-903.

[75] Bonutti PM, Mont MA, McMahon M, Ragland PS, Kester M (2004) Minimally invasive total knee arthroplasty. J Bone Joint Surg Am 86(Suppl 2):26-32.

[76] King J, Stamper DL, Schaad DC, Leopold SS (2007) Minimally invasive total knee arthroplasty compared with traditional total knee arthroplasty. Assessment of the learning curve and the postoperative recuperative period. J Bone Joint Surg Am 89: 1497-1503.

[77] Lubowitz JH, Sahasrabudhe A, Appleby D (2007)

Minimally invasive surgery in total knee arthroplasty: the learning curve. Orthopedics 30(8 Suppl):80-82.

[78] Lee MS, Yim MC, Wages JJ, Nakasone CK (2011) Component alignment after minimally invasive total knee arthroplasty: results of the fi rst 100 cases performed. J Arthroplasty 26:926-930.

[79] Smith TO, King JJ, Hing CB (2012) A meta-analysis of randomised controlled trials comparing the clinical and radiological outcomes following minimally invasive to conventional exposure for total knee arthroplasty. Knee 19:1-7.

[80] Alcelik I, Sukeik M, Pollock R et al (2012) Comparison of the minimally invasive and standard medial parapatellar approaches for primary total knee arthroplasty. Knee Surg Sports Traumatol Arthrosc 20:2502-2512.

[81] Gandhi R, Smith H, Lefaivre KA, Davey JR, Mahomed NN (2011) Complications after minimally invasive total knee arthroplasty as compared with traditional incision techniques: a meta-analysis. J Arthroplasty 26:29-35.

[82] Costa CR, Johnson AJ, Harwin SF, Mont MA, Bonutti PM (2013) Critical review of minimally invasive approaches in knee arthroplasty. J Knee Surg 26:41-50.

[83] Cheng T, Liu T, Zhang G, Peng X, Zhang X (2010) Does minimally invasive surgery improve short-term recovery in total knee arthroplasty? Clin Orthop Relat Res 468:1635-1648.

[84] Lin SY, Chen CH, Fu YC et al (2013) Comparison of the clinical and radiological outcomes of three minimally invasive techniques for total knee replacement at two years. Bone Joint J 95:906-910.

[85] Hasegawa M, Yoshida K, Wakabayashi H, Sudo A (2011) Minimally invasive total knee arthroplasty: comparison of jig-based technique versus computer navigation for clinical and alignment outcome. Knee Surg Sports Traumatol Arthrosc 19:904-910.

[86] Bonutti PM, Costa CR, Woehnl A, Johnson AJ, Mont MA (2011) Results of MIS TKA at mean nine year follow-up. J Knee Surg 24:203-207.

[87] Morgan H, Battista V, Leopold SS (2005) Constraint in primary total knee arthroplasty. J Am Acad Orthop Surg 13:515-524.

[88] Abdel MP, Morrey ME, Jensen MR, Morrey BF (2011) Increased long-term survival of posterior cruciate-retaining versus posterior cruciatestabilizing total knee replacements. J Bone Joint Surg Am 93:2072-2078.

[89] Kremers HM, Sierra RJ, Schleck CD et al (2014) Comparative survivorship of different tibial designs in primary total knee arthroplasty. J Bone Joint Surg Am 96:e121.

[90] Rosen AS, Neville L, Pulido PA, Patil S, Walker RH, Copp SN (2013) Outcome and range of motion using a high-fl exion cruciate-retaining TKA. Orthopedics 36:e1198-e1202.

[91] Li N, Tan Y, Deng Y, Chen L (2014) Posterior cruciate-retaining versus posterior stabilized total knee arthroplasty: a meta-analysis of randomized controlled trials. Knee Surg Sports Traumatol Arthrosc 22:556-564.

[92] van der Voort P, Pijls BG, Nouta KA, Valstar ER, Jacobs WC, Nelissen RG (2013) A systematic review and meta-regression of mobile-bearing versus fi xed-bearing total knee replacement in 41 studies. Bone Joint J 95:1209-1216.

[93] Moskal JT, Capps SG (2014) Rotating-platform TKA no different from fi xed-bearing TKA regarding survivorship or performance: a meta-analysis. Clin Orthop Relat Res 472:2185-2193.

[94] Namba R, Graves S, Robertsson O et al (2014) International comparative evaluation of knee replacement with fi xed or mobile non-posteriorstabilized implants. J Bone Joint Surg Am 96(Suppl 1):52-58.

[95] Li YL, Wu Q, Ning GZ et al (2014) No difference in clinical outcome between fi xed- and mobile-bearing TKA: a meta-analysis. Knee Surg Sports Traumatol Arthrosc 22:565-575.

[96] Voigt J, Mosier M (2011) Cemented all- polyethylene and metal-backed polyethylene tibial components used for primary total knee arthroplasty: a systematic review of the literature and meta-analysis of randomized controlled trials involving 1798 primary total knee implants. J Bone Joint Surg Am 93:1790-1798.

[97] Gudnason A, Hailer NP, W-Dahl A, Sundberg M, Robertsson O (2014) All-Polyethylene versus metalbacked tibial components-An analysis of 27,733 cruciate-retaining total knee Replacements from the Swedish Knee Arthroplasty Register. J Bone Joint Surg Am 96:994-999.

[98] Gioe TJ, Sinner P, Mehle S, Ma W, Killeen KK (2007) Excellent survival of all-polyethylene tibial components in a community joint registry. Clin Orthop Relat Res 464:88-92.

[99] Gioe TJ, Maheshwari AV (2010) The allpolyethylene tibial component in primary total knee arthroplasty. J Bone Joint Surg Am 92:478-487.

[100] Browne JA, Gall Sims SE, Giuseffi SA, Trousdale RT

(2011) All-polyethylene tibial components in modern total knee arthroplasty. J Am Acad Orthop Surg 19:527-535.

[101] Gandhi R, Tsvetkov D, Davey JR, Mahomed NN (2009) Survival and clinical function of cemented and uncemented prostheses in total knee replacement: a meta-analysis. J Bone Joint Surg Br 91:889-895.

[102] Nakama GY, Peccin MS, Almeida GJ, Lira Neto Ode A, Queiroz AA, Navarro RD (2012) Cemented, cementless or hybrid fi xation options in total knee arthroplasty for osteoarthritis and other nontraumatic diseases. Cochrane Database Syst Rev (10):CD006193.

[103] Mont MA, Pivec R, Issa K, Kapadia BH, Maheshwari A, Harwin SF (2014) Long-term implant survivorship of cementless total knee arthroplasty: a systematic review of the literature and meta-analysis. J Knee Surg 27:369-376.

[104] Voigt JD, Mosier M (2011) Hydroxyapatite (HA) coating appears to be of benefi t for implant durability of tibial components in primary total knee arthroplasty. Acta Orthop 82:448-459.

[105] Kim YH, Park JW, Lim HM, Park ES (2014) Cementless and cemented total knee arthroplasty in patients younger than fi fty fi ve years. Which is better? Int Orthop 38:297-303.

[106] Pulido L, Abdel MP, Lewallen DG et al (2015) The mark coventry award: trabecular metal tibial components were durable and reliable in primary total knee arthroplasty: a randomized clinical trial. Clin Orthop Relat Res 473:34-42.

[107] McGraw P, Kumar A (2010) Periprosthetic fractures of the femur after total knee arthroplasty. J Orthop Traumatol 11:135-141.

[108] Singh JA, Jensen M, Lewallen D (2013) Predictors of periprosthetic fracture after total knee replacement: an analysis of 21,723 cases. Acta Orthop 84:170-177.

[109] Lizaur-Utrilla A, Gonzalez-Parreno S, Miralles-Munoz FA, Lopez-Prats FA, Gil-Guillen V (2014) Patient-related predictors of treatment failure after primary total knee arthroplasty for osteoarthritis. J Arthroplasty 29:2095-2099.

[110] McCalden RW, Robert CE, Howard JL, Naudie DD, McAuley JP, MacDonald SJ (2013) Comparison of outcomes and survivorship between patients of different age groups following TKA. J Arthroplasty 28(8 Suppl):83-86.

[111] Lizaur A, Marco L, Cebrian R (1997) Preoperative factors infl uencing the range of movement after total knee arthroplasty for severe osteoarthritis. J Bone Joint Surg Br 79:626-629.

[112] Gadinsky NE, Ehrhardt JK, Urband C, Westrich GH (2011) Effect of body mass index on range of motion and manipulation after total knee arthroplasty. J Arthroplasty 26:1194-1197.

[113] Efe T, Heyse TJ, Boese C et al (2010) TKA following high tibial osteotomy versus primary TKA - a matched pair analysis. BMC Musculoskelet Disord 11:207.

[114] Parvizi J, Nunley RM, Berend KR et al (2014) High level of residual symptoms in young patients after total knee arthroplasty. Clin Orthop Relat Res 472:133-137.

[115] Schroer WC, Berend KR, Lombardi AV et al (2013) Why are total knees failing today? Etiology of total knee revision in 2010 and 2011. J Arthroplasty 28(8 Suppl):116-119.

[116] Matar WY, Jafari SM, Restrepo C, Austin M, Purtill JJ, Parvizi J (2010) Preventing infection in total joint arthroplasty. J Bone Joint Surg Am 92(Suppl 2):36-46.

[117] Kurtz SM, Ong KL, Lau E, Bozic KJ, Berry D, Parvizi J (2010) Prosthetic joint infection risk after TKA in the Medicare population. Clin Orthop Relat Res 468:52-56.

[118] Peersman G, Laskin R, Davis J, Peterson M (2001) Infection in total knee replacement: a retrospective review of 6489 total knee replacements. Clin Orthop Relat Res 392:15-23.

[119] Pulido L, Ghanem E, Joshi A, Purtill JJ, Parvizi J (2008) Periprosthetic joint infection: the incidence, timing, and predisposing factors. Clin Orthop Relat Res 466:1710-1715.

[120] Singh JA (2011) Smoking and outcomes after knee and hip arthroplasty: a systematic review. J Rheumatol 38:1824-1834.

[121] Adeli B, Parvizi J (2012) Strategies for the prevention of periprosthetic joint infection. J Bone Joint Surg Br 94(11 Suppl A):42-46

第九章　膝关节置换术的经济效益和费用

卡提克·洛基谢蒂（Kartik Logishetty）和查尔斯·A.威利斯－欧文（Charles A.Willis-Owen）

9.1 简介

骨对骨（Bone-on-Bone）也称症状性膝骨关节炎（OA）或膝骨关节病，此病严重影响患者的生活质量。全膝关节置换术（TKA）能高效地缓解膝骨关节病的症状，术后患者满意度也相当高[1]。虽然 TKA 的住院、手术治疗、术后护理以及假体材料等方面费用昂贵，但术后效果较好且能保持 15 年以上者占 83%~94%[2]。同时还可产生社会效益，例如可增加患者的工作年限，减轻残疾人对社会的负担[3]。

通过经济—效益分析可评估 TKA 手术的费用及其治疗患者的数量和改善生存质量的效果。例如 2010 年美国全国共实施膝关节置换手术超过 700 000 例[4]，而且预计到 2030 年每年美国全国实施膝关节置换术者将达到 348 万例[5]。但其带来的经济负担也同样惊人，2004 年仅膝关节置换术一项费用已高达 929 亿元人民币（138 亿美元左右）［2015 年增加至 1163 亿元人民币（172.8 亿美元）］。

OA 的高发病率可能与肥胖、人口老龄化以及老年人从事高强度活动或外伤等有关。因此全球膝关节置换术的需求也日益增长。OA 患者及相关医疗服务机构，包括医学委员会和保险公司等曾认为膝关节置换术治疗膝关节病既高效又经济。在经济困难、生活和医保条件尚差的年代，施行膝关节置换术需要通过有关管理部门审核批准和功能评估后施行[6]，例如对患者本身的一些特殊因素如肥胖等的 TKA 加以限制，而不仅仅依据临床防治工作的需求来决定[7]。"一揽子支付"的方案（即对于膝关节置换术一个治疗周期的全承包费用）的出现和实施也促使膝关节置换术本身费用的显著增加。因此现阶段需要可靠的基本费用数据和可信而有意义的成效评价。本章综述膝关节置换术的直接和间接费用、评估 TKA 基本经济—效益的方式以及实施手术所需费用的支付模式。

9.2 骨关节炎的负担和膝关节病的基本费用

患者本身和社会都将因 OA 承受沉重的经济负担，其中大部分都源于髋关节炎或膝骨关节炎关节置换治疗的基本费用（包括住院治疗、医生及护理服务、物理治疗、康复治疗费用等）和尚未包括的间接费用，包括因功能障碍、误工和工作时间消耗、病残补助以及非正式免费护理照料等产生的费用。

从社会层面调查的结果看，2008 年全美每年在与 OA 相关职业上的费用估计为 229 亿 ~889 亿元人民币（34 亿 ~132 亿美元）［2015 年为 252 亿 ~977

亿元人民币（37.4 亿 ~145.1 亿美元）］，并且每年因骨与关节疾病而损失的工作时间约为 4.4 亿天[8]。美国、加拿大、英国、法国、澳大利亚等国家用于 OA 的治疗费用占国民生产总值的 1%~2.5%[9]。

从个人的经济负担方面看，在加拿大，髋或膝 OA 患者每年的直接医疗费用约为 15 482 元人民币（2300 美元）［2015 年约为 18 727 元人民币（2786 美元）］[10]。在北美，医疗保险公司为每名 OA 患者支付的费用约为 20 195 元人民币（3000 美元）［2015 年约为 22 975 元人民币（3423 美元）］，患者需自付 4712 元人民币（700 美元）［2015 年约为 5378 元人民币（799 美元）］。实际上，2008 年仅治疗骨关节炎即增加全美医疗保险公司费用约 10 097 亿元人民币（1500 亿美元）［2015 年约 2662 亿元人民币（1648.4 亿美元）］，而尚需患者自付总计约 2423 亿元人民币（360 亿美元）［2015 年约 2662 亿元人民币（395.6 亿美元）］[8]。治疗骨与关节疾病每年需支付 7405 亿元人民币（1100 亿美元）的带薪病假工资。此处提示如此巨额的费用是为了让消费者、医疗服务人员及患者了解膝关节病的经济学问题。

9.3 TKA 的基本费用

对于非手术治疗无效的严重膝关节病患者，TKA 对于功能改善、生活质量提高的效果明显。然而，在日益萎退的经济环境下，减轻医疗费用的压力也相应增加。国会议员更多地考虑将资金仅应用于最优经济—效益及最佳干预项目，而限制目前巨额的医疗费用能提供相应的最大的健康效益。

在英国，住院患者初次 TKA 的费用估计约为 74 006 元人民币（10 994 美元）（2015 年），在接下来的 5 年再入院行翻修手术及咨询（包括家庭医生咨询、门诊咨询、理疗）等的费用约为 12 730 元人民币（1891 美元）[11]。对于美国公民，TKA 手术终身直接基本费用约为 138 911 元人民币（20 635 美元），比非手术治疗的终身基本费用高。然而，若将非手术治疗的间接基本费用计算在内时，根据 TKA 的马尔可夫（Markov）分析采用美国医疗保险（Medicare）及英国国家卫生局（National Health Service）的数据计算，平均社会净补助约为 127 427 元人民币（18 930 美元）［2015 年约为 131 318 元人民币（19 508 美元）］[12]。其中绝大部分补助来源于财政收入。另外一种相对于 TKA 非手术治疗的马尔可夫（Markov）分析[13]也印证了上述结果，TKA 优于非手术治疗。TKA 在手术后 3 年的费用可能较高，但是在以后 30 年里，TKA 所节约的基本费用是 469 859 元人民币（69 800 美元）（2013）［2015 年为 477 203 元人民币（70 891 美元）］（表 9.1）。

但是 TKA 的基本费用与效益实质上是根据患者病情的不同而相应变化的。社会补助费用最大的是最年轻的施行 TKA 的患者，2008 年该项基本费用约为 1 064 317 元人民币（158 110 美元）［2015 年为 1 080 957 元人民币（160 582 美元）］，但是直接医疗基本费用超过 70 岁左右的老年 TKA 患者的社会补助费用。如果进入高手术量期（＞ 200 TKA/ 年），对患者社会补助的费用会更高。根据年龄、贫富程度和并发症分为低风险组[14]。尽管我们的直觉以及一些证据评估均显示，年纪较大患者的医疗支出高于 TKA 手术费用支出[15]，但研究表明，相比于英国 90 岁以上老人的家庭护理支出，TKA 的费用更经济[16]。另外，患者返回工作岗位的可能性及其概率同样影响着 TKA 的经济效益——对由于骨关节炎每年损失超过 18 个工作日的患者采取非手术治疗比施行手术更好[13]。仍在工作年龄期的患者，约 98% 的患者在 TKA 后可以重返工作岗位[17]。

9.4 全膝置换术的基本费用效益

基本费用既可从社会角度，也能从医疗支付者的角度来核算。通过核算 TKA 的"价值"，可同时

表 9.1　卫生经济学的名词索引

卫生经济学	该学科主要研究如何将稀缺资源交替分配使用在疾病的保健和改善、健康的维持和促进，其中包括医疗保健及医疗相关服务的研究中医疗的基本费用效益，以及社会中健康本身这种状态在个人和群体之间的分布。
年龄生活质量评估调整标准（QALYs）	适用于某种治疗手段对寿命所产生的影响的一种度量方法
附加基本费用效益比例（ICER）	在标准治疗方法上附加新的治疗方法所带来的附加效益，并衡量这种附加效益的方法。ICER 的公式如下：$$\frac{成本_{干预}-成本_{比较}}{质量评估调整标准_{干预}-质量评估调整标准_{比较}}$$
直接基本费用	用于卫生促进项目所消耗的资源的总和。主要由医疗卫生人员、群体和个人等组成
间接基本费用	主要指参与某项治疗方案造成社会一些相关资源的损耗，比如生产力的损失：家庭和社会责任感的缺失以及休闲活动的减少等
无形基本费用	主要指参与某项治疗项目所引起的如焦虑或其他对生活质量的影响。这部分基本费用通常很难估测，并且常常在经济学评估基本费用项目中被遗漏
自费阈值	由医疗保健提供者客观公开地表明对于某种治疗手段他们愿意付出的最高价格，并依此来获得特殊利益。该指标是医疗实用性价值的指示器。在美国和英国，标准的基本费用效益门槛分别是 336 575~673 150 元人民币（50 000~100 000 美元）/QALY 和 221 143~331 714 元人民币（32 852~49 278 美元）/QALY
Markov 模型	是一种健康状况随着时间推移而不断变化的决策模型。健康状况每次变化的可能性在模型上都对应着每种结果的基本费用和效果以及根据患者每年的健康状况所计算出的质量修正生命年
患者报告疗效评估（PROMs）	调查表和评分是用以量化患者术前、术后病情的有效工具。PROMs 可以通用，因此既可广泛使用也可用于特殊病情或人群的评估。常规的PROMs 包括 SF-36、EQ-5D，特殊的 PROMs 包括牛津膝关节评分
敏感度分析	由于方法学因素、经济费用效益判断的变化，不同患者组别之间结果的可转移性和有效性，还有观测项目随着时间的推移而对预测的影响，这些因素均会对经济费用效益分析产生潜在的大量变数。当主要变量和假设均在特定范围内变化，则通过检查分析结果的变化来评估一项经济学模型的稳定性的方法，即敏感度分析

考虑 TKA 的经济投资及其基本费用效益。从患者的角度来说，边缘及附加基本费用效益比例（ICER）与治疗的基本费用效益相关。如果自愿支付费用，并且 TKA 的确能改善症状并保证可获得良好的满意度及关节功能时，患者最终会接受 TKA。患者报告疗效评估（PROMs）常用多种量表如牛津膝关节评分（OKS）、西昂塔罗·麦克玛斯大学骨关节炎指数（WOMAC），骨关节炎间歇及持续疼痛量表

（ICOAP）、骨关节炎评分—物理功能简表（KOOS-PS）及一般量表如 SF-36、SF-12、SF-6D 及 EQ-5D 调查表来评价骨关节炎患者的生活质量。TKA 的基本费用与其对生活质量影响之间的平衡通常以货币单位所获得的年龄生活质量评估调整标准（QALYs）来评估。对患者相关效益的分析也提供了基本费用效益与非手术治疗效益的比较。当治疗手段需取决于"基本费用效益"时，个人服务提供者可能会为该治疗设置特殊阈限。预算限制、社会支付意愿、在其他公共部门的卫生费用、现存服务与已有政策的基本费用效益数据资料等均可影响此阈限。在英国，一种治疗手段如果能以费用 331 715 元人民币（49 278 美元）/QALYs（不包括临终治疗及紧急救治）的代价提高生活质量，就认为该治疗方法可行[18]。在

发展中国家，世界卫生组织提议费用 /QALYs 的阈限对应为国民人均生产总值的 3 倍来指导医疗资源的分配。虽然该值在美国已达到 336 575 元人民币（50 000 美元）和 673 150 元人民币（100 000 美元），但自愿支付尚无明确阈限[19]（图 9.1，表 9.2）。

在一项欧洲的研究中，所有 TKA 患者的每项 QALYs 基本费用为 13 471 元人民币（1795 欧元）。另外，费用效益分析对于年龄较大的患者特别敏感。小于 60 岁的患者将产生 12 173 元人民币（1622 欧元）的额外费用 / 效益，而大于 70 岁的患者每项 QALYs 费用为 27 007 元人民币（4012 美元），这是因为对于生长度的期望更小。所有患者的临床效益相当，在生存质量分数上都有 31%~40% 的提升[22]。一项美国的经济模型使用寿命水平线计算因围术期并发症及

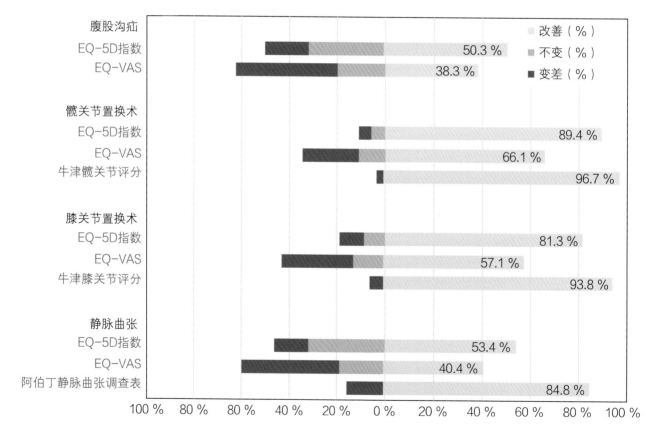

图 9.1　2014 年，PROMs 在英国用于手术评测[1]。自 2009 年开始，英国开始选择性收集 4 种手术的术前及术后的 PROMs：髋部手术、膝部手术、疝修补术和静脉曲张手术。除了腹股沟疝手术无公认的特殊量表外，其他手术均同时收集普通的 PROMs（EQ-5D 和 EQ-VAS）、特殊的 PROMs。近 94% 的患者在膝关节置换术后其 EQEO 评分和 VAS 可见的模拟评分均得到了提高

表9.2 每种外科手术的近似基本费用/QALYs比值（英国）

手术名称	基本费用/QALYs（元人民币/美元）
全膝关节置换术	22 369/3323
全髋关节置换术	14 607/2170
腹股沟疝修补术	20 019/2974
颅内恶性肿瘤神经外科治疗	3 064 515/455 250
肾移植	1 838 709/273 150
院内血液透析治疗	337 100/50 078

来自 Jenkins et al., 2013[21], and Coronini-Cronberg et al., 2013[20]

失败的高危患者的比率为 123 186 元人民币（18 300 美元）/QALYs［相当于 2015 年 135 855 元人民币（20 182 美元）］，增加至 2009 年的 189 155 元人民币（28 100 美元）［相当于 2015 年 208 609 元人民币（30 990 美元）］[14]。从而决定了 WOMAC 评分＞40 分的临床差异。

TKA 的费用效益对于医院住院量同样敏感。低危患者在高住院量的医院，TKA 的费用效益为 61 930 元人民币（9200 美元）/QALYs［相当于 2015 年 68 055 元人民币（10 110 美元）］。而在 2008 年高危患者在低住院量医院实施 TKA 则达到 720 270 元人民币（107 000 美元）/QALYs［相当于 2015 年的 791 517 元人民币（117 584 美元）］[14]。其他经济评估患骨关节炎 1 年以上的所有年龄段患者行 TKA 术的费用约为 94 241 元人民币（14 000 美元）/QALYs［相当于 2015 年 110 599 元人民币（16 430 美元）］，这还包括手术和住院的相关费用[23]。

一项关于 TKA 经济效益的前瞻性研究显示，212 名北美患者使用 WOMAC 疼痛及功能量表，从美国医疗报销费用计算直接和间接费用并估计患者及其亲属因误工而造成的损失。尽管受试验设计限制（时间范围仅为 6 个月），约 80% 的患者认为症状改善。每次 TKA 手术总费用为 164 484 元人民币（24 435 美元）［相当于 2015 年 164 383 元人民币（24 420 美元）］，不行 TKA 者费用约为 28 966 元人民币（4303 美元）［相当于 2015 年 28 945 元人民币（4300 美元）］。WOMAC 改善在 6 个月后的附加基本费用效益比例（ICER）需 224 462 元人民币（33 345 美元）才能达到研究者预设的 20 分最小临床显著差异[24]。

有行走障碍的 OA 其早逝风险比一般人群高约 1.5 倍。这类人群同时伴有内科疾病（多为缺血性心脏病、慢性呼吸道疾病、糖尿病及脑血管疾病等）的概率更高[25]。接受 TKA 的美国（医保）患者与不接受 TKA 的 OA 患者相比，其 7 年后死亡风险仅为后者的一半[26]。如果患者在其功能下降时能更早地施行手术，则其术后的早中期疗效更好。虽然晚期骨关节炎患者推迟手术的经济效益更差[14]。但仍有一小部分按照程序进行手术治疗的 TKA 适应证的患者的经济效益可能低至 13%。这种特殊的差异更多出现在"症状性膝骨关节炎"却不愿接受手术的女性患者中[27]。

总之，TKA 对于晚期骨关节炎患者是一种高费用效益的治疗手段，患者风险水平及医院住院量对其都有重要影响。已制定的支付自愿阈限也受过去临床常规测试结果差异的影响。对于医疗服务提供者也是个性化的。多项研究提示，及时行 TKA 者无论在手术器械、患者承担风险及术后死亡率等方面均比非手术治疗有更高的经济效益。

9.5 单髁膝关节置换术的经济效益

适合 TKA 的大部分患者可能也适合单髁膝关节成形术（UKA）。对于 UKA 的适应证和禁忌证问题虽然仍有争议[28]，但对有明显单髁内侧或外侧关节炎、同侧侧副韧带和前交叉韧带以及对侧关节面全层软骨病损相关症状者适合行 UKA。UKA 较

TKA 的潜在优势是可最大限度地保留骨量、减少创伤、减少失血以及并发症少，术后恢复更快，而且功能重建比较理想[29]。

一项基于英国关节登记处的研究[30,31]，对超过 100 000 例倾向评分符合的 TKA 患者进行的登记数据[32]显示，UKA 较 TKA 的生存率更低（前者 5 年生存率为 89%，后者为 96%）。然而行 TKA 者比行 UKA 者的深静脉血栓、心肌梗死、深部感染等的发生率更高，是后者的 2 倍；卒中的发病率是后者的 3 倍，输血率高 4 倍。而且不仅住院时间更长，再入院率也更高。TKA 术后 30 天内死亡率为 UKA 的 4 倍，术后 8 年死亡率高于后者 15%。人们已确认，UKA 术后翻修率比 TKA 更高。相比于 TKA 失败后的复杂病例，复杂病例多为初次 TKA 患者。经检测并符合患者的结果显示，在麻醉下的操作 UKA 比 TKA 有明显的改善，并可提供与 TKA 患者相同的重症监护和术后输血[33]。研究分析美国人数据库中近 30 000 名已完成 TKA 和 UKA 的患者，结果显示在术后 30 年内两者的并发症和死亡率并无明显差异。然而 TKA 的深静脉血栓的发生率高（1.5% 与 0.5%）且住院时间更长（3.4 天和 2.2 天）[34]。

在英国，国家关节登记处报道 UKA 评估住院时间平均约 5.9 天，TKA 为 8.3 天。在此数据基础上，UKA 手术平均费用［约为 2015 年的 19 730 元人民币（2931 美元）］比 TKA 少［47 962 元人民币（7125 美元）与 25 546 元人民币（3795 美元）］，尽管提高了 UKA 翻修率的基本费用，但使用马尔可夫（Markov）模型及敏感性分析评估后仍较低廉[35]。现阶段也有有限但充分的数据比较 UKA 和 TKA 的经济效益。一项美国决策体系研究在假设 UKA 和 TKA 两种术式的术后均得到同样有效症状减轻的基础上比较 UKA 和 TKA 的两种手术方案，并在置入物持久性的基础上检测并评估其经济效益[36]，研究者认为 UKA 的费用与 TKA 的费用差异最小［127 899 元人民币（19 000 美元）与 127 865 元人民币（18 995 美元）］。如果 UKA 术后可保持使用 12 年，

则 UKA 以 1865 元人民币（277 美元）/QALYs 优于 TKA。UKA 功能期限比 TKA 短 3~4 年，甚至更短，则此种优势将无实际意义。一项马尔可夫（Markov）模型在输入挪威关节登记临床数据和美国医保报销费用数据后的结果显示如下：图 9.2 及图 9.3 为 1 名症状性骨性关节炎患者通过关节置换术可恢复的健康程度。结果显示，行 UKA 的 QALYs 较高而基本费用却较低，例如两者基本费用的平均差异在 2005 年仅为 1346 元人民币（200 美元）［相当于 2015 年 1629 元人民币（242 美元）］，同时，QALYs 差异仅为 0.05。作为一个支付阈限为 336 575 元人民币（50 000 美元）的手术，UKA 直到其年度翻修的可能性达到 4% 也并未成为高基本费用低效率的治疗方法。相反，UKA 将仍保持其低基本费用的经济效益优势[37]。一项马尔可夫（Markov）模型在基于两种手术的可能性上，从比利时支付者的角度比较 UKA 和 TKA，发现尽管前者比后者仅具有 0.04

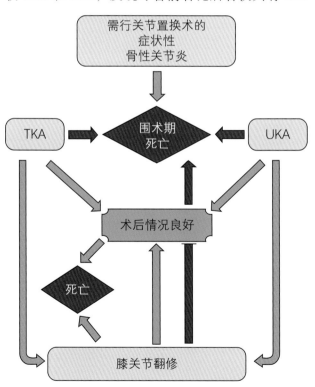

图 9.2　单髁骨性关节炎患者的手术治疗趋归示意图[37]。患者既可行 UKA，也可行 TKA。如果患者术后身体状况良好，那么最后患者可能死于其他非手术疾病或者进行翻修手术。该模式适用于所有患者。

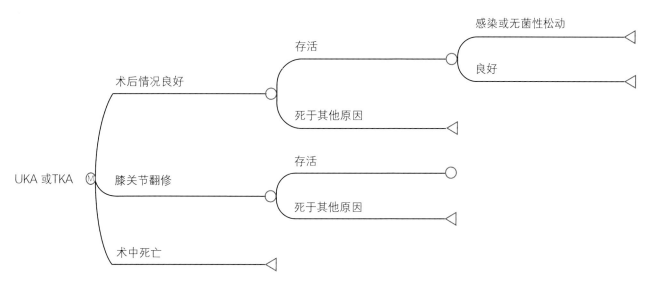

图 9.3　用以上马尔可夫（Markov）模型来对比 UKA 和 TKA 两种手术[37]。一开始，患者行 UKA 或 TKA 后的术后恢复良好，随着时间的推移则转为翻修手术或死于其他疾病。根据患者各自的身体状况计算每年的基本费用和 QALYs

QALYs 边际效应的增益，但 UKA 仍可节约 26 212 元人民币（3894 美元）[38]（图 9.2、图 9.3）。

总结

　　对骨关节病患者采用膝关节置换术相比于非手术治疗是一种高基本费用和效果好的治疗方式。尽管其初始基本费用高于非手术治疗的终身费用，但关节置换术所达到的个人及社会节约可以盖过所有。由于不同研究设计及方法学、基本费用核算、不同地区的基本费用差异导致很难直接比较膝关节成形术的基本费用效益和有效分析。经济效益同样随着测量 PROMs 的方法以及那些临床上重要功能的改变而变化。膝关节置换术的经济效益也取决于医疗保健提供者支付意愿的阈限，并受患者因素的影响。当 UKA 的术后并发症和死亡率相对较低时，在严格掌握手术适应证的前提下采用 UKA 的基本费用效益至少不逊于 TKA（实际上也可能远优于 TKA）。尽管对于骨关节病患者行初次关节置换术的基本费用效益评估变化广泛，但这种手术方法却始终被证明是一种并发症发生率低并且在一般支付

阈限以下可支付费用 /QALYs 较好的临床有效治疗方法。

参考文献

[1] Health and Social Care Information Centre UK (2015) Provisional Monthly Patient Reported Outcome Measures (PROMs) in England - April 2013 to March 2014, January 2015 release.

[2] Labek G, Thaler M, Janda W, Agreiter M, Stockl B (2011) Revision rates after total joint replacement: cumulative results from worldwide joint register datasets. J Bone Joint Surg Br 93:293-297.

[3] Chen A, Gupte C, Akhtar K, Smith P, Cobb J (2012) The global economic cost of osteoarthritis: how the UK compares. Arthritis 2012:698709.

[4] Centre for Disease Control and Prevention (2014) National Hospital Discharge Survey: 2010 table, Procedures by selected patient characteristics - Number by procedure category and age. http:// www. cdc.gov/nchs/fastats/inpatient-surgery.htm.

[5] Kurtz S, Ong K, Lau E, Mowat F, Halpern M (2007) Projections of primary and revision hip and knee arthroplasty

in the United States from 2005 to 2030. J Bone Joint Surg Am 89:780-785.

[6] Judge A, Arden NK, Price A, Glyn-Jones S, Beard D, Carr AJ et al (2011) Assessing patients for joint replacement: can pre-operative Oxford hip and knee scores be used to predict patient satisfaction following joint replacement surgery and to guide patient selection? J Bone Joint Surg Br 93:1660-1664.

[7] The Royal College of Surgeons of England (2014) Is access to surgery a postcode lottery?.

[8] Kotlarz H, Gunnarsson CL, Fang H, Rizzo JA (2009) Insurer and out-of-pocket costs of osteoarthritis in the US: evidence from national survey data. Arthritis Rheumatism 60:3546-3553.

[9] March LM, Bachmeier CJ (1997) Economics of osteoarthritis: a global perspective. Bailliere's Clin Rheumatol 11:817-834.

[10] Gupta S, Hawker GA, Laporte A, Croxford R, Coyte PC (2005) The economic burden of disabling hip and knee osteoarthritis (OA) from the perspective of individuals living with this condition. Rheumatology 44:1531-1537.

[11] Dakin H, Gray A, Fitzpatrick R, Maclennan G, Murray D, Group KATT (2012) Rationing of total knee replacement: a cost-effectiveness analysis on a large trial data set. BMJ Open 2(1):e000332.

[12] Ruiz D Jr, Koenig L, Dall TM, Gallo P, Narzikul A, Parvizi J et al (2013) The direct and indirect costs to society of treatment for end-stage knee osteoarthritis. J Bone Joint Surg Am 95:1473-1480.

[13] Bedair H, Cha TD, Hansen VJ (2014) Economic benefit to society at large of total knee arthroplasty in younger patients: a Markov analysis. J Bone Joint Surg Am 96:119-126.

[14] Losina E, Walensky RP, Kessler CL, Emrani PS, Reichmann WM, Wright EA et al (2009) Cost-effectiveness of total knee arthroplasty in the United States: patient risk and hospital volume. Arch Intern Med 169:1113-1121.

[15] Dowsey MM, Liew D, Choong PF (2011) Economic burden of obesity in primary total knee arthroplasty. Arthritis Care Res 63:1375-1381.

[16] Karuppiah SV, Banaszkiewicz PA, Ledingham WM (2008) The mortality, morbidity and cost benefits of elective total knee arthroplasty in the nonagenarian population. Int Orthop 32:339-343.

[17] Lombardi AV Jr, Nunley RM, Berend KR, Ruh EL, Clohisy JC, Hamilton WG et al (2014) Do patients return to work after total knee arthroplasty? Clin Orthop Relat Res 472:138-146.

[18] National Institute of Clinical Excellence (2013) Guide to the methods of technology appraisal.

[19] Weinstein MC (2008) How much are Americans willing to pay for a quality-adjusted life year? Med Care 46:343-345.

[20] Coronini-Cronberg S, Appleby J, Thompson J (2013) Application of patient-reported outcome measures (PROMs) data to estimate cost-effectiveness of hernia surgery in England. J Royal Soc Med 106: 278-287.

[21] Jenkins PJ, Clement ND, Hamilton DF, Gaston P, Patton JT, Howie CR (2013) Predicting the cost-effectiveness of total hip and knee replacement: a health economic analysis. Bone Joint J 95-B:115-121.

[22] Krummenauer F, Wolf C, Gunther KP, Kirschner S (2009) Clinical benefit and cost effectiveness of total knee arthroplasty in the older patient. Eur J Med Res 14:76-84.

[23] Lavernia CJ, Guzman JF, Gachupin-Garcia A (1997) Cost effectiveness and quality of life in knee arthroplasty. Clin Orthop Relat Res 345:134-139.

[24] Waimann CA, Fernandez-Mazarambroz RJ, Cantor SB, Lopez-Olivo MA, Zhang H, Landon GC et al (2014) Cost-effectiveness of total knee replacement: a prospective cohort study. Arthritis Care Res 66:592-599.

[25] Nuesch E, Dieppe P, Reichenbach S, Williams S, Iff S, Juni P (2011) All cause and disease specific mortality in patients with knee or hip osteoarthritis: population based cohort study. Br Med J 342:d1165.

[26] Lovald ST, Ong KL, Lau EC, Schmier JK, Bozic KJ, Kurtz SM (2013) Mortality, cost, and health outcomes of total knee arthroplasty in Medicare patients. J Arthroplasty 28:449-454.

[27] London NJ, Miller LE, Block JE (2011) Clinical and economic consequences of the treatment gap in knee osteoarthritis management. Med Hypotheses 76:887-892.

[28] Pandit H, Jenkins C, Gill HS, Smith G, Price AJ, Dodd CA et al (2011) Unnecessary contraindications for mobile-bearing unicompartmental knee replacement. J Bone Joint Surg Br 93:622-628.

[29] Murray DW, Goodfellow JW, O'Connor JJ (1998) The Oxford medial unicompartmental arthroplasty: a ten-year survival study. J Bone Joint Surg Br 80:983-989.

[30] Liddle AD, Judge A, Pandit H, Murray DW (2014) Determinants of revision and functional outcome following

unicompartmental knee replacement. Osteoarthritis Cartilage 22:1241-1250.

[31] Liddle AD, Judge A, Pandit H, Murray DW (2014) Adverse outcomes after total and unicompartmental knee replacement in 101,330 matched patients: a study of data from the National Joint Registry for England and Wales. Lancet 384(9952):1437-1445.

[32] Niinimaki T, Eskelinen A, Makela K, Ohtonen P, Puhto AP, Remes V (2014) Unicompartmental knee arthroplasty survivorship is lower than TKA survivorship: a 27-year Finnish registry study. Clin Orthop Relat Res 472:1496-1501.

[33] Brown NM, Sheth NP, Davis K, Berend ME, Lombardi AV, Berend KR et al (2012) Total knee arthroplasty has higher postoperative morbidity than unicompartmental knee arthroplasty: a multicenter analysis. J Arthroplasty 27(8 Suppl):86–90.

[34] Duchman KR, Gao Y, Pugely AJ, Martin CT, Callaghan JJ (2014) Differences in short-term complications between unicompartmental and total knee arthroplasty: a propensity score matched analysis. J Bone Joint Surg Am 96:1387–1394.

[35] Willis-Owen CA, Brust K, Alsop H, Miraldo M, Cobb JP (2009) Unicondylar knee arthroplasty in the UK National Health Service: an analysis of candidacy, outcome and cost efficacy. Knee 16: 473–478.

[36] Soohoo NF, Sharifi H, Kominski G, Lieberman JR (2006) Cost-effectiveness analysis of unicompartmental knee arthroplasty as an alternative to total knee arthroplasty for unicompartmental osteoarthritis. J Bone Joint Surg Am 88:1975–1982.

[37] Slover J, Espehaug B, Havelin LI, Engesaeter LB, Furnes O, Tomek I et al (2006) Cost-effectiveness of unicompartmental and total knee arthroplasty in elderly low-demand patients. A Markov decision analysis. J Bone Joint Surg Am 88:2348–2355.

[38] Peersman G, Jak W, Vandenlangenbergh T, Jans C, Cartier P, Fennema P (2014) Cost-effectiveness of unicondylar versus total knee arthroplasty: a Markov model analysis. Knee 21(Suppl 1):S37–S42.

第十章 全膝关节置换术的操作技术：基本概念，包括手术入路、微创技术和同期双侧置换术 3 项基本技术

大卫·A. 帕克（David A. Parker）和威廉姆·A. 马斯卡尔（Vikram A. Mhaskar）

10.1 简介

TKA 的目的是减轻终末期关节炎患者的疼痛以及恢复其关节活动功能，从而改善其生活质量。因此应尽可能减少手术创伤，术后应长期有效。通过模仿自然膝关节的方法制造人工膝关节假体虽然获得良好的临床应用效果，但是仅凭借假体本身并不能使膝关节的功能恢复至自然和健康的状态。但是通过精湛的手术操作和完善的围术期管理，才能使假体的功能优化至最佳。最近 10 年中，不少先进的科研成果已运用于外科以期改善手术效果。本章将阐述 TKA 手术技术的概念，并根据典型案例对新技术进行分析，并论述如何在手术中参照和应用这些案例以不断改进手术技术，并提升治疗效果。

10.2 准备工作和患者的体位

手术当天，术者应当确认患者，确定患侧，并标记。然后在手术室中陈列出所有相关的影像学照片。之后进行术前备皮和消毒，尽管在手术室里进行备皮和消毒都是可行的，但是在进入手术室前，在手术室内进行消毒在很大程度上取决于术者的选择，笔者更偏向于在进入手术室之前进行备皮和消毒。全膝关节置换术需进行术前导尿，特别是在脊髓麻醉下进行手术时，术前更应导尿，同时，注意将导尿管远离手术区域。

膝关节由一个足托和一个靠近大腿近侧端的侧托固定在屈曲约 90° 的位置上，患肢无须另外的支撑而固定在此位置上。术前应调整手术灯的照射部位。尽量避免术中触摸手术灯柄，以免污染手术区。如使用计算机导航，手术灯可通过计算机调整在合适的位置上（图 10.1）。

10.2.1 麻醉

笔者对大部分施行全膝关节置换术（TKA）的患者在使用麻醉药物的同时加用镇静药物。注意对不同程度的全身麻醉患者需要实施不同程度的镇静，应个性化给药。腰麻有许多优势（硬脊膜外阻滞麻醉更佳）：①其降压效应能减少术中出血，特别是在未使用止血带的情况下。②其术后镇痛效应能最大限度地减轻疼痛或达到无痛状态，并可持续大约 24h。③减少术后焦虑，有利于缓解或消除持续疼痛。④预防深静脉血栓。⑤与全身麻醉相比，术后恶心、呕吐更少见 [1]。

人们已证实，在关节周围局部注射麻醉药物对于术后镇痛十分有利，并已成为大多数 TKA 手术医生的常规选择 [2]。前文已述及各种各样的鸡尾酒

图 10.1　患者的固定方法和隔离窗帘的应用示意图

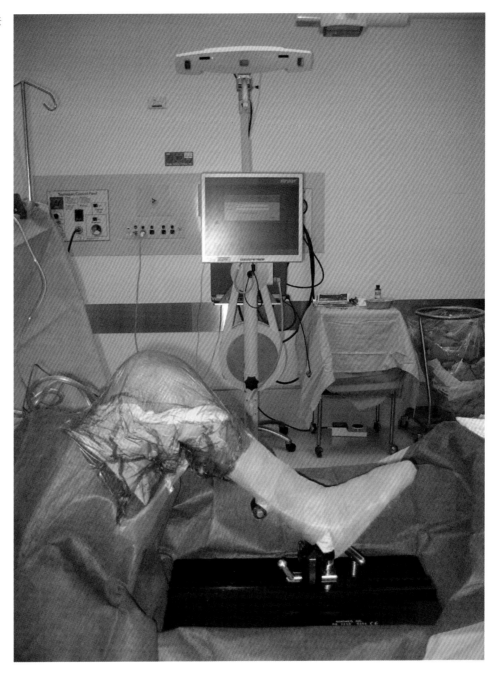

式给药（组合式给药）方法，笔者一般采用 100mL 0.2% 的罗哌卡因与肾上腺素和酮洛酸混合，均匀地将其注射入整个关节囊内的组合方式局部给药。周围神经阻滞麻醉也已广泛用于 TKA。周围神经阻滞具有很好的辅助镇痛作用，但其并发症的发生率也相对较高。神经阻滞可能导致术后持续性疼痛，尽管这种情况并不常见，但是这种疼痛可能是无限期的。笔者曾进行两项研究：一项是在股神经阻滞麻

醉下施行膝关节手术而产生并发症的鉴别研究，另一项是股神经阻滞与关节内注射局部麻醉的对比研究。结论是与关节腔内注射相比，神经阻滞虽然比关节内注射具有一定的"边际效益"优势，但是（随着给药剂量的增加，神经阻滞麻醉的益处逐渐减少）由于其优势（麻醉效果优于关节注射）不能减少固用药量大、浓度高而同时存在的风险，因此神经阻滞优于关节内注射的结论不能成立[3]。

10.2.2 止血带的使用

一般而论，在施行下肢手术时须常规使用止血带，但最近包括笔者在内的许多外科医生在行 TKA 时控制或减少使用止血带，以能减轻术后疼痛，加快术后股四头肌的功能恢复并减少血栓形成[4]。但不使用止血带会增加患者的术中出血量，模糊术野，手术部位不够干燥而且也会妨碍假体固定。维持相对的低血压，特别是在腰麻下形成的低血压，能有效减少术中出血，从而解决这些潜在的问题。当然，需要麻醉师对血压进行安全而有效地控制，控制良好的血压能保持手术区域相对干燥，减少血液丢失。对 800 例 TKA 进行 meta 分析，结论是 TKA 中使用止血带是否有益于手术的问题没有明显的统计学意义[4]。笔者的实践经验是在良好的低压麻醉状态下不使用止血带（但术前仍应安置止血带），术中万一过多出血，可以使用充气止血，但如能保持合适的低血压状态，一般无须使用止血带。

10.2.3 术前消毒、铺单和抗生素的使用

膝关节置换术的围术期感染已相对少见，这得益于精确的无菌技术、先进的手术室条件和围术期内抗生素的正确使用。术前消毒铺单是避免感染的重要准备步骤，应该在术者的监督下认真进行。笔者一般使用碘剂（络合碘）消毒，将碘剂涂搽于整个下肢，包括踝、足。然后用长筒袜包裹，再将黏性 V 形巾单覆盖在下肢近侧端区域，最后用大单覆盖整个手术区域。铺单完成后，在膝关节中线上切开长筒袜，显露手术部位，再将浸有碘剂的黏性巾单包裹手术部位（图 10.1）。

10.3 外科入路

10.3.1 皮肤切口

行 TKA 时应选取接近特定部位的深层入路，手术切口应具有可延长性及伸展性。对再次手术时若能适当利用原切口者，应尽可能沿原皮肤切口疤痕切开。手术切口应尽可能避免损伤关节周围皮肤的血管神经，应充分了解和考虑供血情况和条件等，并作为优选手术切口的依据。因此术者对膝关节周围皮肤的血管神经要有充分的认识。膝关节内侧主要由隐静脉和外侧膝状体动脉降支供应[5,6]。如果有多个原皮肤切口，应选择靠近外侧的皮肤切口，因在此处切开导致皮肤裂开的可能性较小。如果原手术切口的疤痕已经存在多年，则不宜在此处再次切开，而应选择在中间部分切开。

前正中切口最常用。通过此切口既能进入膝关节的内侧面，也能进入外侧面。内侧髌骨旁关节切开术比外侧关节切开术更为常用。如行内侧髌骨旁关节切开术，前正中切口通常沿着髌骨内侧缘；如行外侧关节切开术，前正中切口应沿着髌骨和髌韧带外侧缘。前正中切口具有可伸展性，行此皮肤切口可用于传统的手术入路。平行于兰格（Langer）线的皮肤切口理论上能提高再次手术疤痕（沿原切口切开后形成的疤痕）的愈合率和张力强度。增加皮肤切口的弧度能增加皮肤切口与兰格（Langer）线的平行程度[6]。皮肤切口的长度由患者与术者共同商定，合适的皮肤切口既能清晰地显露深层次的术野，也能避免皮缘张力过大。将皮瓣全层掀起能保护血液供应。为了显露深层面术野，应从切口处将皮肤充分提起。关节切开的切口应偏离皮肤切口，从而避免关节内部与外部间有直接的通路。

10.3.2 内侧髌骨旁关节切开术

内侧髌骨旁关节切开术是 TKA 中最常用的手术入路，具有极好的可延展性，几乎可以应用于任何初次膝关节置换术。操作技术与步骤：按切口设计先切开皮肤，再行内侧髌骨旁关节切开，将伸肌结构、包膜和滑膜全层分离。关节切口的近侧端起始于髌骨上极 5cm，保留 5~10mm 肌腱袖口状结构，附着于股内侧斜肌。远侧端沿髌骨及髌韧带的内侧缘止于胫骨结节水平。在髌骨上保留小的肌腱袖口状结构，肌腱上应保留髌旁组织，以便与后面进行切口闭合。在进行膝关节切开术前，应在髌骨前水平处做一横向标记，以助于后面切口的闭合。应部分切除脂肪垫，以利于术野的充分显露。两侧半月板前角应分开。分开内侧副韧带附着点前部，将胫骨平台显露到可能需要切除的水平。髌骨应外翻或使其向一旁脱位。关于髌骨外翻和髌骨向一边脱位的具体手术操作技术和要求之间有无差别及原因，有研究表明髌骨脱位能减少术后疼痛并有利于股四头肌功能的恢复。切除紧靠滑车近端的脂肪和滑膜能有效显露前切除的位置和范围。如有必要，可延长对内侧组织的松解来提高显露，特别是在内翻固定侧畸形的情况下，通过向近侧端延长股四头肌切口也可使术野的显露更加充分。

10.3.3 股肌下入路

有人认为，股肌下入路比内侧髌骨旁关节切开更"符合生物学要求"。因为此入路不会破坏股四头肌肌腱。股内侧肌可整体地提起。经标准中线切开皮肤，切开后可显露股内侧斜肌下缘。沿股内侧肌下缘切开筋膜鞘，从髌骨内侧向肌间隔走行。然后，继续沿着髌骨内侧支持韧带、髌骨内侧缘和髌韧带内侧切开，直至胫骨结节。然后将股内侧肌从肌间隔上剥离，并向肢体近端切开髌上囊，进入关节腔，

使髌骨向一侧脱位。

股肌入路的优势是能减少对血液循环的损害和术后疼痛，但是显露术野相对困难。患者体型肥大或有严重畸形时，一般不选用股肌下入路[7,8]。特别是股肌下入路不适用于关节活动障碍、严重屈曲挛缩和外翻对位以及髌骨下移或者过度肥胖的患者。尽管这种入路的技术要求较高，但是如果选择患者适当时仍可选用。使用这种入路的患者比使用内侧髌骨旁入路患者的术后功能恢复更快、术后疼痛更轻而且膝关节屈曲功能恢复更好[9,10]。

10.3.4 外侧髌骨旁入路

膝关节外翻或施行畸形矫正时需选用髌骨外侧旁入路，以清楚地显露外侧结构。从髌骨外侧切开关节也能避免损伤内侧韧带。外侧髌骨旁入路特别适用于同时有严重固定外翻畸形和髌骨外侧半脱位的患者。但其显露后中部时有困难，而且可能导致胫骨假体过度外旋。外侧入路的皮肤切口在膝关节前方纵向走行，抵止于下肢中线外侧，集结于髌骨外侧缘。关节切开起始于股四头肌肌腱，股外侧肌内侧 5~10mm，终止于髌骨外侧缘，即从髌骨上方 5cm 到胫骨结节外侧缘。关节切开后，为了便于显露深层组织，虽然应切除部分脂肪垫，但是由于脂肪垫有利于闭合髌韧带内侧缺损，因此应尽可能予以保留。最后将髌骨向内侧移位，并在直视下对髂胫束和外侧囊进行松解，以利于畸形矫正。

10.3.5 股四头肌入路

10.3.5.1 经股内侧肌入路

经股内侧肌入路对伸肌装置损害相对较小，同时能清楚地显露深层组织[11]。经股内侧肌入路行关节切开时，切口远端与内侧髌骨旁入路相同，但其近端延伸至股内侧肌中部，须平行于肌纤维切开

肌肉。然后纵向切开关节囊和滑膜，直至髌上囊上极。传统股内侧肌入路需将肌肉分离至肌腱膜，但是"微创"股内侧肌入路只需分离 2~3cm 即可，这种微创入路已经广泛应用于临床。股内侧肌入路可保护股内侧肌外侧的 1/2，同时也能清楚地显露深部组织，这是其理论上的优势。但是由于此切口不能延伸，因此当预测术中对深部组织显露可能困难时，应避免选用。

10.3.5.2 保护股四头肌的微创入路

近年来已广泛应用于临床的另一种入路是保护股四头肌的微创入路。具体手术操作程序如下：髌骨旁切开，切口从髌骨上极沿下肢向远侧纵向延伸，不损伤股四头肌，而且切口较短小。虽然具有上述一般微创术的优点和可行性，但是由于其切口短小，对深层组织显露不够。而且与标准入路相比并无显著的优越性。特别是目前尚无确切可信的证据。因此，建议仅在特定情况下，慎重选用[12]。

10.3.6 扩伸入路

10.3.6.1 股四头肌离断入路

股四头肌离断入路是对标准髌骨内侧旁入路的简单补充，能增加对深部组织和术野的显露，特别是在膝关节僵硬和标准入路难以清楚显露时[13]。施行标准关节切开，术者应判断是否需要扩大显露，如需扩大，可在股四头肌肌腱近端向股外侧肌斜向 45° 切开。此切口能减小伸肌装置在胫骨结节上的张力[13]。另一种对组织损害更大的入路——库恩 – 亚当斯（Coonse-Adams）股四头肌翻转，此入路在行标准内侧关节切开术后，从股四头肌近端终点向下肢远侧、外侧切开，切口远端达髌骨外侧缘。这种入路可将髌骨完全移位，从而能非常清楚地显露深部组织。但是由于其导致髌骨缺血性坏死的风险大，目前已很少采用[14]。

10.3.6.2 胫骨结节截骨术

胫骨结节截骨术能非常清楚地显露深部组织，特别是适用于膝关节僵硬和采用普通入路可能导致髌韧带张力过高时。在翻修手术中，胫骨结节截骨后便于进入骨髓腔清除骨水泥。从内侧使用摆锯和骨凿截切胫骨结节可保留外侧骨膜。截骨处呈阶梯状，或长约 5cm 的不规则四边形。远端向胫骨干皮质前方逐渐缩短[15]。胫骨结节固定一般使用环扎线，即先将环扎线穿过或者围绕胫骨结节，再将环扎线穿过后内侧骨皮质拉紧结扎。

10.4 截骨

为了容纳假体，需将部分骨质切除，切除的厚度通常相当于所用移植假体的厚度，也就是相配截骨——截骨的厚度与移植物的厚度相近。不同移植物的厚度允许有微小差异。现有的 5 种标准股骨截骨适用于所有假体设计。

10.4.1 股骨远侧端截骨（图 10.2）

对于大多数移植物的设计，股骨远端截骨量是从影响较小面切除 8~10mm。例如，在膝内翻时，作用较小面为外侧，对此较小面进行截骨能矫正关节线。鉴于股骨远侧端截骨能选择性地影响伸直间隙，术者可以根据患者的伸直功能对截骨量进行调整。大多数情况下实行相配截骨，但是当有固定屈曲畸形，特别是在屈曲伸直间隙不平衡的无限制的屈曲时，可以考虑增加截骨量。增加截骨量会提高关节线，也可提高韧带平衡和髌骨的高度。

10.4.2 股骨后截骨（图 10.3）

股骨后截骨选择性地影响屈曲间隙。在大多数情况下，相配截骨能恢复后偏心距，同时避免对屈曲间隙过度填充和对屈曲功能的限制。在屈曲相对过度，特别是在初级标准切骨后进行平衡监测发现屈曲相对过紧时，可以考虑增加截骨量。但是应避免过多地截骨，以免引起屈曲不稳定。

10.4.3 股骨前截骨（图 10.3）

股骨前截骨直接影响前室和髌股关节。通常截骨水平应与股骨前皮质平齐，同时在行股骨前截骨时通常不能进行完美的相配截骨，注意切除的骨量至少应与假体所能替代的骨量相等。

10.4.4 股骨前削角截骨和后削角截骨（图 10.3）

这两种削切不直接影响骨间隙，且对不同的假体几何图形所需的前、后削角削切有别。

10.4.5 胫骨截骨

胫骨截骨能同时影响屈曲间隙和伸直间隙。虽然切除的厚度一般为 8~10mm，但是也可根据假体的厚度和患者的实际情况进行调整。特别是当膝关节在伸直位和屈曲位出现同等程度的限制时，增加胫骨骨质切除能相应地增加膝关节的活动度。

10.5 股骨假体的规格

股骨假体型号的选择是膝关节置换术能否成功的关键之一。过大的胫骨假体会导致术后关节疼痛和关节僵硬，而过小的假体则很可能导致屈曲不平衡。移植物的大小固定，尽管许多公司能生产多种不同规格和型号的移植物，但是，由于股骨解剖的变异，通常不易找到标准和大小完全适用的移植物。因此，术前对患者股骨实际情况的了解和准确判断

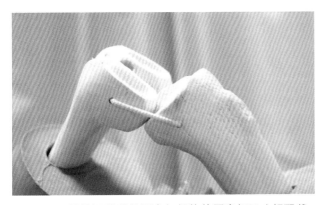

图 10.2 股骨远端截骨厚度与假体的厚度相同（相配截骨）

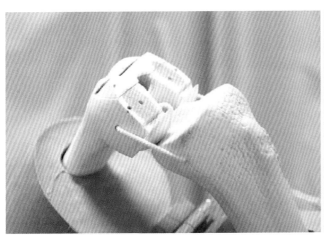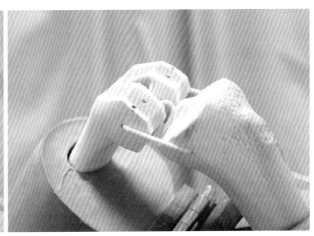

图 10.3 股骨前削角截骨和后削角截骨

对选择最合适的移植物至关重要。

通常根据股骨前后平面选择股骨假体的型号，但是由于对假体适当宽度的选择可以避免向内侧或外侧突出，因此对假体宽度的选择也很重要。前定位或后定位系统可用于股骨假体型号的选择。鉴于经验丰富的手术医生熟知这两种系统，从而均能依次选出最合适的假体。

10.5.1 前定位系统

在行股骨前截骨之前，应进行前定位，在股骨前表面确定一处作为定位点，其目的是对股骨进行精准平面的削切，但是应注意避免造成股骨缺损，因为后截骨量是可随之而变化的。如果评估的结果介于两个型号之间，为避免前间隙过度填充，应选择较小的型号。但是选择较小的型号往往需在股骨后部截除更多骨质，造成屈曲间隙增大，从而可能引起屈曲不稳定。

10.5.2 后定位系统

在施行股骨后相配截骨前，应首先进行后定位，其目的是恢复后偏心距，避免屈曲不稳定。股骨后髁为定位点，如果评估结果介于两种型号之间，为了避免股骨前部缺损，传统的方法是选择较大的型号。但实际上，在大多数情况下仍选择较小的型号，而且也允许造成小的前外侧股骨缺损。同时选用较小的型号也不会增加假体周围松动的发生率，而且还可以在不对股骨前间隙过度填充的情况下恢复后偏心距。

10.6 间隙概念

屈曲间隙和伸直间隙与关节置换后膝关节的稳定性关系密切。伸直间隙是指在膝关节伸直的条件

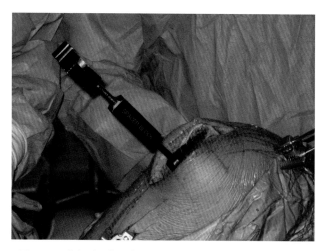

图 10.4　测量间隙平衡——在膝关节屈曲 90° 时，隔块放置在股骨后部和胫骨之间。对间隙平衡的要求是关节间隙应在冠状面上保持平衡，并且屈曲间隙应与伸直间隙相配

下股骨远侧端切面和胫骨切面之间的间隙。屈曲间隙是股骨后切面和胫骨切面之间的空隙，通常在膝关节屈曲 90° 时进行测量。了解屈曲间隙和伸直间隙的目的是对其进行调整和促使保持平衡，以保证膝关节在完全伸直或屈曲 90° 时，内侧间室及外侧间室的张力相同。对间隙进行测量的经典方法是测量垫片（图 10.4），但是也可以使用张力计的动态测量法进行检测，或用导航技术测量关节活动度，评估关节间隙的平衡程度。

10.7 外科技术：间隙平衡技术与相配截骨术

为了保证膝关节置换后的平衡性，通常可以使用以下两项技术：间隙平衡技术和相配截骨技术（测量截骨）。具体使用哪项技术在很大程度上取决于术者的习惯和偏爱的移植物的类型。两项技术都能取得良好的效果，尚无证据表明两者中何者最优。虽然大多数经验丰富的手术医生对这两项技术均已熟知习用，但在选用时仍应深入了解两者的理论知

识、适应证、禁忌证，特别是潜在的风险。

10.7.1 间隙平衡技术

间隙平衡技术的基本原则是运用假体对位，特别是运用股骨假体试模的位置对屈曲间隙和伸直间隙进行调整校准。清除骨赘后，首先施行胫骨截骨，根据胫骨截骨程度和韧带的张力对股骨截骨板进行定位。完成后股骨截骨后，对屈曲间隙进行测量。然后将膝关节伸展，对股骨远侧端进行截骨，截骨量应与原先测量的屈曲间隙相匹配。经过以上步骤，一般能保证间隙平衡，并结束股骨截骨。此项技术的成功取决于侧副韧带的完整性和胫骨截骨的精确性，同时应注意胫骨截骨的微小变动均可影响股骨假体旋转和关节线，这也是此项技术的潜在不足之处。但是只要术者对股骨假体旋转理解充分，并且知道在术中如何评估和支配股骨假体旋转，这将不是一个非常困难的问题。

10.7.2 匹配（测量）截骨

此项技术的基本原则是重塑股骨解剖结构，其次是促使韧带平衡。重塑关节线和后偏心距对于手术效果的影响巨大，关节线和后偏心距能指导截骨。在匹配截骨过程中，首先运用标准股骨截骨截去相当于移植物厚度的骨质，然后行标准胫骨截骨。然后使用垫片或者张力计评价间隙是否平衡（图10.4）。如存在冠状面上的不平衡，须对韧带进行适当的松解；如存在过多的屈曲—伸直不平衡，应增加截骨的厚度。最终的目标是让置换后的膝关节最大限度的与原膝关节相似，因此能保证置换后膝关节的稳定性。此项技术的潜在不足在于须对骨性标志进行正确的辨认，这点对于截骨十分重要，但是对于经验丰富的外科医生，这应该不是一个难题[16,17]。

10.8 如何选择胫骨假体的型号和对胫骨假体进行定位

对胫骨假体的型号进行选择和对胫骨假体进行定位者须对整个切面和骨皮质缘进行充分的显露和对最佳胫骨旋转有清楚的理解，最佳胫骨旋转将在本章后续部分进行讨论。合适的胫骨假体在其旋转时能提供最大覆盖面，最大限度地减少关节假体的覆盖不足，同时完美地避免关节假体伸出。对称假体与类似解剖的非对称假体相比所提供的覆盖面更少，但是这在临床上并未产生很大影响[18]。最好的情况是假体的边缘大部分都覆盖在皮质缘上。一般情况下，宁愿使假体覆盖不足，也不愿让假体伸出，假体覆盖不足在范围较小的区域也可接受。但是患者有明显的骨质疏松和使用非骨水泥型假体时，常需骨皮质支持，这时应格外谨慎地对待假体覆盖不足。

10.9 膝关节的最佳对位

对位不齐是早期假体周围骨折的常见原因，因此必须采取各种有效措施使假体对位尽可能精确[19]。导航系统和其他技术的使用将在本书的其他章节中介绍，简言之，导航系统能使假体在冠状面和矢状面上对位更精确，但是不能明显改善关节假体的旋转运动。导航系统能在每一次截骨和最终对位后进行及时的测量。无论选择导航系统还是手动的测量工具，了解其内在的原理和不足十分重要。关节外畸形也能影响最终对位，因此术前必须通过适当的影像学照片预测术中需要进行的相关调整。

对 3 个平面上的对位情况都应充分考虑。股骨远端截骨能同时决定冠状面和矢状面上的对位。理论上，冠状面上的对位通常与力轴垂直，矢状面上的对位是可变化的，通常向轴线偏离 0°～5°。在股骨假体安置过程中，如果没有导航系统，也可使用髓内系统和髓外杆，髓外杆应平行于股骨干或者指向股骨头。如果使用股骨干作为定位点，通常假设膝关节有相对于力轴5°~7°的外翻。

胫骨在矢状面和冠状面上的对位都与胫骨截骨有关。在冠状面上可以使用导航系统、髓内或髓外工具垂直于胫骨力轴进行截骨。在矢状面上，后倾角的大小由假体的设计决定，通常是0°~5°。

轴面对位与假体旋转运动有关。股骨假体及胫骨假体的旋转运动以及它们之间的协调运动能有效地影响手术疗效。假体旋转运动出现偏差是手术疗效差以及患者对手术效果不满意的主要原因[19]。

股骨假体旋转运动对髌骨运动轨道及屈曲间隙平衡也有影响。在间隙平衡技术中，股骨旋转受胫骨切面和韧带张力的影响，而在匹配截骨时，股骨旋转受解剖标志的影响（图10.5）。在实践中，外科医生选择其中一项技术进行对位，但是无论选择哪项技术，术者都应清楚地了解所选择的对位对膝关节平衡性的影响。通常选择多个解剖标志进行定位，从而取得最佳对位，而不是仅仅选用一个。常用的解剖标志如下：

·怀特塞德（Whiteside）线股骨沟前后轴：股骨假体应与此线垂直。当患者有外翻畸形或滑车发育不良时，此线的可靠程度降低[20,21]。

·经后股骨髁线：股骨假体应以此线为基础平均外旋3°。后股骨髁的解剖学变异很大，因此经后股骨髁线通常多与其他解剖标志合用[22,23]。

·经外上髁轴：尽管目前尚未达成广泛共识，但此线实际上却最能代表股骨旋转轴。因此股骨假体应平行于此轴安装[6,24]。

胫骨假体旋转运动可影响髌骨运动轨道、胫骨股骨间的协调运动和小腿旋转。胫骨截面的主轴是从后交叉韧带附着点中心到髌韧带内中1/3交点的连线[25]。胫骨假体一旦与此轴线对准，即可校准其在屈曲位和伸直位上与股骨假体组成的相合运动，也能校准在膝关节伸直时足的位置。过

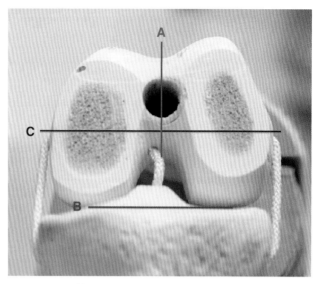

图10.5　股轴对位轴。（a）AP轴。（b）经股上髁轴。（c）后股骨髁轴

度外旋可导致蹬趾外翻。一旦校准操作完成后，即可确定胫骨旋转的角度。胫骨上的其他解剖学标志还包括经胫骨后髁轴[26]、胫骨嵴中间沟[27,28]和经胫骨髁轴[29,30]。骨赘和骨质疏松可影响这些解剖标志，因此应注意谨慎地使用。

髌骨假体安装

对是否施行髌骨表面置换问题的考虑和抉择，在很大程度上取决于疾病的类型与术者的习惯和偏爱。髌骨表面置换主要有两种方法：一种是在髌骨内面钻孔，安装嵌入假体；另一种是在髌骨表面锯痕，放置假体。为了避免并发症，必须对此系统非常熟悉，且操作应精细准确。一般原则是：①避免过度填充。②置换后的髌骨应与原髌骨面厚度相同或者稍微薄一些。③对齐髌骨。为了使髌骨在整个活动过程中始终能保持在中心位置上，假体内侧面的顶点应避免处于原髌骨正中嵴所在的直线上，即截面中心的内侧。在闭合切口前应评估髌骨的运动轨迹，在评估时，应放松止血带、去掉导航翘，只留下内侧韧带上的一个切口。在膝关节屈曲时，如果髌骨内侧面未落在股骨内侧髁，应适当松解相关

的软组织。在行松解前应先触摸髂胫束，如果髂胫束过紧，则应对其进行松解。经上述措施后如仍不能改善髌骨的运动轨迹，则须进一步松解外侧支持带，直至髌骨内侧面准确地落在股骨内侧髁上时为止。一般情况下无须将外侧支持带完全松解。

10.10 韧带平衡

在调整 TKA 后膝关节的平衡性时，充分了解膝关节各条韧带的解剖、生理功能以及其在不同方向上的张力对于实施合适的韧带松解至关重要。在无固定畸形的膝关节中，除非为了显露深部组织，否则通常没有必要施行韧带松解。在有固定冠状面畸形或者固定屈曲畸形的情况下，通常需要松解。

根据畸形的情况通常可以预测如何进行松解，但是在进行间隙平衡时和假体试模放置后都须对松解过程进行预测。然后运用上述理论指导韧带松解和逐步进行再评估，流程如下图（图 10.6、图 10.7）所示。韧带松解总体上应按照这些流程依次进行，但是也应根据术者的判断个体化对待不同的患者。应尽可能保留腘肌腱，只在有严重的固定膝外翻畸形时才施行腘肌腱松解，因为腘肌腱是具有内在伸缩性的肌腱单位。最近的研究结果表明，保留腘肌腱有利于功能恢复[31,32]。

10.11 切口引流的应用

切口引流在之前的全膝关节置换术中属于常规

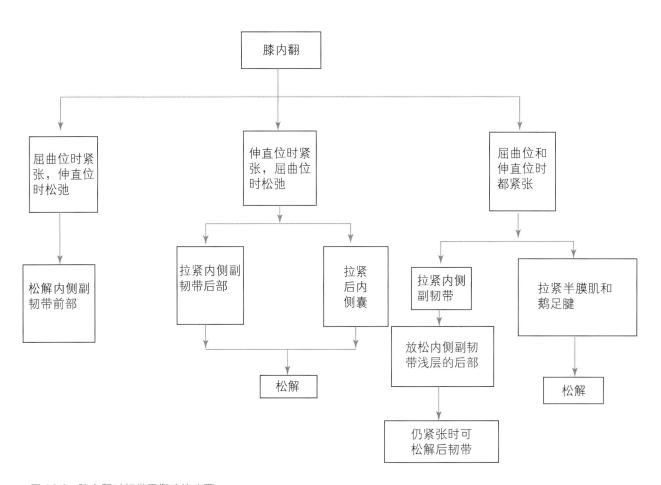

图 10.6 膝内翻时韧带平衡建议步骤

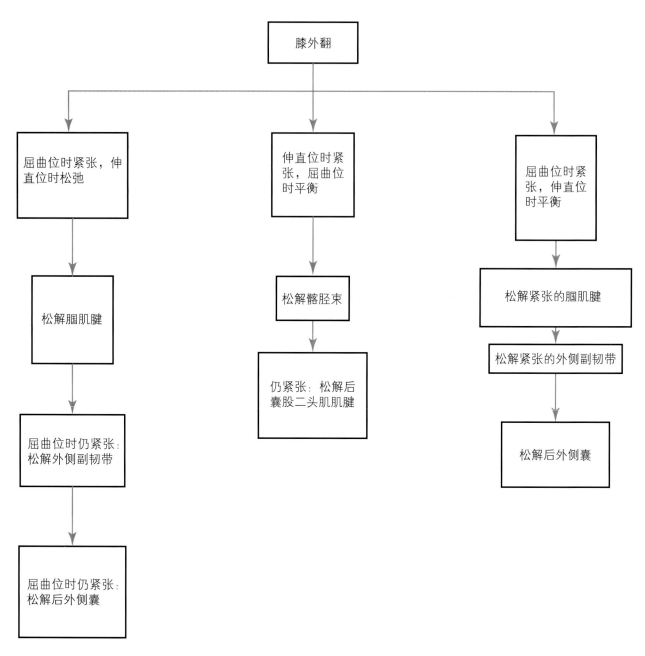

图 10.7　膝外翻时韧带平衡建议步骤

操作步骤之一，但目前对其使用已普遍减少，而且是否使用可由术者自行决定 [33]。很少有研究证明，使用切口引流会导致患者的异体输血率上升 [34]，而大多数的研究结果显示常规使用切口引流对减少术后失血、血肿形成以及合并感染等并无实际效用。同时，由于使用切口引流会增加医疗费用，引流管可引起疼痛和不适 [34,35]，目前已有而且正在应用的可以替代止血带减少失血的方法。因此无须常规施行术后切口引流。笔者在行全膝关节置换时一般不使用切口引流。

10.12 抗纤溶药物

在其他外科手术中，已常规使用氨甲环酸。在全膝关节置换术中，氨甲环酸能减轻组织肿胀、减少血液丢失，从而减少输血的需要。许多对照试验以及科克伦（Cochrane）评论包括 21 篇关于氨甲环酸应用的综述均认为其效果良好[36]。同时在应用方法上无论是静脉注射还是关节腔内注射均有效。笔者通常在行麻醉诱导的同时给予静脉注射氨甲环酸，在伸肌装置闭合后给予一次关节腔内注射。患者若有血栓栓塞病史，则不应静脉注射氨甲环酸。

10.13 手术切口的闭合

手术切口的良好愈合对于膝关节置换也很重要，要特别注意防止切口感染[37]。手术切口精准美观能提高患者对治疗的满意度，也不容忽视。目前有许多闭合切口技术，可根据术者的喜好进行选择。切口闭合的目标是：①关节囊应闭合紧密，以免术后切口渗出。②修复伸肌装置，以能耐受严格的术后康复训练。③皮肤表层切口闭合应尽可能精准和美观。手术切口一般分 3 个层面：伸肌装置、皮下脂肪和皮肤。具体操作和步骤：首先，缝合伸肌装置。膝关节取伸直位，在髌旁区对伸肌装置进行剪切缝合，缝合的起点与膝关节切开之前所做的标记在同一水平线上。然后，屈曲膝关节，沿伸肌装置施行长轴缝合。之后，缝合脂肪层，脂肪层应使用深层间断缝合进行严密缝合，并闭合所有无效腔。最后，通过连续缝合方式缝合皮肤。笔者一般使用可吸收缝线进行皮内缝合，同时使用纤维蛋白胶和纵向放置胶条进行加固。

10.14 同期双侧膝关节置换术

双侧膝关节病变而需行置换术的患者并不少见，因此医生和患者需要在分期手术或同期手术中进行选择。对同期手术的定义是可变的，笔者的定义是在同一麻醉下依次同时进行的一次手术。一些医生倾向于施行分期手术，认为同期手术会提高并发症的发生率和手术死亡率，一些早期的相关资料支持这一观点。最近，一些统计资料表明，同期手术除稍增加输血率外，一般会比较安全。特别值得注意的是，分期手术是 2 个分开的手术过程，其 2 次手术风险发生率的总和高于同期（一次）手术。由此可知，同期手术是相对安全的。另外一些其他可以减少手术风险的因素，如不需使用止血带和使用计算机导航，因为计算机导航不用髓内固定，从而可减少脂肪栓塞的发生。一般患者认为一次手术可以减少住院和功能康复所需的时间和费用，因此，均愿接受同期手术[38]。

已有研究发现，同期手术的并发症发生率较低，对此尚无不同意见[39-52]。同期手术下肢深静脉血栓的发生率与分期手术相同或者更低[48]。除个别特殊情况外，其他研究者均认为同期手术肺栓塞的发生率并不比分期手术高[41]。在先前的研究中发现，患者对于两种手术的满意度相差不多，但是 2013 年珍妮（Jenny）等提示，65% 的分期手术患者需再次行手术，57% 的患者会劝告亲友再次手术，伦纳德（Leonard）等报道 95% 行分期手术的患者如需再次手术时将选择双侧同期一次手术[53,54]。

10.15 全膝关节微创置换术（图 10.8）

微创膝关节置换术的理念在最近几年逐步得到推广，但是有些研究还不能证实其远期疗效较传统膝关节置换术有所改善，且其并发症的发生率较高，因此微创膝关节置换术尚未成为常规手术方法。有些研究表明，微创膝关节置换术在术后早期功能恢复方面较传统膝关节置换术有所改善，但是 6 个月后，两者的疗效相同[55]。关于微创和传统膝关节置换术之间比较，目前至少有 3 项 meta 分析和 1 项系统回顾。史密斯（Smith）等进行的 meta 分析，认为微创手术（MIS）功能更好且没有增加并发症的风险。程（Cheng）等则认为 MIS 术后功能恢复更好，但切口愈合较慢，感染风险增加[55,56]。

微创膝关节置换术的开展和推广需要应用先进的技术和设备。目前流行的手术入路前文已述及，其基本原则和技术操作相同，包括细致地处理软组织、对深部组织足够的显露以利手术的安全进行和避免过度或无必要的软组织破坏和损伤。为了能使手术安全地进行可以使用特殊的牵引器和更精细的仪器设备（图 10.8、图 10.9），应灵活地使用牵引器。并根据选定区域交替地拉紧、放松牵引器。膝关节伸直时便于显露前部区域，膝关节屈曲时便于显露后部区域。显露清楚后，在髌骨的上、下极切开关节囊。髌骨无须翻转，避免髌骨外翻的优点前文已述及，在原位上对胫骨和股骨进行切除，可以防止关节脱位。另外，还需说明，微创 TKA 的手术切口应保证术野显露充分，手术操作安全便利，尤其

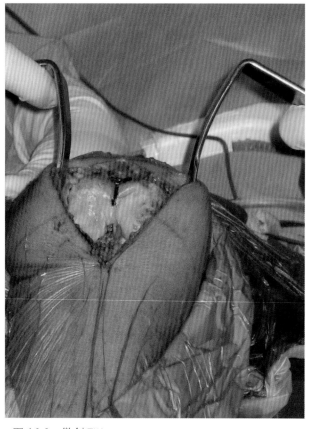

图 10.8　微创 TKA

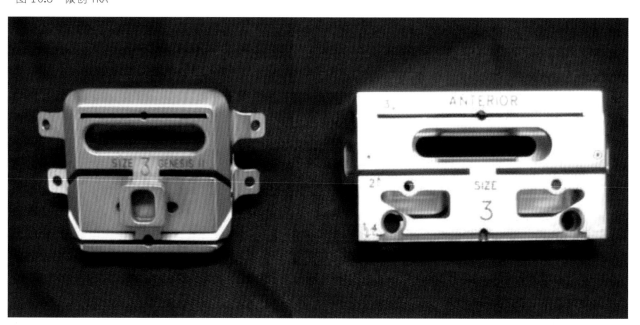

图 10.9　微创手术原则要求截骨导向板和截骨工具更精细，截骨后形状与原解剖结构更相似。左边是现代的截骨板，右边是旧式截骨板

是要根据所用的植入假体的型号和可否置入而定。尽管微创 TKA 还存在一些问题，但微创 TKA 的原则和方法仍对医生和患者具有吸引力。同时在临床工作中备受关注和重视。

总结

　　全膝关节置换术已经是成功的常用手术治疗方法。手术成功的关键在于：①对各种不同技术的认识，并应用这些技术充分显露术野。②加强对膝关节置换术原则和要求的整体认识。③重视如何获取对位准确、稳定的和平衡性能良好的置换术的技巧。④合理地选择病例，严格掌握手术适应证等。因此，可以这样说，做好前述各项工作是决定手术能否获得成功的关键，也是至关重要的要素。

参考文献

[1] Provenzano DA, Viscusi ER (2012) Regional anesthesia for total joint arthroplasty Anesthesiology News 59-64. Mc Mahon publishing, New York.

[2] Wallace DF, Emmett SR, Kang KK (2012) The safety of peri-articular local anaesthetic injection for patients undergoing total knee replacement with autologous blood transfusion: a randomised trial. J Bone Joint Surg Br 94:1632-1636.

[3] Widmer JB, Scholes CJ, Parker DA (2012) Is femoral nerve block necessary during total knee arthroplasty? A randomized control trial. J Arthroplasty 27: 1800-1805.

[4] Smith TO, Hing CB (2010) Is a tourniquet benefi cial in total knee replacement surgery? A metaanalysis and systematic review. Knee 17:141-147.

[5] Haertsch PA (1981) The blood supply to the skin of the leg: a post-mortem investigation. Br J Plast Surg 34:470-477.

[6] Younger ASE, Masri BA (1998) Surgical exposures in revision TKA. J Am Acad Orthop Surg 6:55-65.

[7] Cila E, Guzel V, Ozalay M (2002) Subvastus versus medial parapatellar approach in total knee arthroplasty. Arch Orthop Trauma Surg 122:65-68.

[8] Matsueda M, Gustilo RB (2000) Subvastus and medial parapatellar approaches in total knee arthroplasty. Clin Orthop Relat Res 371:161-168.

[9] Boerger TO, Aglietti P, Mondanelli N, Sensi L (2005) Minisubvastus versus medial parapatellar approach in total knee arthroplasty. Clin Orthop Relat Res 440: 82-87.

[10] Laskin RS (2004) Minimally invasive total knee replacement using a mini-mid vastus incision technique and results. Surg Technol Int 13:231-238.

[11] Cooper E Jr, Trinidad G, Buck WR (1999) Midvastus approach in total knee arthroplasty: a description and a cadaveric study determining the distance of the popliteal artery from the patellar margin of the incision. J Arthroplasty 14:505-508.

[12] Chen AF, Alan RK, Redziniak DE, Tria AJ Jr (2006) Quadriceps sparing total knee replacement: the initial experience with results at two to four years. Bone Joint J 88-B:1448-1453.

[13] Garvin KL, Scuderi GR, Insall JN (1995) Evolution of the quadriceps snip. Clin Orthop Relat Res 321: 131-137.

[14] Smith PN, Parker DA, Gelinas J, Bourne RB, Rorabeck CH (2004) Radiographic changes in the patella following quadriceps turndown for revision total knee arthroplasty. J Arthroplasty 19:714-719.

[15] Whiteside LA, Ohl MD (1990) Tibial tubercle osteotomy for exposure of the diffi cult total knee arthroplasty. Clin Orthop Relat Res 206:6-9.

[16] Hungerford DS, Krackow KA (1985) Total joint arthroplasty of the knee. Clin Orthop Relat Res 192: 23-33.

[17] Scott RD, Chmell MJ (2008) Balancing the posterior cruciate ligament during cruciate-retaining fi xed and mobile-bearing total knee arthroplasty: description of the pull-out lift-off and slide-back tests. J Arthroplasty 23:605-608.

[18] Costa AJ, Lustig S, Parker DA et al (2013) Can tibial coverage in total knee replacement be reliably evaluated with three-dimensional image-based digital templating? Bone Joint Res 2:1-8.

[19] Hofmann S, Romero J, Roth-Schiffl E, Albrecht T (2003) Rotational malalignment of the components may cause chronic pain or early failure in total knee arthroplasty. Orthopade 32:469-476.

[20] Whiteside LA, Arima J (1995) The anteroposterior axis for femoral rotational alignment in valgus total knee arthroplasty. Clin Orthop Relat Res 321:168-172.

[21] Arima J, Whiteside LA, McCarthy DS et al (1995) Femoral rotational alignment, based on the anteroposterior axis in total knee arthroplasty in a valgus knee. J Bone Joint Surg Am 77:1331-1334.

[22] Griffi n FM, Scuderi GR, Gillis AM (1998) Osteolysis associated with cemented total knee arthroplasty. J Arthroplasty 13:592-598.

[23] Stiehl JB, Cherveny PM (1996) Femoral rotational alignment using the tibial shaft axis in total knee arthroplasty. Clin Orthop Relat Res 331:47-55.

[24] Poilvache PL, Insall HN, Scuderi GR et al (1996) Rotational landmarks and sizing of the distal femur in total arthroplasty. Clin Orthop Relat Res 331:35-46.

[25] Huddleston JJ, Scott RD, Wimberley DW (2005) Determination of neutral tibial rotational alignment in rotating platform TKA. Clin Orthop Rel Res 440: 101-106.

[26] Moreland JR (1988) Mechanisms of failure in total knee arthroplasty. Clin Orthop Relat Res 226: 49-64.

[27] Dalury DF (2001) Observations of the proximal tibia in total knee arthroplasty. Clin Orthop Relat Res 389:150-155.

[28] Sahin N, Atıcı T, Kurtog ̃lu U, Turgut A, Ozkaya G, Ozkan Y (2012) Centre of the posterior cruciate ligament and the sulcus between tubercle spines are reliable landmarks for tibial component placement. Knee Surg Sports Traumatol Arthrosc. doi: 10.1007/ s00167-012-2120-5.

[29] Eckhoff DG, Johnston RJ, Stamm ER, Kilcoyne RF, Wiedel JD (1994) Version of the osteoarthritic knee. J Arthroplasty 9:73-79.

[30] Yoshioka Y, Siu DW, Scudamore RA, Cooke TD (1989) Tibial anatomy and functional axes. J Orthop Res 7:132-137.

[31] De Simone V, Demey G, Magnussen RA, Lustig S, Servien E, Neyret P (2012) Iatrogenic popliteus tendon injury during total knee arthroplasty results in decreased knee function two to three years postoperatively. Int Orthop 36(10):2061-2065.

[32] Whiteside L (2001) Ligament balancing in total knee arthroplasty: an instructional manual. Smith & Nephew, Memphis.

[33] Mengal B, Aebi J, Rodriquez A, Lemaire R (2001) A prospective randomized study of wound drainage versus non-drainage in primary total hip or knee arthroplasty. Rev Chir Orthop Reparatrice Appar Mot 87:29-39.

[34] Sundaram RO, Parkinson RW (2007) Closed suction drains do not increase the blood transfusion rates in patients undergoing total knee arthroplasty. Int Orthop 31:613-616.

[35] Jones AP, Harrison M, Hui A (2007) Comparison of autologous transfusion drains versus no drain in total knee arthroplasty. Acta Orthop Belg 73:377-385.

[36] Henry DA, Carless PA, Moxey AJ et al (2007) Antifi brinolytic use for minimizing perioperative allogenic blood transfusion (Review). Cochrane Database Syst Rev (1):CD001886.

[37] Jones RE, Russell RD, Huo MH (2013) Management factorials in total knee replacement. Wound healing in total joint replacement. Bone Joint J 95-B(Suppl A): 144-147.

[38] Reuben J, Meyers S, Cox D et al (1998) Cost comparison between bilateral simultaneous, staged, and unilateral total joint arthroplasty. J Arthroplasty 13:172-179.

[39] Stanley D, Stockley I, Getty CJM (1990) Simultaneous or staged bilateral total knee replacements in rheumatoid arthritis: a prospective study. J Bone Joint Surg 72B:772-774.

[40] Brotherton SL, Roberson JR, de Andrade JR, Fleming EL (1986) Staged versus bilateral total knee replacement. J Arthroplasty 1:221-228.

[41] Gradillas E, Volz R (1979) Bilateral total knee replacement under one anesthetic. Clin Orthop Relat Res 140:153-158.

[42] McLaughlin T, Fisher R (1985) Bilateral total knee arthroplasties: comparison of simultaneous (two- team) sequential, and staged knee replacements. Clin Orthop Relat Res 199:220-225.

[43] Morrey BE, Adams RA, Ilstrup DM, Brin RS (1987) Complications and mortality associated with bilateral or unilateral total knee arthroplasty. J Bone Joint Surg 69A:484-488.

[44] Ritter M, Meding JB (1987) Simultaneous bilateral total knee arthroplasty. J Arthroplasty 2:185-189.

[45] Soudry M, Binazzi R, Insall JN et al (1985) Successive bilateral total knee replacement. J Bone Joint Surg 67:573-576.

[46] Berman A, Israelite C, Henzes J, Matthews W (1994) Bilateral total knee arthroplasty: indications for simultaneous versus staged procedure. Orthop Trans 17:1128.

[47] Dorr L, Merkel C, Mellman ME, Klein I (1989) Fat emboli in bilateral total knee arthroplasty: predictive factors for neurologic manifestations. Clin Orthop Relat Res 248:112-118.

[48] Jankiewicz JJ, Sculco TP, Ranawat CS et al (1994) One-

stage versus 2-stage bilateral total knee arthroplasty. Clin Orthop Relat Res 309:94-101.

[49] Macey L, Barksdale S, Fisher R (1994) Complications of bilateral total knee arthroplasty using intramedullary alignment systems. Orthop Trans 17:961.

[50] Jessup DE (1992): Simultaneous bilateral total knee replacement versus unilateral replacement. Presented at the annual meeting of the American Academy of Hip and Knee Society, Washington, DC.

[51] Kolettis GT, Wixson RL, Peruzzi WT et al (1994) Safety of 1-stage bilateral total knee arthroplasty. Clin Orthop 309:102-109.

[52] Tribus C, Haas S, Insall J (1993-1994) Incidence of deep venous thrombosis and pulmonary embolus in staged versus bilateral total knee replacement. Orthop Trans 17:961.

[53] Jenny JY, Trojani C, Prudhon JL et al (2013) Simultaneous bilateral total knee arthroplasty. A multicenter feasibility study. Orthop Traumatol Surg Res 99:191-195.

[54] Leonard L, Williamson DM, Ivory JP, Jennison C (2003) An evaluation of the safety and effi cacy of simultaneous bilateral total knee arthroplasty. J Arthroplasty 18:972-978.

[55] Smith TO, King JJ, Hing CB (2012) A meta-analysis of randomised controlled trials comparing the clinical and radiological outcomes following minimally invasive to conventional exposure for total knee arthroplasty. Knee 19:1-7.

[56] Cheng T, Liu T, Zhang G, Peng X, Zhang X (2010) Does minimally invasive surgery improve short-term recovery in total knee arthroplasty? Clin Orthop Relat Res 468:1635-1648.

第十一章　全膝关节置换术的辅助技术：导航系统、患者个性化假体和机器人

保罗·L. 苏萨（Paul L. Sousa）和马修·P. 阿卜杜勒（Matthew P. Abdel）

11.1 简介

众所周知，尽管全膝关节置换术（TKA）是终末期膝骨关节炎的有效治疗方法，但手术技术和器械、设备辅助对其的改进和发展也至关重要。虽然当前人们已高度重视假体的使用耐久性，但随着患者预期寿命的延长，对假体的使用年限也相应地提出更高的要求[1]。此外，手术医生希望通过辅助技术和改进设备尽可能地提高患者对 TKA 治疗的满意度[2]，同时减少翻修手术的可能性。

大量数据表明，关节假体之间的对位准确度直接影响手术的效果。在 20 世纪 70 年代早期，洛克（Lotke）和埃克尔（Ecker）发现，正确的假体对位可以改善术后效果[3]。巴格伦（Bargren）等研究发现，内翻畸形会导致极高的手术失败率[4]。杰弗里（Jeffery）等的研究将对位的误差控制在 0°±3°范围内，即获得中立位机械轴[5]。阿卜杜勒（Abdel）等总结了结构性对位对手术结果的影响[6]。此外，也论证了矢状面和轴平面对位的重要性[7]。同时也建立了对位的标准，10%~30% 的 TKA 对位错位[8-10]。TKA 的改进有望改善对位结果和患者随诊结果。电脑辅助手术（CAS）系统、导航系统、患者个性化假体（PSI）和机器人辅助手术虽然都被寄予厚望，但人们对其效果仍然存疑，而且由于基本费用昂贵，

从而尚难以推广应用。

11.2 导航系统

应用电脑辅助的方法指导外科医生在术中调整手术方案已有约 15 年的历史了。光学参考仪可直接用于探索胫骨和股骨上的双层皮质静态参考点。外科指示笔可用于映射关节面和骨性标志（图 11.1）。计算机分析和三维实时投影技术可提供视觉反馈。最新的 CAS 系统使用加速度计和便携式导航系统（KneeAlign2 系统，OrthAligh，Ine，Aliso Viejo，CA）（图 11.1d、e）[11]。

11.2.1 对位

借助于导航技术可使 TKA 在冠状面上对位良好[9,12-14]。在大样本荟萃（meta）分析中，希泰（Hetaimish）等支持结论[9,13,14]。一些关于冠状面的研究也改进了股骨冠状面[15-17]，特别是外翻畸形患者的冠状面对位水平[18]。但是，也有研究提示，以上的研究结果并没有体现出实际应用上的差别[19]。大多数研究并未对胫骨假体的对位的问题进行研究，而且一些相关研究结果也往往相互矛盾[17]。另一些 meta 分析则提示，胫骨和股骨假体的对位不

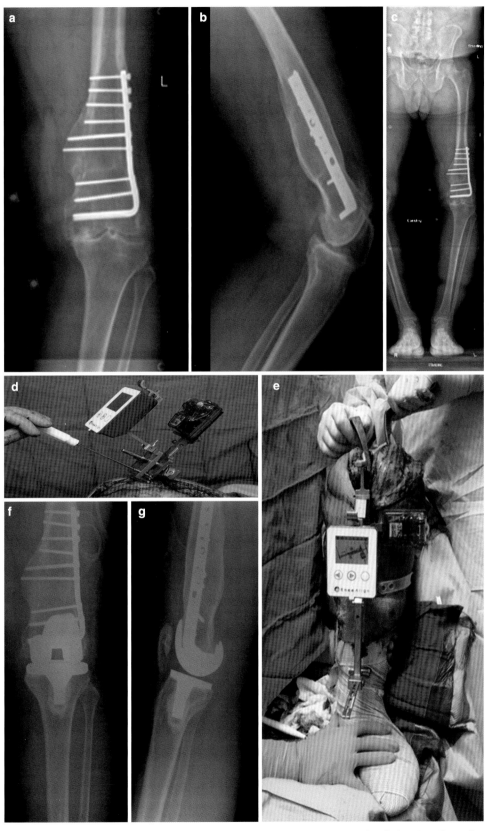

图 11.1 （a）前后位照片。（b）侧位片。（c）直立时的下肢全长 X 线片。以上术前 X 线片取自一位 50 岁男性患者，其
TKA 严重失败，且有进行性三间室创伤性关节炎及明显畸形，图中可见股骨已安装金属硬件。通过加速度计对股骨远端
进行使携式导航仪操作。（d）此项繁杂困难的初次 TKA 已完成。（e）胫骨近端。进行切除后在不移动金属硬件以及施
行股骨插管的情况下，获得良好的术后效果。（f）冠状位。（g）矢状位。对位效果可以接受

会导致冠状面、矢状面上的异常[9,12]。

最近的研究发现，股骨假体对位偏转会导致高约 7 倍于正常值的疼痛风险，但矢状面和冠状面的对位与术后疼痛之间无明显关联。一些调查显示，胫骨假体几乎不会产生旋转对位的差异[20]，而导航系统对旋转对位的支持效果仍尚未确定[12,20,21]。

11.2.2 患者术后效果

尽管一些报道支持使用导航系统施行 TKA，但长期随访结果显示，患者术后效果并无差异[17,19,21-26]。一项对 54 名患者进行的前瞻性研究表明，使用导航系统的实验组与对照组之间，术后 2.5 年的膝关节协会评分（KSS）非常接近[22]。更长期的研究结果发现，两组间术后 5 年[17,23,24,26]和 10.8 年的 KSS[19]差别也很小。一项包括 97 名行传统手术的患者和 98 名采用导航系统辅助的 TKA 患者的随机对照系列研究显示，导航系统组的 KSS 更高且术后疼痛发生率更低[25]。一项包括 7151 名 TKA 术后患者的 meta 分析也显示，使用计算机导航系统患者的 KSS 和 WOMAC 评分更高[21]。这也许是因为手术方法和假体设计的差异导致了相互矛盾的研究结果。

11.2.3 关节假体生存率

目前，有关手术成功率的调查数据仍然缺乏。一项对 520 例双膝 TKA 进行的前瞻性研究比较了 CAS 和传统 TKA 的预后，结果显示，两种方法在术后 11 年时的假体生存率大致相等[19]。暂无对导航系统辅助 TKA 术后 15 年以上假体生存率的研究。当代 TKA 20 年假体生存率超过 85%[27,28]。大多数问题发生在术后 10 年内，说明 TKA 的远期效果尚好。

11.2.4 髓外定位

在术中使用工具通过股管进行髓内定位评估非常困难。一项处理股骨骨折的回顾性研究提示，其中超过 50% 的施行传统 TKA 的患者并未获得准确的定位[29]。对此应通过 TKA 结合截骨术（术前或术中截骨皆可）或髓外固定来处理。王（Wang）等推广截骨和 TKA 同时进行以解决关节外变形问题[30]。但应注意截骨术与 TKA 同时进行将可能导致骨折不愈合、组织纤维化、感染和肺栓塞的风险增大[31]。不少研究提示，使用计算机辅助导航系统的效果较好，约 90% 的患者可以达到中立位机械轴（±3°）[32-38]。

11.2.5 基本费用和手术效率

由于设备采购和维护保养、人员培训以及手术时间延长等原因导致费用增加，导航系统的广泛应用受费用限制[20]。据研究报道，使用导航系统，手术时间延长 8~63min[10,39-42]。导航系统可使手术时间平均延长 20min[43]。有些研究者认为，调节切除块的使用可以大幅度地缩减手术时间[44,45]。

诺瓦克（Novak）等宣称，若将导航系统的费用控制在高出传统 TKA 费用 4220 元人民币（629 美元）之内时，即可推广应用[41]。理由是导航系统可降低翻修率。但错位关节和正确对位关节假体生存率接近的实际情况引发对诺瓦克（Novak）论点的质疑[47,48]。易言之，如果导航系统确实有助于增加假体使用率和功效，此一论点才有实用意义。例如，不熟练的手术医生会显著提高 8 年失败率，说明使用导航系统，虽然费用高，但对降低手术失败率和提高假体生存率仍起一定保证作用[49]。

11.2.6 骨折风险与开槽

使用计算机辅助导航系统时，销钉部骨折发生率为1%。女性[50]、骨质疏松患者[51-53]、双皮层型销钉结构[50,51]及热坏死等[54-55]是导致该型发生骨折的高危因素。计算机辅助导航系统会增加股前开槽的风险[52,56,57]。虽然前股骨开槽和骨折之间的关系尚无定论[58,59]，但对于高风险患者应更加慎用[60]。

11.3 患者个性化假体

患者个性化假体（PSI）通过定制截骨板以适应患者个体的膝关节形态。CT或MRI扫描可构建三维模型，术者可依此制定手术计划。将有关数据提交制造商后，产品将在4周内交付。个性化截骨板用于股骨远端和胫骨近端切口，操作与传统TKA者相同。术中须谨慎地安装PSI，才能保证手术计划顺利执行。由于CT不能很好地显示软组织和软骨，因此应重点测量骨性标志物。另外，必须强调MRI不能用于有任何金属物存留的情况。因此阿卜杜勒（Abdel）等认为不宜用导航系统制作PSI[61]。

11.3.1 假体对位

最近研究者进行的两组比较PSI和传统TKA的meta分析提示，两者的机械轴对位接近[62,63]。RCT预分析也表明两者的对位在统计学方面无差别[63]。股骨冠状位对位也无区别，PSI系统并无更低的对位误差[63,64]。另外，关于胫骨旋转对位的研究结果却自相矛盾[63,64]。无论是上述的大规模系统回顾还是两组meta分析结果，均未发现上述两种手术方式在对位精度方面的显著差异[62-64]。绝大多数调查结果提示，两种手术方法对于股骨旋转角度并无差异[65,66]。meta分析显示旋转角度偏差大于3°的概

率也非常接近[64]。使用CT还是MRI的PSI系统确可导致一定的术后对位差异[67]。两份报告提示，基于MRI的PSI系统的定位精确度更高[68,69]。

11.3.2 患者的术后状况

改善患者术后状况永远是技术创新追求的第一目标。然而，大多数关于PSI患者术后状况的研究仅限于术后2年，而且结果不同[70,71]。安德尔（Anderl）等对108例传统TKA与114例PSI的回顾性调查发现，两者的KSS与视觉模拟疼痛评分在短期内没有区别[71]。应用RCT对47例传统TKA和48例PSI在术后6个月进行比对[71]，结果显示两组的KSS相同。阿卜杜勒（Abdel）等的研究显示，这两种术式和方法对患者短期步态评估的系数相同[72]，但仍需进行长期RCT对比。

11.3.3 费用—效益

从基本费用—效益观点考虑，PSI并不适用[73,74]。这是因为基本费用—效益要求手术时间必须缩短5~12min[75-77]，手术置换时间也不应多于90min[73]。如能符合这些要求，可节省手术费用约3260元人民币（322美元）[73]。但PSI系统却会使手术费用增加2883~9119元人民币（430~1360美元）［平均3353元人民币（500美元）］[74]。

另外，即使手术时间和假体安装时间可以尽量缩短，但PSI的固有优势会被增加的术前准备时间抵消。同时即使制定了初步方案，术中也需要因临时出现的问题而不断调整计划[66,71,78,79]。例如，研究显示，术前计划所预测的假体尺寸中，有50%的胫骨和25%的股骨假体尺寸偏小[78]。此外，维克托（Victor）等发现，在22%的病例中，原PSI制定的方案因对位不齐、偏角大于3°而被迫放弃，同时术前计划被迫修改的比例为28%[79]。

11.3.4 关节外畸形和髓内梗阻

与导航系统类似，关节外畸形和髓管阻塞也可以通过应用 PSI 系统而改善。目前对此（10 名患者）的调查结果发现，患者在术后 3~4 年的情况较好 [80]。

11.4 机器人辅助手术

在 CAS 中，机器人承担许多任务。例如 MAKO（前 MAKO 手术公司）的半自动系统可以使用机械手臂进行全部手术操作，但仍需人工来防止其操作偏离手术计划。ROBODOC 全自动系统（Integrated Surgical Systems Davis）则可独立承担部分或手术全过程中的技术操作。但对于软组织的操作精确度仍寄希望于未来建模技术的提高。目前，由于缺乏长期研究的支持，而且费用高昂，所以尚难推广应用。

11.4.1 对位

RAS 系统可明显提高假体对位的精准度 [81-83]。帕克（Park）和李（Lee）[81] 系统回顾了 32 例使用 ROBODOC 系统和 30 例使用传统方法进行手术的患者，结果显示两者的结构性对位差异不大，但前者的矢状面和冠状面对位精准度明显提高。宋（Song）等对双侧 TKA 的随机系统性回顾也得到了类似的结论 [82]。RAS 系统可明显减少股骨冠状面和胫骨矢状面的对位差异，两者正是该技术的目标。随机试验研究结果显示，传统手术的机械轴对位不齐的发生概率更高 [83]。有趣的是，RAS 系统比传统手术更容易获得间隙平衡。在其他 RCT 中，廖（Liow）等 [84] 的研究结果显示，RAS 系统不仅能显著降低机械轴对位不齐的发生率，而且

与传统方法相比，RAS 对关节线的修复更精确。对于旋转对位的研究很少，一些调查显示，RAS 的股骨假体对位精确度更高 [85]。

11.4.2 患者术后状况与并发症

相关报道显示，ROBODOC 系统应用于患者的短期和中期状况与传统 TKA 患者的术后情况无明显差别 [82,83]。宋（Song）等对患者术后 1 年进行的 WOMAC 和 HSS 评估也显示 RAS 与常规手术无明显差别 [82]。

11.4.3 费用

RAS 的费用包括固定性费用（购置设备与维护费）和活动费用（术前影响检测费和清理费）。起始费用在 537 万元人民币（800 000 美元）以上 [84]。每一例手术的基本费用在 8055 元人民币（1200 美元）左右 [84]。手术费用随学习曲线导致的手术时间的变化而变化。完成学习后，相较于传统手术，RAS 平均增加手术时间为 25min [82,83]。德哈恩（DeHaan）等人的研究显示，该系统增加的手术费用为每台 10 908 元人民币（1625 美元）[436 元人民币（65 美元）/min] [74]。在术后 5.4 年，上述两项评分仍无明显差别 [83]。暂无关于术后并发症发病率的相关报道。

总结

TKA 可显著改善终末期关节炎患者的生活质量。但即使经过数十年的发展，仍有患者对术后生活状态不满意。尽管手术技术不断提高，对位仍然是手术的焦点。虽然 RAS 和 PSI 系统可以提高对位精度，但对位精度和患者术后状态及假体生存率之间的关系仍不清楚。目前，导航系统、RAS 和 PSI 的费用虽然相当昂贵，但可增加临床防治效果和效

率—费用收益。对于关节外翻畸形和髓内梗阻的患者，这些新技术有明显的应用价值。

参考文献

[1] Abdel MP, Morrey ME, Jensen MR, Morrey BF (2011) Increased long-term survival of posterior cruciate- retaining versus posterior cruciate- stabilizing total knee replacements. J Bone Joint Surg Am 93: 2072–2078.

[2] Nam D, Nunley RM, Barrack RL (2014) Patient dissatisfaction following total knee replacement: a growing concern? Bone Joint J 96-B(11 Suppl A):96–100.

[3] Lotke PA, Ecker ML (1977) Infl uence of positioning of prosthesis in total knee replacement. J Bone Joint Surg Am 59:77–79.

[4] Bargren JH, Blaha JD, Freeman MA (1983) Alignment in total knee arthroplasty. Correlated biomechanical and clinical observations. Clin Orthop Relat Res 173:178–183.

[5] Jeffery RS, Morris RW, Denham RA (1991) Coronal alignment after total knee replacement. J Bone Joint Surg Br 73:709–714.

[6] Abdel MP, Oussedik S, Parratte S, Lustig S, Haddad FS (2014) Coronal alignment in total knee replacement: historical review, contemporary analysis, and future direction. Bone Joint J 96-B:857–862.

[7] Czurda T, Fennema P, Baumgartner M, Ritschl P (2010) The association between component malalignment and post-operative pain following navigationassisted total knee arthroplasty: results of a cohort/ nested case-control study. Knee Surg Sports Traumatol Arthrosc 18:863–869.

[8] Ritter MA, Davis KE, Meding JB, Pierson JL, Berend ME, Malinzak RA (2011) The effect of alignment and BMI on failure of total knee replacement. J Bone Joint Surg Am 93:1588–1596.

[9] Mason JB, Fehring TK, Estok R, Banel D, Fahrbach K (2007) Meta-analysis of alignment outcomes in computer-assisted total knee arthroplasty surgery. J Arthroplasty 22:1097-1106.

[10] Bathis H, Perlick L, Tingart M, Luring C, Zurakowski D, Grifka J (2004) Alignment in total knee arthroplasty. A comparison of computer-assisted surgery with the conventional technique. J Bone Joint Surg Br 86:682-687.

[11] Nam D, Cody EA, Nguyen JT, Figgie MP, Mayman DJ (2014) Extramedullary guides versus portable, accelerometer-based navigation for tibial alignment in total knee arthroplasty: a randomized, controlled trial: winner of the 2013 HAP PAUL award. J Arthroplasty 29:288-294.

[12] Hetaimish BM, Khan MM, Simunovic N, Al-Harbi HH, Bhandari M, Zalzal PK (2012) Meta-analysis of navigation vs conventional total knee arthroplasty. J Arthroplasty 27:1177-1182.

[13] Bauwens K, Matthes G, Wich M et al (2007) Navigated total knee replacement. A meta-analysis. J Bone Joint Surg Am 89:261-269.

[14] Cheng T, Pan XY, Mao X, Zhang GY, Zhang XL (2012) Little clinical advantage of computer-assisted navigation over conventional instrumentation in primary total knee arthroplasty at early follow-up. Knee 19:237-245.

[15] Hernandez-Vaquero D, Noriega-Fernandez A, Fernandez-Carreira JM, Fernandez-Simon JM, de Los L, Rios J (2014) Computer-assisted surgery improves rotational positioning of the femoral component but not the tibial component in total knee arthroplasty. Knee Surg Sports Traumatol Arthrosc 22:3127-3134.

[16] Ishida K, Matsumoto T, Tsumura N et al (2011) Mid- term outcomes of computer-assisted total knee arthroplasty. Knee Surg Sports Traumatol Arthrosc 19:1107-1112.

[17] Harvie P, Sloan K, Beaver RJ (2012) Computer navigation vs conventional total knee arthroplasty: fi veyear functional results of a prospective randomized trial. J Arthroplasty 27(667-672):e661.

[18] Huang TW, Kuo LT, Peng KT, Lee MS, Hsu RW (2014) Computed tomography evaluation in total knee arthroplasty: computer-assisted navigation versus conventional instrumentation in patients with advanced valgus arthritic knees. J Arthroplasty 29:2363-2368.

[19] Kim YH, Park JW, Kim JS (2012) Computernavigated versus conventional total knee arthroplasty a prospective randomized trial. J Bone Joint Surg Am 94:2017-2024.

[20] Burnett RS, Barrack RL (2013) Computer-assisted total knee arthroplasty is currently of no proven clinical benefi t: a systematic review. Clin Orthop Relat Res 471:264-276.

[21] Moskal JT, Capps SG, Mann JW, Scanelli JA (2014) Navigated versus conventional total knee arthroplasty. J Knee Surg 27:235-248.

[22] Johnson DR, Dennis DA, Kindsfater KA, Kim RH (2013) Evaluation of total knee arthroplasty performed with

and without computer navigation: a bilateral total knee arthroplasty study. J Arthroplasty 28: 455-458.

[23] Lutzner J, Dexel J, Kirschner S (2013) No difference between computer-assisted and conventional total knee arthroplasty: fi ve-year results of a prospective randomised study. Knee Surg Sports Traumatol Arthrosc 21:2241-2247.

[24] Cip J, Widemschek M, Luegmair M, Sheinkop MB, Benesch T, Martin A (2014) Conventional versus computer-assisted technique for total knee arthroplasty: a minimum of 5-year follow-up of 200 patients in a prospective randomized comparative trial. J Arthroplasty 29:1795-1802.

[25] Hoffart HE, Langenstein E, Vasak N (2012) A prospective study comparing the functional outcome of computer-assisted and conventional total knee replacement. J Bone Joint Surg Br 94:194-199.

[26] Allen CL, Hooper GJ, Oram BJ, Wells JE (2014) Does computer-assisted total knee arthroplasty improve the overall component position and patient function? Int Orthop 38:251-257.

[27] Patil S, McCauley JC, Pulido P, Colwell CW Jr (2015) How do knee implants perform past the second decade? Nineteen- to 25-year followup of the press-fi t condylar design TKA. Clin Orthop Relat Res 473:135-140.

[28] Callaghan JJ, Beckert MW, Hennessy DW, Goetz DD, Kelley SS (2013) Durability of a cruciate-retaining TKA with modular tibial trays at 20 years. Clin Orthop Relat Res 471:109-117.

[29] Papadopoulos EC, Parvizi J, Lai CH, Lewallen DG (2002) Total knee arthroplasty following prior distal femoral fracture. Knee 9:267-274.

[30] Wang JW, Wang CJ (2002) Total knee arthroplasty for arthritis of the knee with extra-articular deformity. J Bone Joint Surg Am 84-A:1769-1774.

[31] Lonner JH, Siliski JM, Lotke PA (2000) Simultaneous femoral osteotomy and total knee arthroplasty for treatment of osteoarthritis associated with severe extraarticular deformity. J Bone Joint Surg Am 82:342-348.

[32] Catani F, Digennaro V, Ensini A, Leardini A, Giannini S (2012) Navigation-assisted total knee arthroplasty in knees with osteoarthritis due to extra-articular deformity. Knee Surg Sports Traumatol Arthrosc 20: 546-551.

[33] Tigani D, Masetti G, Sabbioni G, Ben Ayad R, Filanti M, Fosco M (2012) Computer-assisted surgery as indication of choice: total knee arthroplasty in case of retained hardware or extra-articular deformity. Int Orthop 36:1379-1385.

[34] Klein GR, Austin MS, Smith EB, Hozack WJ (2006) Total knee arthroplasty using computer-assisted navigation in patients with deformities of the femur and tibia. J Arthroplasty 21:284-288.

[35] Fehring TK, Mason JB, Moskal J, Pollock DC, Mann J, Williams VJ (2006) When computer-assisted knee replacement is the best alternative. Clin Orthop Relat Res 452:132-136.

[36] Bottros J, Klika AK, Lee HH, Polousky J, Barsoum WK (2008) The use of navigation in total knee arthroplasty for patients with extra-articular deformity. J Arthroplasty 23:74-78.

[37] Manzotti A, Chemello C, Pullen C, Cerveri P, Confalonieri N (2012) Computer-assisted total knee arthroplasty after prior femoral fracture without hardware removal. Orthopedics 35(10 Suppl):34-39.

[38] Mullaji A, Shetty GM (2009) Computer-assisted total knee arthroplasty for arthritis with extra-articular deformity. J Arthroplasty 24(1164-1169):e1161.

[39] Barrett WP, Mason JB, Moskal JT, Dalury DF, Oliashirazi A, Fisher DA (2011) Comparison of radiographic alignment of imageless computer- assisted surgery vs conventional instrumentation in primary total knee arthroplasty. J Arthroplasty 26(1273-1284): e1271.

[40] Choi WC, Lee S, An JH, Kim D, Seong SC, Lee MC (2011) Plain radiograph fails to refl ect the alignment and advantages of navigation in total knee arthroplasty. J Arthroplasty 26:756-764.

[41] Kim YH, Kim JS, Choi Y, Kwon OR (2009) Computer-assisted surgical navigation does not improve the alignment and orientation of the components in total knee arthroplasty. J Bone Joint Surg Am 91:14-19.

[42] Zhang GQ, Chen JY, Chai W, Liu M, Wang Y (2011) Comparison between computer-assisted-navigation and conventional total knee arthroplasties in patients undergoing simultaneous bilateral procedures: a randomized clinical trial. J Bone Joint Surg Am 93: 1190-1196.

[43] Thienpont E, Fennema P, Price A (2013) Can technology improve alignment during knee arthroplasty. Knee 20(Suppl 1):S21-S28.

[44] Stiehl JB, Jackson S, Szabo A (2009) Multi-factorial analysis of time effi ciency in total knee arthroplasty. Comput Aided Surg 14:58-62.

[45] Suero EM, Plaskos C, Dixon PL, Pearle AD (2012) Adjustable cutting blocks improve alignment and surgical

time in computer-assisted total knee replacement. Knee Surg Sports Traumatol Arthrosc 20: 1736-1741.

[46] Novak EJ, Silverstein MD, Bozic KJ (2007) The costeffectiveness of computer-assisted navigation in total knee arthroplasty. J Bone Joint Surg Am 89: 2389-2397.

[47] Parratte S, Pagnano MW, Trousdale RT, Berry DJ (2010) Effect of postoperative mechanical axis alignment on the fi fteen-year survival of modern, cemented total knee replacements. J Bone Joint Surg Am 92: 2143-2149.

[48] Bonner TJ, Eardley WG, Patterson P, Gregg PJ (2011) The effect of post-operative mechanical axis alignment on the survival of primary total knee replacements after a follow-up of 15 years. J Bone Joint Surg Br 93:1217-1222.

[49] Manley M, Ong K, Lau E, Kurtz SM (2009) Total knee arthroplasty survivorship in the United States Medicare population: effect of hospital and surgeon procedure volume. J Arthroplasty 24:1061-1067.

[50] Beldame J, Boisrenoult P, Beaufi ls P (2010) Pin track induced fractures around computer-assisted TKA. Orthop Traumatol Surg Res 96:249-255.

[51] Chin PL, Yang KY, Yeo SJ, Lo NN (2005) Randomized control trial comparing radiographic total knee arthroplasty implant placement using computer navigation versus conventional technique. J Arthroplasty 20: 618-626.

[52] Chung BJ, Kang YG, Chang CB, Kim SJ, Kim TK (2009) Differences between sagittal femoral mechanical and distal reference axes should be considered in navigated TKA. Clin Orthop Relat Res 467: 2403-2413.

[53] Lee DH, Padhy D, Lee SH, Nha KW, Park JH, Han SB (2012) Osteoporosis affects component positioning in computer navigation-assisted total knee arthroplasty. Knee 19:203-207.

[54] Chauhan SK, Scott RG, Breidahl W, Beaver RJ (2004) Computer-assisted knee arthroplasty versus a conventional jig-based technique. A randomised, prospective trial. J Bone Joint Surg Br 86:372-377.

[55] Li CH, Chen TH, Su YP, Shao PC, Lee KS, Chen WM (2008) Periprosthetic femoral supracondylar fracture after total knee arthroplasty with navigation system. J Arthroplasty 23:304-307.

[56] Minoda Y, Kobayashi A, Iwaki H et al (2010) The risk of notching the anterior femoral cortex with the use of navigation systems in total knee arthroplasty. Knee Surg Sports Traumatol Arthrosc 18:718-722.

[57] Minoda Y, Watanabe K, Iwaki H, Takahashi S, Fukui M,

Nakamura H (2013) Theoretical risk of anterior femoral cortex notching in total knee arthroplasty using a navigation system. J Arthroplasty 28:1533-1537.

[58] Gujarathi N, Putti AB, Abboud RJ, MacLean JG, Espley AJ, Kellett CF (2009) Risk of periprosthetic fracture after anterior femoral notching. Acta Orthop 80:553-556.

[59] Ritter MA, Thong AE, Keating EM et al (2005) The effect of femoral notching during total knee arthroplasty on the prevalence of postoperative femoral fractures and on clinical outcome. J Bone Joint Surg Am 87:2411-2414.

[60] Figgie MP, Goldberg VM, Figgie HE 3rd, Sobel M (1990) The results of treatment of supracondylar fracture above total knee arthroplasty. J Arthroplasty 5:267-276.

[61] Abdel MP, von Roth P, Hommel H, Perka C, Pfi tzner T (2014) Intraoperative Navigation of Patient-Specifi c Instrumentation Does Not Predict Final Implant Position. J Arthroplasty 11:2014.

[62] Sassoon A, Nam D, Nunley R, Barrack R (2014) Systematic review of patient-specifi c instrumentation in total knee arthroplasty: new but not improved. Clin Orthop Relat Res 25:2014.

[63] Thienpont E, Schwab PE, Fennema P (2014) A systematic review and meta-analysis of patient-specifi c instrumentation for improving alignment of the components in total knee replacement. Bone Joint J 96-B:1052-1061.

[64] Cavaignac E, Pailhe R, Laumond G et al (2014) Evaluation of the accuracy of patient-specifi c cutting blocks for total knee arthroplasty: a meta-analysis. Int Orthop 10:2014.

[65] Parratte S, Blanc G, Boussemart T, Ollivier M, Le Corroller T, Argenson JN (2013) Rotation in total knee arthroplasty: no difference between patientspecifi c and conventional instrumentation. Knee Surg Sports Traumatol Arthrosc 21:2213-2219.

[66] Roh YW, Kim TW, Lee S, Seong SC, Lee MC (2013) Is TKA using patient-specifi c instruments comparable to conventional TKA? A randomized controlled study of one system. Clin Orthop Relat Res 471:3988-3995.

[67] Asada S, Mori S, Matsushita T, Nakagawa K, Tsukamoto I, Akagi M (2014) Comparison of MRIand CT-based patient-specifi c guides for total knee arthroplasty. Knee 21:1238-1243.

[68] Ensini A, Timoncini A, Cenni F et al (2014) Intra- and post-operative accuracy assessments of two different patient-specifi c instrumentation systems for total knee replacement. Knee Surg Sports Traumatol Arthrosc 22:621-629.

[69] Pfi tzner T, Abdel MP, von Roth P, Perka C, Hommel H (2014) Small improvements in mechanical axis alignment achieved with MRI versus CT-based patient-specifi c instruments in TKA: a randomized clinical trial. Clin Orthop Relat Res 472:2913-2922.

[70] Anderl W, Pauzenberger L, Kolblinger R et al (2014) Patient-specifi c instrumentation improved mechanical alignment, while early clinical outcome was comparable to conventional instrumentation in TKA. Knee Surg Sports Traumatol Arthrosc [Epub ahead of print].

[71] Woolson ST, Harris AH, Wagner DW, Giori NJ (2014) Component alignment during total knee arthroplasty with use of standard or custom instrumentation: a randomized clinical trial using computed tomography for postoperative alignment measurement. J Bone Joint Surg Am 96:366-372.

[72] Abdel MP, Parratte S, Blanc G et al (2014) No benefi t of patient-specifi c instrumentation in TKA on functional and gait outcomes: a randomized clinical trial. Clin Orthop Relat Res 472:2468-2476.

[73] Barrack RL, Ruh EL, Williams BM, Ford AD, Foreman K, Nunley RM (2012) Patient specifi c cutting blocks are currently of no proven value. J Bone Joint Surg Br 94(11 Suppl A):95-99.

[74] DeHaan AM, Adams JR, DeHart ML, Huff TW (2014) Patient-specifi c versus conventional instrumentation for total knee arthroplasty: peri-operative and cost differences. J Arthroplasty 29:2065-2069.

[75] Nunley RM, Ellison BS, Ruh EL et al (2012) Are patient-specifi c cutting blocks cost-effective for total knee arthroplasty? Clin Orthop Relat Res 470: 889-894.

[76] Noble JW Jr, Moore CA, Liu N (2012) The value of patient-matched instrumentation in total knee arthroplasty. J Arthroplasty 27:153-155.

[77] Chareancholvanich K, Narkbunnam R, Pornrattanamaneewong C (2013) A prospective randomised controlled study of patient-specifi c cutting guides compared with conventional instrumentation in total knee replacement. Bone Joint J 95-B: 354-359.

[78] Stronach BM, Pelt CE, Erickson J, Peters CL (2013) Patient-specifi c total knee arthroplasty required frequent surgeon-directed changes. Clin Orthop Relat Res 471:169-174.

[79] Victor J, Dujardin J, Vandenneucker H, Arnout N, Bellemans J (2014) Patient-specifi c guides do not improve accuracy in total knee arthroplasty: a prospective randomized controlled trial. Clin Orthop Relat Res 472:263-271.

[80] Thienpont E, Paternostre F, Pietsch M, Hafez M, Howell S (2013) Total knee arthroplasty with patientspecifi c instruments improves function and restores limb alignment in patients with extra-articular deformity. Knee 20:407-411.

[81] Park SE, Lee CT (2007) Comparison of roboticassisted and conventional manual implantation of a primary total knee arthroplasty. J Arthroplasty 22:1054-1059.

[82] Song EK, Seon JK, Park SJ, Jung WB, Park HW, Lee GW (2011) Simultaneous bilateral total knee arthroplasty with robotic and conventional techniques: a prospective, randomized study. Knee Surg Sports Traumatol Arthrosc 19:1069-1076.

[83] Song EK, Seon JK, Yim JH, Netravali NA, Bargar WL (2013) Robotic-assisted TKA reduces postoperative alignment outliers and improves gap balance compared to conventional TKA. Clin Orthop Relat Res 471:118-126.

[84] Liow MH, Xia Z, Wong MK, Tay KJ, Yeo SJ, Chin PL (2014) Robot-assisted total knee arthroplasty accurately restores the joint line and mechanical axis. A prospective randomised study. J Arthroplasty 29: 2373-2377.

[85] Kim SM, Park YS, Ha CW, Lim SJ, Moon YW (2012) Robot-assisted implantation improves the precision of component position in minimally invasive TKA. Orthopedics 35:e1334-e1339.

第十二章 假体运动力学：保留交叉韧带、后部稳定与内侧支点

杰森·L.布莱文（Jason L. Blevins）和迈克尔·B.克罗斯（Michael B. Cross）

12.1 简介

从 20 世纪 60 年代晚期开始，伴随着植入假体设计的进步，全膝关节置换术（TKA）的应用率有了显著的提高。科研工作者对自然关节的功能进行了大量研究和评估工作，其成果用于改善全膝关节置换术的设计使之能更接近于正常关节的功能。对于全膝关节置换术所用移植物运动学的基本要求在于：当人工关节进行外展和内收运动时，股骨与胫骨的构件之间可以复制出正常关节的"锁扣"机制[1]。当前对 TKA 的另一要求，是其在屈曲时的角度应超过 120°，并尽可能达到正常关节 160°的水平。实现股骨后部可位移的功能有助于在进行大幅度屈曲运动时，阻止其反跳。这是膝关节在生理状态下进行大幅度屈曲运动时的关键机制[2]。事实上，膝关节运动学的异常是导致 TKA 术后预后不良的主要原因[3]。

最常用的人工假体包括交叉韧带保留型（CR）、后稳定型（PS）和内旋型（MR）3 种。后稳定型膝关节假体由股骨横窝和聚乙烯嵌入物上的中央杆构成。横窝和中央杆通常可以为膝关节屈曲提供 40°～ 100°的活动范围[4,5]；实际接触的位置因假体设计的个体差异而变化。当横窝与中央杆接触时，假体会形成一个"草率"的铰链连接以促进股骨髁的

回落以及和胫骨假体的关联。和后稳定型假体类似，交叉韧带保留型虽然也拥有类似的股骨远端髁突置换物和聚乙烯插入物组成的胫骨假体，但不需要为了制造横窝而在股骨切出凹槽，从而可以保存更多骨量和后交叉韧带（PCL）。因此也有助于防止在胫骨假体上出现股骨前位移。交叉韧带保留型假体的设计通过患者自身后交叉韧带的功能而模仿自然膝关节屈曲运动时股骨"回落"的效应。膝关节内侧设计则采用高度黏合胫骨聚乙烯插入物的球形内侧凹和内侧胫骨平台上的凹槽以配合横向的股骨髁状突。

12.2 后稳定型假体（图 12.1）

具有盘状关节面和立柱的后稳定型全膝关节置换假体（PS TKA）在 1978 年研制后应用，可通过控制股骨后部的回滚以辅助膝关节的屈曲运动[1,5,6]。通过增加关节活动范围（ROM），后稳定型（PS）假体使攀爬楼梯成为可能，并可有效地防止胫骨向后半脱位[6]。综上所述，后稳定型假体通过采用股骨—胫骨间凸轮立柱和凹槽的设计，可有效地控制股部向后滚动，理论上也可增加屈曲度[1]。可通过动物尸体研究、使用摄像机、磁共振成像和电脑动态 X 线透射术等方法评估自然关节及人工膝关节假体

的运动学功能。然而，由于缺乏标准化的试验方案，关于凹槽和凸轮立柱间的相互作用以及置入物的股部后滚的研究结果大相径庭。一些不可控的，例如对胫骨后部定位的差异干扰，不同研究组之间的结果有很大的差异。假体向后方靠近会导致其过早地参与运动（无论是聚乙烯置入物的设计还是手术方法上的差异）。因为理论上，膝关节屈曲运动时，股骨后部的回落与转动会因此增强。相比而言，靠前的胫骨假体将会比较晚地参与屈曲运动，而在高屈曲度运动时，则有潜在发生凸轮立柱早期分离的危险。

李（Li）等对尸体的 PS 人工膝关节进行离体检查。通过使用人工智能系统来标准化地评估使用齐摩尔（Zimmer NexGen LPS TKA）假体施行双膝关节置换术前、后各肌肉群在屈曲为 0°～120° 之间时的负载。研究显示，相比自然膝关节，PS TKA 系统内、外侧股骨髁的回滚显示 0° 减少。当胫骨凸轮立柱介入屈曲运动时，只能达到自然膝关节 80% 的回滚效果。这项研究还发现，假体轴向屈曲角度降低 30° 和 60° 时，分别与自然关节屈曲 60° 和 120° 时的肌肉群负载状态相近[4]。增加聚乙烯关节盘和凸轮的耐磨性以及吻合程度是设计假体时备受关注的问题。大量研究结果表明，立柱—

凹槽接合面的衔接程度和聚乙烯关节面的耐磨损程度的手术效果密切相关[7,8]。因此，对人工膝关节系统的构件进行诸如聚乙烯层的厚度、无菌化制备、提高工艺水准等改进将有助于减少凹槽—凸轮之间的冲击[7]。然而随着假体设计的改变，凸轮立柱的磨损程度与韧带间平衡性和术中假体对接的准确性之间有更高程度的依赖性[7,8]。例如，膝部伸展时过于宽松的运动间隙可导致对立柱前部的冲击[8]。由于高限制性假体的特点（通常股骨髁和立柱间的连接更加紧密）以及所选假体缺乏韧带的稳定性，后稳定型假体置入物的限制性越强，假体后部和侧部的磨损也往往越严重[7]。

丹尼斯（Dennis）等的研究用透射视频技术来检验体内自然关节、PS 假体和 CR 假体。研究结果显示，交叉韧带保留型假体和后稳定型假体在非负重时断裂的平均角度在 127°～230° 之间，均低于自然关节的 270°。尽管使用 PS 假体的患者术前膝关节可屈曲程度较差且临床评分较低，但在负重深蹲时，PS 假体获得超过 CR 假体的关节活动范围（ROM）分别为 113° 和 103°（正常关节为 135°）[9]。他们最终的结论是：在非负重情况下，主要负责约束关节松弛度和膝关节屈曲程度的是周围软组织。与之相对的是，在负重情况下，假体表面的几何学特性承担了约束关节松弛度的主要责任。

12.3 保留交叉韧带（图 12.2）

莫斯特（Most）等根据尸体研究结果提示，与术前患者的关节相比较，NexGen LPS 和 CR TKA（Zimmer，Warsaw in USA）假体植入后可明显改善运动学功能。同时表明，CR 假体因保留完整的后交叉韧带而获得自然关节 80% 的后滚功能和 120° 的屈曲度。然而，股骨外侧髁后方的位移会显著减少。相对应的是，切除后交叉韧带后股骨髁突的前

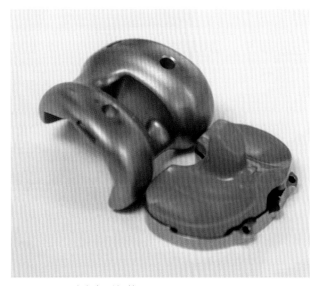

图 12.1　后稳定型假体

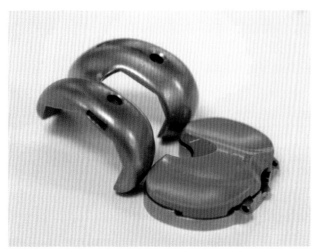

图 12.2　PCL 保留型胫骨假体

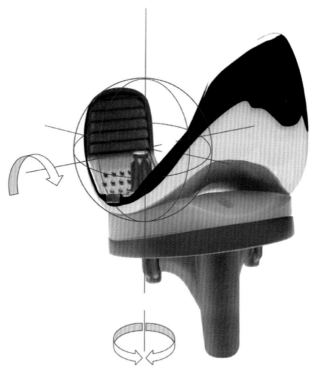

图 12.3　阿卜杜勒·卡迪尔（Abdul Kadir）内旋型（MR）假体

方位移在屈曲角 90° ～ 120° 之间时显著增加。PS TKA 在屈曲度为 0° ～ 60° 时与不保留后交叉韧带的性能接近，但在屈曲角为 120° 时股骨后部回落只有其 80%，与 CR TKA 接近。因此，笔者提出，后交叉韧带在屈曲角度大于 30° 时会协助股骨后部回落。胫骨内旋效果介于 PLC 保留型和 PLC 切除型之间，说明相对于胫骨旋转时的螺杆，PCL 会更多地在向后位移过程中承担功能，其功能受到假体几何学形状和周围软组织的限制[2]。相对于双侧曲线半径对称的 PS 假体，CR 假体的股骨假体内侧曲线半径更长，从而可支持胫骨假体内旋[2]。CR 假体存在理论上的缺陷，即关节炎和其他病损会降低 PCL 功能，并使膝关节屈曲时股骨向前位移的功能降低[10]。

12.4 内旋（图 12.3）

阿卜杜勒·卡迪尔（Abdul Kadir）内旋型（MR）假体和前述的 PS 假体与 CR 假体不同，在股骨内侧髁上有高度可控性的聚乙烯胫骨垫[11]。这种设计通过球—窝内轴承和非对称横向设计以创建稳定的内侧室和移动性外侧室以促进胫骨和股骨间的旋转[12,13]。

在电脑模拟 TKA 模型实验中，将植入在正常、无关节炎膝关节中的 MR 假体分别与 PS、CR 和 PCL 不完整的 CR TKA 进行对比以评估窝—柱或完整的 PCL 对内侧假体的影响[11]。结论是，仅凭高度吻合的假体并不能保证恢复正常的运动，包括内旋时胫骨的内旋动作和高效的股骨后部回落[11]。

侯赛因（Hossain）等的变量控制实验对 MR TKA 系统和传统 PS 假体进行综合功能评分和 ROM 评估。内旋膝组获得明显更高的活动度（98.2° 与 115.5°），并在 WOMAC 疼痛评估、SF-36 假体物理评估和 TKFQ 评估中有更好的结果。哈萨因（Hasain）等认为，这是因为和 MR 假体相比，PS 假体的可变啮齿结构导致其内侧平滑性相对受限，因此，两种假体的活动度和预后有所不同。该文章的作者们得出结论，MR 假体基于内侧的旋转轴使其更接近自然膝关节，和 PS 假体相比，则具有更好的运动学功能与活动度[5]。与 CR 假体相同，MR 假体无须与 PS 假体一样需切除正常的股骨部分。此外，由于 MR 假体无凸轮—柱结构，因此该假体的接触应力更小，聚乙烯垫的磨损也更少，而 PS 假体的主要磨损发生在后部 [7,14,15]。

12.5 讨论

临床研究并未发现 PS、MR 和 CR 这 3 种假体在手术成功率和术后屈膝角度方面的差距 [2,16]。运动学研究极为重要，没有活跃的运动学研究，就无法获得正常膝关节的运动学资料，同时也必然影响 TKA 假体植入后的效果 [2]。最近，控制变量研究所揭示的 CR 和 PS 假体在运动学方面的差异越来越大，包括"自相矛盾"而且结果不一致的内侧髁前运动和幅度更低的股骨后外侧髁回落 [16,18-20]。维克托（Victor）等利用类似几何学性质的 PS 假体和 MR 假体的运动学性能进行前瞻性随机研究。对后交叉韧带完整的患者，术中随机使用接近几何的 PS 假体或 CR Genesis Ⅱ© 假体 [16]。在术后 5 年内，两组患者的临床表现并无明显差距。膝关节活动度和 WB 弓步测试也并未显示出差异。一些有明显统计学意义的发现显示，诸如 CR 假体向前内侧滑动 4mm，而 PS 假体则向后方移动 3mm 以及 PS 假体组外侧髁位移更明显。在屈膝时的胫骨内旋过程中，两种假体均具有"螺杆"结构。然而，PS 假体产生的整体后外侧位移与内侧中轴线更相配；CR 假体的前内侧位移程度更高，并出现正中轴线 [1]。PS 假体的旋转主要由外侧髁产生，而使用 CR 假体时则出现外侧髁的后外侧滑动和前内侧滑动，之所以如此，可以解释为什么两种假体有不同的设计思路却拥有类似的内旋轴参数 [16]。赛恩（Seon）等对 95 名患者进行的前瞻性随机试验对高屈曲度的 PS 假体和 CR 假体进行了对比 [20]。他们使用 NexGen CR-Flex© 和 Legacy LPS-Flex© 两种假体。两者的 NWB 屈曲试验结果无明显差别（CR 128°，PS 129°），而 WB 屈曲则有明显区别（CR 126°，PS 115°）[20]。两者的胫骨内旋无明显差

别，但 PS 假体的股骨髁回落程度更高（CR 6.1mm，PS 9.6mm）。最后结论：由于 PS 假体股骨前位移的程度比 CR 假体高，所以其运动学的性能更佳，因此 WB 和 ROM 表现更佳 [20]。这些差别造成两组患者术后功能评分的差异 [20]。此项研究结果支持此前丹尼斯（Dennis）等对非高屈曲度假体研究的结论，即 PCL 假体拥有更高比例的股骨反常前滑发生率、更低的股骨后回落发生率与幅度 [17-21]。MR 假体也有可能降低 CR 假体所致的反常运动。施密特（Schmidt）等采用体内荧光分析法对比研究 MR（Advance©Media，Piovt，MP）假体和 CR（Sigma©）假体 [22]。结果发现，相对于 MP 组，CR 组内的平均中轴线参数差异更大 [22]。对于股骨内侧髁在膝关节屈曲时发生前位移现象的解释是：初始压力牵拉胫骨向前方发生位移。随着膝关节不断屈曲，胫骨被肌腱向前拉动。若后交叉韧带张力不足，则内侧股骨髁可能发生错位 [16]。在 PS 假体中，这一机制可被凹轮—柱结构抵消，从而可以防止胫骨后移。当然，也可以理解前内侧股骨髁位移现象在 PS TKA 中之所以较少出现此型假体失去前交叉韧带（ACL）的约束和稳定性的解释 [16]。另外的一种解释（另一迄今尚未正式公布的论点）即安装 CR 假体的膝关节后交叉韧带的平衡性发生了改变。

西尾（Nishio）等对 40 例患者进行术中研究，试图通过 PS 假体内旋的运动学功能预测患者膝关节深屈功能的改善程度和患者对术后功能恢复程度的预测 [3,23]。这可能是改善假体设计的关键，并且是 Advance©MP 膝关节假体设计的基础之一。当然，若将内侧旋转动力学功能评估用于其他类型的假体以放松软组织，对 MR 假体或许无益 [3,16]。

膝关节假体间的运动学差异，包括滑动增加和对凹轮—柱结构的冲击以及导致聚乙烯垫磨损的程度不同。摩拉（Morra）和格林沃尔德（Greenwald）的控制变量分析研究结果提示，与 PS 假体相比，CR 假体会有更多的后向回落 [14]。这或许是因为凹轮—柱结构会使股骨髁向后方对聚乙

烯插入物施加压力。该型假体可减少冲击力这一优势会导致更高的应力以及潜在的聚乙烯磨损增加，特别是高屈曲度型假体[7,10,14]。CR 假体在降低聚乙烯物磨损的同时，潜在的发生股骨前方非正常滑动的概率也更大[21]。

总结

　　目前，有多种不同运动学特性的 TKA 假体。诸如：①后稳定型（PS）假体切除前、后交叉韧带后，在膝关节屈曲时更多地依赖凹轮—柱结构，并迫使股骨后部发生位移。此型假体通过增加稳定性和减少胫骨假体对股骨后部的冲击以增加膝关节屈曲程度。②交叉韧带保留型（CR）假体则保留交叉韧带，并适当地拉伸后交叉韧带。CR 假体通过韧带的平衡和后交叉韧带以达到上述目的。③内旋转型（MR）假体则在拥有稳定性同时，通过高度同心胫骨插入物和股骨髁保持自然膝关节在胫骨内旋时的"螺杆"结构。椭圆形内侧股骨髁和内侧胫骨衬垫以及有凹槽的外侧间隔在支持股骨回落的同时复制了正常膝关节的内侧旋转轴。

　　人们对不同类型假体间的差异和 / 或其各自的优缺点并不明确，而且难以用文字表述。自从 1970 年第 1 例 TKA 术实施以来，TKA 获得了长期的成功并正在不断地改进和发展，最近 10 年来研究的最高目标是取得自然膝关节负重屈曲弧。PS 假体或许可以更好地制造出股骨后部回落[17]。但目前，尚无任何一种假体可以完全复制自然膝关节的运动学特性。虽然术后 15 ～ 20 年假体生存率及手术满意率已达 90% ～ 95%[24]，但是，为了能更好地复制正常的膝关节，并增强患者膝关节的屈曲度和稳定性以及改善患者术后肢体的外观，人们正在进行更多的研究。

参考文献

[1] Stiehl JB, Dennis DA, Komistek RD, Crane HS (1999) In vivo determination of condylar lift-off and screw-home in a mobile-bearing total knee arthroplasty. J Arthroplasty 14:293–299.

[2] Most E, Zayontz S, Li G, Otterberg E, Sabbag K, Rubash HE (2003) Femoral rollback after cruciateretaining and stabilizing total knee arthroplasty. Clin Orthop Relat Res 410:101–113.

[3] Nishio Y, Onodera T, Kasahara Y, Takahashi D, Iwasaki N, Majima T (2014) Intraoperative medial pivot affects deep knee fl exion angle and patientreported outcomes after total knee arthroplasty. J Arthroplasty 29:702–706.

[4] Li G, Most E, Otterberg E, Sabbag K, Zayontz S, Johnson T et al (2002) Biomechanics of posteriorsubstituting total knee arthroplasty: an in vitro study. Clin Orthop Relat Res 404:214–225.

[5] Hossain F, Patel S, Rhee SJ, Haddad FS (2011) Knee arthroplasty with a medially conforming ball-andsocket tibiofemoral articulation provides better function. Clin Orthop Relat Res 469:55–63.

[6] Insall JN, Lachiewicz PF, Burstein AH (1982) The posterior stabilized condylar prosthesis: a modifi cation of the total condylar design. Two to four-year clinical experience. J Bone Joint Surg Am 64:1317–1323.

[7] Puloski SK, McCalden RW, MacDonald SJ, Rorabeck CH, Bourne RB (2001) Tibial post wear in posterior stabilized total knee arthroplasty. An unrecognized source of polyethylene debris. J Bone Joint Surg Am 83:390–397.

[8] Dolan MM, Kelly NH, Nguyen JT, Wright TM, Haas SB (2011) Implant design infl uences tibial post wear damage in posterior-stabilized knees. Clin Orthop Relat Res 469:160–167.

[9] Dennis DA, Komistek RD, Stiehl JB, Walker SA, Dennis KN (1998) Range of motion after total knee arthroplasty: the effect of implant design and weightbearing conditions. J Arthroplasty 13:748–752.

[10] Fallahiarezoodar A, Abdul Kadir MR, Alizadeh M, Naveen SV, Kamarul T (2014) Geometric variable designs of cam/post mechanisms infl uence the kinematics of knee implants. Knee Surg Sports Traumatol Arthrosc 22:3019–3027.

[11] Fang CH, Chang CM, Lai YS, Chen WC, Song DY,

McClean CJ et al (2014) Is the posterior cruciate ligament necessary for medial pivot knee prostheses with regard to postoperative kinematics? Knee Surg Sports Traumatol Arthrosc [Epub ahead of print].

[12] Kitagawa A, Ishida K, Chin T, Tsumura N, Iguchi T (2014) Partial restoration of knee kinematics in severe valgus deformity using the medial-pivot total knee arthroplasty. Knee Surg Sports Traumatol Arthrosc 22:1599–1606.

[13] Miyazaki Y, Nakamura T, Kogame K, Saito M, Yamamoto K, Suguro T (2011) Analysis of the kinematics of total knee prostheses with a medial pivot design. J Arthroplasty 26:1038–1044.

[14] Morra EA, Greenwald AS (2005) Polymer insert stress in total knee designs during high-fl exion activities: a fi nite element study. J Bone Joint Surg Am 87(Suppl 2):120–124.

[15] Laskin RS, Maruyama Y, Villanueva M, Bourne R (2000) Deep-dish congruent tibial component use in total knee arthroplasty: a randomized prospective study. Clin Orthop Relat Res 380:36–44.

[16] Victor J, Banks S, Bellemans J (2005) Kinematics of posterior cruciate ligament-retaining and -substituting total knee arthroplasty: a prospective randomised outcome study. J Bone Joint Surg Br 87:646–655.

[17] Dennis DA, Komistek RD, Mahfouz MR, Haas BD, Stiehl JB (2003) Multicenter determination of in vivo kinematics after total knee arthroplasty. Clin Orthop Relat Res 416:37–57.

[18] Banks SA, Markovich GD, Hodge WA (1997) In vivo kinematics of cruciate-retaining and -substituting knee arthroplasties. J Arthroplasty 12:297–304.

[19] Haas BD, Komistek RD, Stiehl JB, Anderson DT, Northcut EJ (2002) Kinematic comparison of posterior cruciate sacrifi ce versus substitution in a mobile bearing total knee arthroplasty. J Arthroplasty 17:685–692.

[20] Seon JK, Park JK, Shin YJ, Seo HY, Lee KB, Song EK (2011) Comparisons of kinematics and range of motion in high-fl exion total knee arthroplasty: cruciate retaining vs. substituting designs. Knee Surg Sports Traumatol Arthrosc 19:2016–2022.

[21] Dennis DA, Komistek RD, Colwell CE Jr, Ranawat CS, Scott RD, Thornhill TS et al (1998) In vivo anteroposterior femorotibial translation of total knee arthroplasty: a multicenter analysis. Clin Orthop Relat Res 356:47–57.

[22] Schmidt R, Komistek RD, Blaha JD, Penenberg BL, Maloney WJ (2003) Fluoroscopic analyses of cruciate-retaining and medial pivot knee implants. Clin Orthop Relat Res 410:139–147.

[23] Harman MK, Banks SA, Hodge WA (2001) Polyethylene damage and knee kinematics after total knee arthroplasty. Clin Orthop Relat Res 392: 383–393.

[24] Moonot P, Shang M, Railton GT, Field RE, Banks SA (2010) In vivo weight-bearing kinematics with medial rotation knee arthroplasty. Knee 17:33–37.

第十三章 全膝关节置换术的调整策略

苏吉思·科南（Sujith Konan），斯蒂芬·豪威尔（Stephen Howell）和山姆·奥塞迪克（Sam Oussedik）

13.1 简介：机械性和运动学功能的调整和校正

膝关节假体在体内安装的位置直接决定了其功能和存活期限。关于如何使三维平面同时达到"理想"目标的议题已引发很多争论。这些争论中有两点格外重要，即假体结构性的调整与运动性能的校正[1-3]。前者旨在使人工关节的冠状面建立平衡机制，从而尽可能地减少关节面磨损以延长关节的存在期限。后者则要求人工关节假体尽可能与自然关节接近，以期减少周围软组织的应激性变化及实现功能的最大化。膝关节的运动轴如表 13.1 所示。本章将论证调整人工膝关节机械性能、运动功能的方法和常见隐患，以及对股骨和胫骨假体运动学调整的问题进行深入研讨。

13.2 全膝关节置换术的机械校准

下肢力线是通过耻骨联合的垂直参考线[8]。解剖轴则是沿着股骨和胫骨髓腔内中轴走行的直线[9,10]。机械轴是股骨头中点到距骨中点的连线。解剖轴是各横截面中心点的连线。主要组别及对其的描述见表 13.2。

表 13.1 膝关节运动轴

轴	描述
膝关节屈曲轴	在屈曲角位于 20°~120° 之间时，穿越股骨后部髁中点的轴线就像穿过两侧车轮的车轴，代表屈曲和伸直时股骨和胫骨的自然弧度[2, 4]
髌骨屈曲轴	与胫骨屈曲轴基本平行，在其前端两轴线平均距离为 10mm，在近端则为 12mm。该轴线代表髌骨、股骨间的自然弧度[5, 6]
胫骨纵向旋转轴	与胫骨、髌骨旋转轴线垂直，代表髌骨、股骨内旋、外转时的自然弧度[4, 5, 7]

表 13.2 膝关节机械轴

组别	描述
胫骨机械轴	与肢体机械轴平行（0°）
股骨关节面机械轴	与中垂线成 3° 外翻
股骨关节面解剖轴	从中线外翻 9°
胫骨解剖轴	与中线成 3° 内翻
胫骨机械—解剖轴夹角（TMA）	0° 或处于中立位
股骨机械—解剖轴夹角（FMA）	6° 或外翻
胫骨—股骨解剖轴夹角（AFT）	股骨关节面相对解剖定位轴为 9° 外翻，胫骨与解剖定位轴间则为 3° 内翻角。AFT 接近 6°
胫骨—股骨机械轴夹角（MFT）	股骨关节面相对机械定位轴有 3° 外翻，胫骨与解剖定位轴间则有 3° 内翻角。MFT 接近 0°

13.2.1 冠状面调校指标

精确测量股骨—胫骨机械轴夹角（MFT）须行下肢全长 X 线片检查，过去认为是 5°~7° 的外翻角 [11,12]。全长片也可用局部 X 线片代替 [13,14]，但是用局部 X 线片代替下肢全长片时，MFT 测量值变异可能达到 1.4°（SD，3°~5°）[13,14]。股骨假体可以通过髓内型、髓外型校准杆进行操作以使之遵循股骨解剖轴线，而恢复其正常的结构性。在冠状面上，股骨假体与股骨机械轴的夹角应为 6°（FMA 角）。

隐患：使用股骨校准杆选择切入点位置时可能发生错误，而导致无法正确地进行对齐操作。如果进入髓腔的孔过于靠近外侧，将导致股骨远端切削更加外翻。如果该孔过于靠近内侧，将导致股骨远端切削过度内翻。凡此均可影响软组织的平衡和随后进行的最终校准。

在胫骨侧，机械轴和解剖轴理论上是重合的，其目的是使轴线与膝关节和踝关节中点的连线重合。胫骨解剖轴可用髓内或髓外夹具确定。

隐患：在胫骨和股骨屈曲程度相当高的情况下使用髓内夹具需要更加谨慎。切入点的选择至关重要。在面对身材魁梧或患有肥胖症的患者时，髓外型夹具可能难以准确地测量骨与皮下组织的边界和踝关节的中点。切除胫骨时内翻是常见的错误，可导致膝关节的一侧过于拉紧而另一侧松弛。

传统的方法是对畸形冠状面上的软组织进行调整包括松解其凹侧和平衡其凸侧，一般是通过骨切除术和软组织松解术的组合实现。膝关节很难在有严重内外翻畸形的情况下获得良好的平衡状态 [15-34]。

13.2.2 矢状面的调校指标

矢状面机械轴是从股骨头中点到踝关节的连线。使 TKA 在矢状面上做到完美修复的方法并不

为人熟知，而且一般难以达到 [35-37]。通常矢状面定位是在术中通过髓内杆或髓外杆在术中进行测量以获取有限的解剖学数据来进行。定位时不但要考虑股骨与胫骨的夹角，也要根据假体设计的差异进行调整，因为部分假体在植入时多向这些轴的后部倾斜。在矢状面上，髓内固定杆的置入点过于向后可能导致股骨远端切口相对弯曲。如果切入点过于靠前，则可导致股骨远端切口相对延长。这些都对部件尺寸的选择产生影响，弯曲的切口缺乏合适的零部件，而延长的切口则需要更长的零件。

隐患：当计划对股骨进行过于靠前或靠后的切割时，股骨前室可能出现"过度填充"的现象。也可因股骨前方出现缺损而造成假体周围发生骨折的风险。

当膝关节屈曲时，股骨假体的旋转中心所在位置若被假体的前部或后部取代，或其长短不匹配，则可影响膝关节的屈曲而非伸直。组成运动部分的股骨部件若过于靠近或远离关节，关节的伸展空间将会增大或减小，但屈曲功能不受影响。胫骨假体的倾斜程度将影响关节屈曲和伸展之间的平衡。增加后倾斜角将因增加屈曲间隙而减少甚至使该倾斜角逆转，从而可导致屈曲时过于紧张。股骨近—远端和股骨—髌骨—胫骨关节依靠以下 3 项参数定位：①股胫关节的旋转位置（将在下一节中讨论）。②肌肉活动和韧带紧张度在髌骨上的动态平衡。③联合线的位置。这些参数界定了关节线和髌骨之间的相对位置。关于矢状面对齐程度对关节功能和使用期限的研究很少。感染会引起矢状面的不稳定 [38,39]。基姆（Kim）等 [36] 发现，股骨假体屈曲角大于 3°、胫骨假体矢状面成角小于 0° 或胫骨的倾斜度大于 7° 时则手术失败的风险极大。一些研究报道，在 TKA 中，使用有一定矢状面弯曲度的股骨假体可有效地提升成功率，而不至于使屈曲间隙过度增宽 [40]。

13.2.3 轴向调校指标

人们对获取屈曲时股骨假体旋转对线的最佳方

案仍有争议。一些研究者认为测量骨性标志是获取假体旋转参数及确定切除部位的最佳手段[41]。股骨上髁轴为屈曲运动的功能轴，可用于确定旋转假体参数[41]。股骨髁间沟在股骨髁轴上呈直角，该轴应为前后方向的轴。如果符合这两点，则手术"效果良好"，但并非完美。应谨慎使用髁后轴，因其具有很高的变异性，尤其是在膝外翻患者中应特别注意。

可采用间隙平衡技术，使股骨部件平行于胫骨近段被切除的部分，使双侧副韧带有相同的紧张度[42]。

有些研究者通过解剖学位置对股骨假体进行定位，例如通过测量股骨旋转的 TEA 值获取膝关节的屈曲轴[43]；选取膝关节球后囊的中点，将股骨髁分成 3 个区域[44]，测量这些区域各自的半径和中点[45]。当屈曲角位于 10°~150° 时，旋转中心在内、外侧副韧带之间的区域附近[45]。然而，该中心不能用固定的旋转平面模型描述[43]。霍利斯特（Hollister）等[4]用"轴定位器"的机械装置测定屈伸运动轴和纵向旋转轴，通过复合铰链模型对屈曲运动中两轴的动态位置进行定位。屈—伸轴通过内、外侧副韧带的起点，而纵向轴和旋转轴则通过胫骨上前、后交叉韧带（ACL 和 PCL）穿入股骨[4]。螺旋轴模型[46,47]的旋转轴活动使胫股关节发生所有运动。

假体的内旋转假体和髌骨的运动轨迹有直接相关关系[49]。当内旋角度为 1°~4° 时，髌骨将按照既定轨迹移动。若内旋角度为 5°~8° 时，可能导致髌骨半脱位。若内旋角度达 7°~14° 时，将导致全脱位甚至手术失败。

假体内旋转的程度与膝关节活动的轨迹相关。在关节屈曲时外侧韧带相对松弛，但内侧韧带更紧张。相应的，过度外旋可使内侧韧带松弛，外侧紧张，在关节屈曲时可发生脱位。在这两种情况下，由于韧带过于紧张，将限制膝关节的屈曲运动范围。伸肌的力学结构也将发生改变，最终导致髌骨假体

的异常活动以及假体的过度磨损和松动。

对胫骨发生孤立旋转的情况应予以重视和采取预防方法[50-52]。因为当胫骨假体在胫骨平台内旋时，胫骨将相对于股骨表面旋转。胫骨结节向侧方位移，Q 角增大，因而可导致髌骨半脱位[49]。

有关旋转定位对术后影响的研究结果往往并不完全可信，因为测量手段和术后评估的准确性还不够充分，同时没有"最佳"的旋转调校标准[36,53]。但是对于 TKA，旋转调校至关重要[54-56]。例如，当胫骨假体外旋角度小于 2° 或大于 5° 时会显著增加失败的风险[36]。

13.3 TKA 运动学调整的概念

TKA 运动学调整的目标是恢复自然胫骨关节面，调整并使膝关节松弛，与关节炎发病前相同。习惯上运动力学调整是以机械对准技术为可靠性的前提。然而，最基本的要求是让各个零件尽可能接近自然状态下的股骨—胫骨关节和使膝关节的 3 个运动轴之间相互协调配合[1,3]（图 13.1、图 13.2）。运动轴应当与自然的胫骨—股骨关节面平行或垂直[4-7]。

13.3.1 股骨假体在胫骨—股骨关节面上的运动学调整

TKA 的运动学调整要求股骨假体在向前（0°）和向后（90°）运动时达到自然关节的角度和水准。即在向前及向后运动时屈曲角分别达到 0° 和 90°。通过切除等厚的股骨髁以调整股骨假体的磨损程度和切除范围（图 13.3、图 13.4）。手术时需要评估关节软骨在股骨远端的磨损部位，并用刮匙去除磨损的软骨。股骨假体屈伸的位置由通过钻入股骨骨干 10cm 的钻入式定位杆确定，和远端关节垂直，且与股骨皮质平行（图 13.5）。股骨假体远、近端的内、

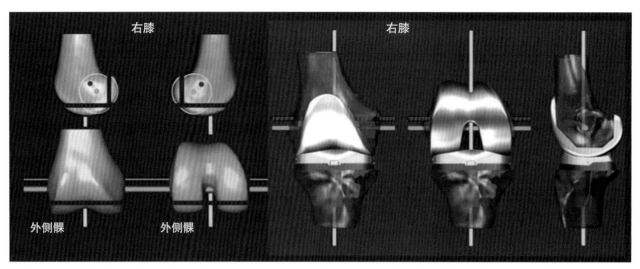

图 13.1　右侧股骨（左图）和运动学调整（右图）展示股骨远近段切除、关节线、假体的 6 向自由运动位与 3 条膝关节运动轴的关系[16]。绿线为胫骨屈曲轴，紫红色线为髌骨屈曲轴，胫骨纵向运动轴为紫色线。3 条轴线均与关节线接近平行或垂直。通过使股骨远端切除、保持股骨假体厚度均匀、对股骨后髁假体进行运动学校准从而对磨损和切口部位进行补偿

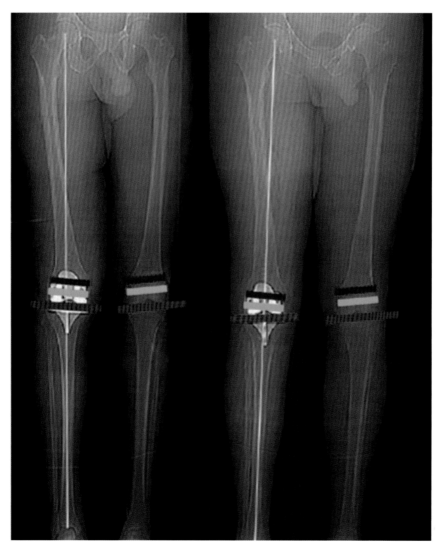

图 13.2　TKA 运动学调整（左侧患者）恢复至自然胫—股关节面（蓝线）肢体（白线）和膝关节定位以及联合胫骨轴（绿线）和髌骨线（紫红色线）。实行 TKA 机械性调整（右侧患者）改变自然的胫—股关节面（红线）、下肢和膝关节定位的正常状态，并使股骨假体部件向胫骨和髌骨的轴倾斜。与机械性调整相比，运动学调整可达到相同功能，而且肢体内翻和膝关节异常的程度更低

外翻定位则参照偏离股骨远端的假体。远端股骨的切除也需定位杆的导引以补偿软骨组织 2mm 的磨损，并调节股骨远端内、外侧切除的厚度，使之考虑磨损补偿量后与股骨髁厚度相当[3,15]。股骨部件前—后和内—外旋转设定时，旋转角度为 0° 的参考点为股骨部件与股骨后髁相接触处（图 13.6）。

13.3.2 将胫骨假体的假体功能调整至自然胫骨—股骨关节面水准的方法

TKA 胫骨的运动学调整旨在将胫骨假体的假体达到自然胫骨内—外、屈—伸、内旋—外旋时以及远、近端的位置。

手术从评估胫骨外侧的关节面开始。胫骨假体的假体内—外旋转位置通过测量胫骨踝关节椭圆形边界的轴线来确定（图 13.7）。在胫骨关节面上，用平行于主轴的两支针进行引导。习惯上对胫骨假体进行踝关节运动定位时，第一趾蹼必须位于锯槽处（图 13.8）。踝关节调节内收、外旋倾角的滑块时需调节至凹槽与滑块平行，且凭借视觉判断填补软骨磨损与骨缺损。对屈—伸位置的调节则要求锯槽内第一趾蹼的倾斜角与内侧关节倾斜角平行。调整胫骨假体远、近端位置时，调节锯槽至胫骨踝中心周围 10mm 时精确切除[3]。调整胫骨假体使其与胫骨

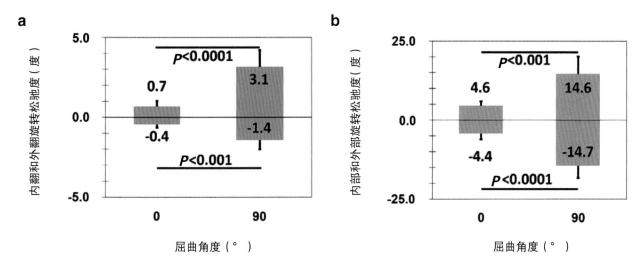

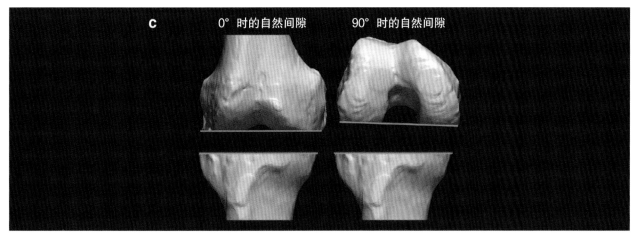

图 13.3　（a、b）此组柱状图展示自然膝关节在屈曲 0°～90° 之间时，内翻（+）、外翻（-）、内向（+）和外向（-）的旋转松弛度。（c）进行运动学定位后进行切割的情况下膝关节在屈曲 0°～90° 之间时的自然间隙[25]。标准偏离误差为 ±1

外侧髁的前—后轴平行，使膝关节伸展至屈曲角为0°，调节胫骨假体的旋内—旋外角度和厚度，直至旋内—旋外角可以忽略不计；屈曲膝关节至90°，调整胫骨假体的厚度和前—后倾斜角，使胫骨内、外旋转接近14°。正常的胫骨前偏移应使远端股骨内侧髁和显露时的膝关节相匹配、自然对位，并尽可能使膝关节接近正常时的松弛状态[3,16]。

13.4 后交叉韧带长度不足及严重外翻畸形时的运动学调整原则（图13.9）

对股骨施行切除后，若发现后交叉韧带长度不足，而置入体的设计要求允许时可采用比常规假体窄2mm的后稳定股骨假体。后稳定股骨假体通过骨水泥与股骨前切口接合后与股骨前切口之间的2mm用骨水泥填充。这样可保持关节线水平，同时弥补后交叉韧带因长度不足而引起的关节间隙增宽

3mm。如果所采用的假体不能如此调整时，则可将股骨远端切除2mm并使用2mm厚的垫片填补，以免远端关节线代偿性延长（图13.10）。

对于严重的外翻畸形，保持膝关节延伸至屈曲角为0°的状态，调整内收—外翻角和胫骨假体的厚度，直到内收—外翻松弛达到可以忽略不计为止（图13.11）。对于这样的膝关节，需要用脊柱针和"馅饼皮"技术谨慎地将内侧副韧带延长2~3mm，并采用椎板撑开器牵引。完成延长操作后，将胫骨内翻2°~3°，插入2mm厚的垫片，将踝关节向内侧移动18~21mm，以矫正膝外翻畸形。

13.5 存活，聚乙烯物磨损，功能

修复机械轴是延长人工膝关节假体使用期限的关键。过去，是通过测量TKA假体内翻度（0°~12°）的解剖定位来进行的[17-19]，以及通过下肢全长X线片测量马昆特（Maquent）线检测机械轴是否

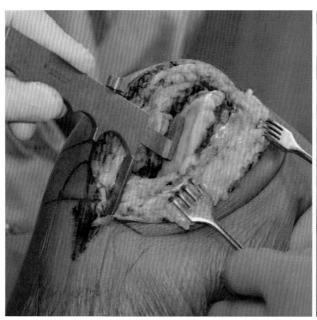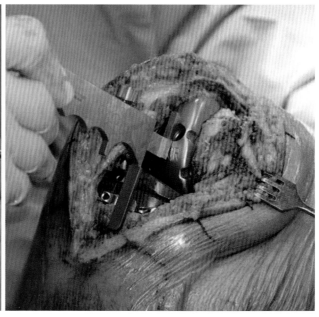

图13.4　右膝关节屈曲90°的照片展示对髌骨和股骨远端内侧关节面之间生理性向前偏移进行测量的过程。左图为内翻畸形时的术野，右图为使用试模进行调整的过程。考虑到聚乙烯垫的磨损，股骨两端需要预留出2mm。调节前—后倾斜率以及胫骨假体的厚度直至胫骨内、外旋转角接近14°。此时从股骨远端髁到胫骨近端的前偏移以及屈曲90°时的前—后定位和膝关节轴线将达到正常水平

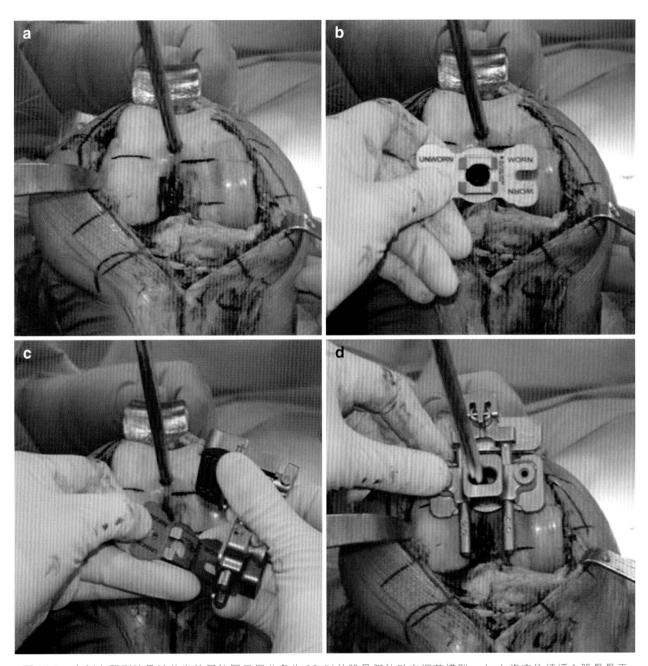

图 13.5　右侧内翻型膝骨关节炎的假体展示屈曲角为 0° 时的股骨假体动态调节模型。（a）将定位杆插入股骨骨干 10cm，并垂直于远端关节，平行于前端骨皮质。（b）股骨远端偏移 2mm 以补偿远端软骨内侧磨损。（c）注意股骨远端和股骨远端切口的定位。（d）在屈曲角为 0° 时该部件插在定位杆上，直至与股骨远端关节接触。以上各步骤确保股骨假体的内、外翻和屈曲－伸直旋转与远－近移动达到正常情况下股骨关节表面的水平

调整至 0°（SD 3°）的方法 [9,20-23]。最近的研究结果显示，接受上述两种不同调整方式的手术成功率没有明显差异 [14,24-26]。

假体错位的问题已受到人们的广泛关注。胫骨假体内翻 3.9° 以上时，手术失败率明显上升。当肢体内翻程度 >5° 时，乙烯聚合物垫内侧的磨损程度明显增加 [27]。

股骨假体的解剖角 >8° 时手术失败率明显上升。若胫骨假体相对于胫骨轴内翻，或一个假体相对于其他假体排列不齐时，将影响整个假体对齐。

在一些研究中，人们对对齐和术后功能之间的关系的问题仍有争议 [28]。这些研究显示，进行内、

外翻机械性定位者 1 年后随访结果和在冠状面上与中立位相差 3° 以内者没有区别[29,30]。

13.6 膝关节运动学调整和机械性调整的对比研究

对假体定位和术后成功率的研究结果显示，在

假体的 4 种方案中，若机械轴的夹角大于 3° 时，则早期失败率将显著提高。最近研究证明，肢体与膝关节的对齐方式不同，因而中期失败率很高。一项随机试验结果表明，髋膝踝关节的角度（误差 0.3°，P=0.693）和膝关节解剖角（误差 0.8°，P=0.131）相近的机械性和运动学对齐组，与机械性对齐组相比较，运动学对齐组的股骨假体夹角外翻

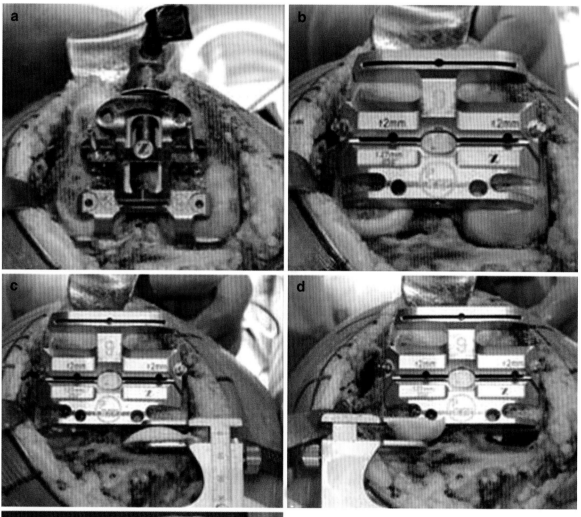

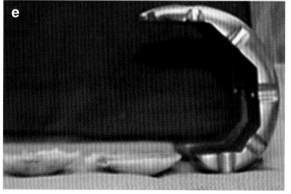

图 13.6　右侧内翻膝关节屈曲 90° 时动态调整股骨假体的步骤。（a）在股骨后髁处插入 1 支 0° 旋转的导向器并固定。(b) 将合适尺寸的斜角导向器插入针孔。(c) 用尺测量股骨内侧后髁。(d) 测量股外侧后髁的厚度。(e) 股骨假体内—外旋转和前—后移动到股骨正常关节面

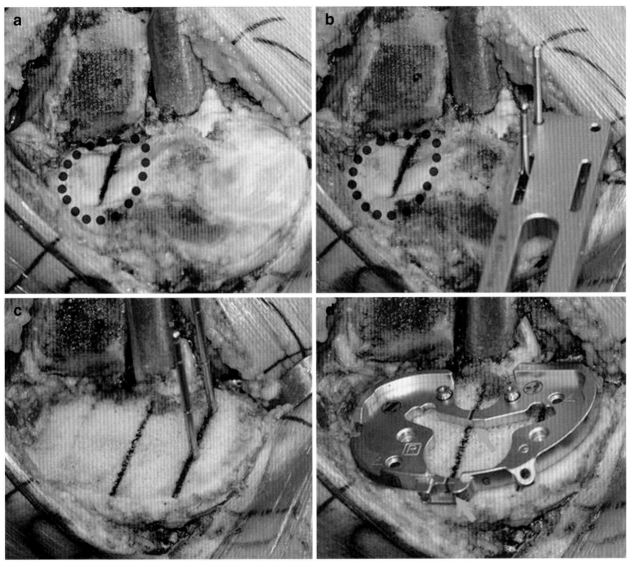

图 13.7　展示右膝关节内、外旋转时胫骨假体的定位步骤。（a）外侧胫骨髁关节面的椭圆形表面轮廓已画出（黑点），椭圆面的主要轴线也已行标记（蓝线）。(b)用导引器钻孔并置入 2 支平行于主轴的针。(c)胫骨关节面已经移除，并钻出 2 个孔（销子处），与钻孔的垂直线已标出。(d)定位标志（绿色箭头）显示胫骨假体基板的前后轴线与上述直线相垂直

大于前者 2.4°（$P < 0.0001$），胫骨假体则大于前者 2.3°（$P < 0.0001$）外翻[32]。一项多中心病案系统比较表明，使用传统手段定位的特殊患者与施行运动学定位的特殊患者相比较，膝关节脱位和严重外翻的风险更高[31]。对施行运动学调整的患者术后 3 年和 6.3 年的随诊结果显示胫骨假体内翻并不影响置入物的生存率和功能[33,34]。以上柱状图的 P 值为 0.05，表明膝关节屈曲角为 90° 时，其松弛度比处于 0° 时更高。在屈曲 90° 时，其屈曲间隙具有

对称性，横向间隙比内侧间隙更大，且大于屈曲度为 0° 时的横向间隙和纵向间隙。

在功能方面，一项对术后 2 年患者的随机临床调查结果显示，施行 TKA 运动学定位患者在缓解疼痛、关节功能恢复和屈曲运动度等方面较施行机械性定位的 TKA 患者更佳[8]。多中心病案系统比较研究结果表明，行运动学定位的 TKA 患者自我感觉比施行所谓机械性调整的 TKA 患者更"接近正常"。

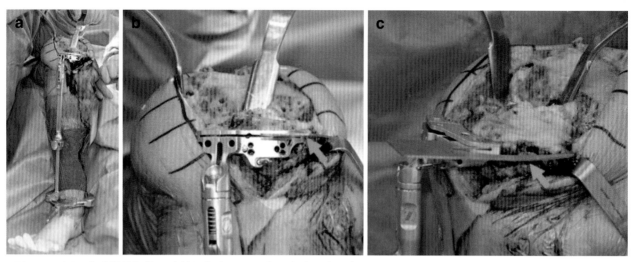

图 13.8　显示右膝胫骨假体运动学调整过程。(a) 将一个传统的髓外胫骨切除导引器应用于踝关节。（b）将第一趾蹼置于锯槽处（绿色箭头）；胫骨截骨板的内—外翻定位需要通过踝关节处导引器上的内—外翻骨滑块进行调整的。通过直视下对软骨和骨磨损程度的评估后，锯槽应与胫骨关节面垂直。(c)胫骨假体的屈伸定位则通过第一趾蹼（绿色箭头处）的倾角来调节，直至其与内侧关节线垂直。对胫骨假体远、近端的定位则通过 10mm 的胫骨切除量尺进行调节，并调整锯槽直至量尺到达未被穿破的胫骨髁。通过上述步骤，可使胫骨假体的内翻—外旋、屈伸旋转和远近位移达到胫骨正常情况下的水平

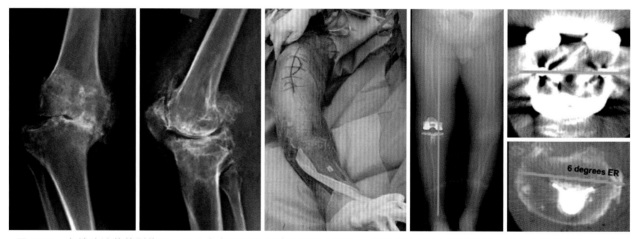

图 13.9　术前膝关节的影像图，可见术中严重内翻畸形和屈曲挛缩，术后 CT 显示下肢和股骨、胫骨假体的轴向。对该患者进行 TKA 校正时，并非采取放松内侧副韧带的方法而是通过完整的后交叉韧带使假体运动学定位和膝关节轴线达到正常关节的水平。将胫骨假体的旋转设置到股骨假体上　（绿线）

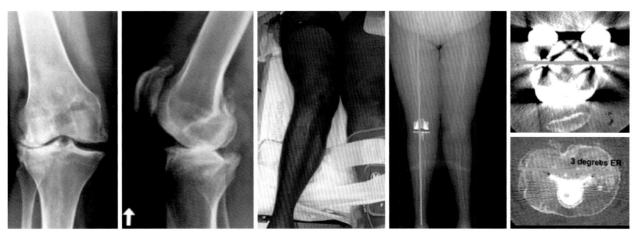

图 13.10 术前膝关节的影像，可见患膝有外翻畸形和屈曲挛缩，术后 CT 显示下肢和股骨、胫骨假体的轴向图像。对该患者进行 TKA 调整时，并非采取放松外侧副韧带而是通过被剪切的后交叉韧带使假体动力学定位和膝关节轴线达到正常关节的水平。将胫骨假体的旋转设置于股骨假体上（绿线）

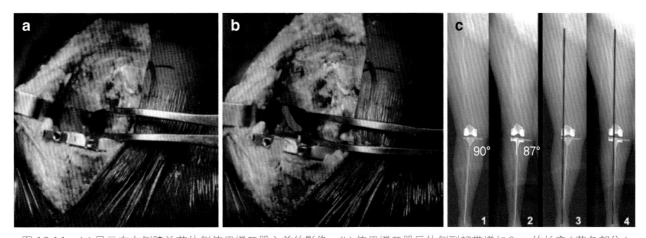

图 13.11 (a) 显示在右侧膝关节外侧使用撑开器之前的影像。(b) 使用撑开器后外侧副韧带增加 3mm 的长度（蓝色部位）并进行校正后的情况。(c) 另一患者，初次 TKA 术时将其膝关节和肢体过度向左外翻。胫骨假体最初和胫骨机械轴线的交角为 90°（1），此举导致腿部向左侧过度外旋 (3)。 矫正后，胫骨假体和胫骨机械轴线的交角为 87°（2），侧副韧带延长 3mm，并使用较厚的衬垫，踝部向内侧移动 20mm，从而使下肢恢复到正常状态（4）

总结

　　虽然 TKA 的运动学技术由于在早期和中程随诊中证明对关节功能恢复有益而受到关注和重视，但 TKA 的机械调整技术仍在广泛应用。这是因为至今尚无两者置换关节后患者生活情况更好的研究证据。因此，目前机械调整与运动学调整两种治疗方法仍同时应用于 TKA 的临床实践。

参考文献

[1] Dossett HG, Estrada NA, Swartz GJ, LeFevre GW, Kwasman BG (2014) A randomised controlled trial of kinematically and mechanically aligned total knee replacements: two-year clinical results. Bone Joint J 96-B:907–913.

[2] Eckhoff DG, Bach JM, Spitzer VM et al (2005) Three-dimensional mechanics, kinematics, and morphology of the knee viewed in virtual reality. J Bone Joint Surg Am 87(Suppl 2):71–80.

[3] Howell SM, Papadopoulos S, Kuznik KT, Hull ML (2013) Accurate alignment and high function after kinematically aligned TKA performed with generic instruments. Knee Surg Sports Traumatol Arthrosc 21:2271–2280.

[4] Hollister AM, Jatana S, Singh AK, Sullivan WW, Lupichuk AG (1993) The axes of rotation of the knee. Clin Orthop Relat Res 290:259–268.

[5] Coughlin KM, Incavo SJ, Churchill DL, Beynnon BD (2003) Tibial axis and patellar position relative to the femoral epicondylar axis during squatting. J Arthroplasty 18:1048–1055.

[6] Iranpour F, Merican AM, Baena F, Rodriguez Y, Cobb JP, Amis AA (2010) Patellofemoral joint kinematics: the circular path of the patella around the trochlear axis. J Orthop Res 28:589–594.

[7] Eckhoff D, Hogan C, DiMatteo L, Robinson M, Bach J (2007) Difference between the epicondylar and cylindrical axis of the knee. Clin Orthop Relat Res 461:238–244.

[8] Pickering D, Rose V, Armstrong B (1976) Pre- and postoperative growth in persistent ductus arteriosus. Arch Dis Child 51:562–563.

[9] Jeffery RS, Morris RW, Denham RA (1991) Coronal alignment after total knee replacement. J Bone Joint Surg Br 73:709–714.

[10] Maquet P (1972) Biomechanical treatment of ischemic necrosis of the femur head. Acta Orthop Belg 38:526–536.

[11] Lombardi AV, Berend KR, Ng VY (2011) Neutral mechanical alignment: a requirement for successful TKA: affi rms. Orthopedics 34:504–506.

[12] Petersen TL, Engh GA (1988) Radiographic assessment of knee alignment after total knee arthroplasty. J Arthroplasty 3:67–72.

[13] McGrory JE, Trousdale RT, Pagnano MW, Nigbur M (2002) Preoperative hip to ankle radiographs in total knee arthroplasty. Clin Orthop Relat Res 404:196–202.

[14] Morgan SS, Bonshahi A, Pradhan N, Gregory A, Gambhir A, Porter ML (2008) The infl uence of postoperative coronal alignment on revision surgery in total knee arthroplasty. Int Orthop 32:639–642.

[15] Nam D, Lin KM, Howell SM, Hull ML (2014) Femoral bone and cartilage wear is predictable at 0° and 90° in the osteoarthritic knee treated with total knee arthroplasty. Knee Surg Sports Traumatol Arthrosc 22:2975–2981.

[16] Nedopil AJ, Howell SM, Rudert M, Roth J, Hull ML (2013) How frequent is rotational mismatch within 0°Â ± 10° in kinematically aligned total knee arthroplasty? Orthopedics 36:1515–1520.

[17] Lotke PA, Ecker ML, Alavi A (1977) Painful knees in older patients: radionuclide diagnosis of possible osteonecrosis with spontaneous esolution. J Bone Joint Surg Am 59:617–621.

[18] Hvid I, Nielsen S (1984) Total condylar knee arthroplasty. Prosthetic component positioning and radiolucent lines. Acta Orthop Scand 5:160–165.

[19] Hood RW, Vanni M, Insall JN (1981) The correction of knee alignment in 225 consecutive total condylar knee replacements. Clin Orthop Relat Res 160: 9094–9105.

[20] D'Lima DD, Hermida JC, Chen PC, Colwell CW (2011) Polyethylene wear and variations in knee kinematics. Clin Orthop Relat Res 92:124–130.

[21] Green GV, Berend KR, Berend ME, Glisson RR, Vail TP (2002) The effects of varus tibial alignment on proximal tibial surface strain in total knee arthroplasty: the posteromedial hot spot. J Arthroplasty 17:1033–1039.

[22] Werner FW, Ayers DC, Maletsky LP, Rullkoetter PJ (2005) The effect of valgus/varus malalignment on load distribution in total knee replacements. J Biomech 38:349–355.

[23] Hsu RW, Himeno S, Coventry MB, Chao EY (1990) Normal axial alignment of the lower extremity and load-bearing distribution at the knee. Clin Orthop Relat Res 255:215–227.

[24] Parratte S, Pagnano MW, Trousdale RT, Berry DJ (2010) Effect of postoperative mechanical axis alignment on the fi fteen-year survival of modern, cemented total knee replacements. J Bone Joint Surg Am 92: 2143–2149.

[25] Ritter MA, Davis KE, Meding JB, Pierson JL, Berend ME, Malinzak RA (2011) The effect of alignment and BMI on failure of total knee replacement. J Bone Joint Surg Am 93:1588–1596.

[26] Bonner TJ, Eardley WGP, Patterson P, Gregg PJ (2011) The effect of post-operative mechanical axis alignment on the survival of primary total knee replacements after a follow-up of 15 years. J Bone Joint Surg Br 93:1217–1222.

[27] Collier MB, Engh CA, McAuley JP, Engh GA (2007) Factors associated with the loss of thickness of polyethylene tibial bearings after knee arthroplasty. J Bone Joint Surg Am 89:1306–1314.

[28] Magnussen RA, Weppe F, Demey G, Servien E, Lustig S (2011) Residual varus alignment does not compromise results of TKAs in patients with preoperative varus. Clin

Orthop Relat Res 469:3443–3450.

[29] Choong PF, Dowsey MM, Stoney JD (2009) Does accurate anatomical alignment result in better function and quality of life? comparing conventional and computer-assisted total knee arthroplasty. J Arthroplasty 24:560–569.

[30] Longstaff LM, Sloan K, Stamp N, Scaddan M, Beaver R (2009) Good alignment after total knee arthroplasty leads to faster rehabilitation and better function. J Arthroplasty 24:570–578.

[31] Nunley RM, Ellison BS, Zhu J, Ruh EL, Howell SM, Barrack RL (2012) Do patient-specifi c guides improve coronal alignment in total knee arthroplasty? Clin Orthop Relat Res 470:895–902.

[32] Dossett HG, Swartz GJ, Estrada NA, LeFevre GW, Kwasman BG (2012) Kinematically versus mechanically aligned total knee arthroplasty. Orthopedics 35: 160–169.

[33] Howell SM, Howell SJ, Kuznik KT, Cohen J, Hull ML (2013) Does a kinematically aligned total knee arthroplasty restore function without ailure regardless of alignment category? Clin Orthop Relat Res 471:1000–1007.

[34] Howell SM, Howell SJ, Hull ML (2010) Assessment of the radii of the medial and lateral femoral condyles in varus and valgus knees with osteoarthritis. J Bone Joint Surg Am 92:9098–9104.

[35] Chauhan SK, Clark GW, Lloyd S, Scott RG, Breidahl W, Sikorski JM (2004) Computer-assisted total knee replacement. A controlled cadaver study using a multi-parameter quantitative CT assessment of alignment (the perth CT protocol). J Bone Joint Surg Br 86:818–823.

[36] Kim Y, Park J, Kim J, Park S (2014) The relationship between the survival of total knee arthroplasty and postoperative coronal, sagittal and rotational alignment of knee prosthesis. Int Orthop 38:379–385.

[37] Sikorski JM, Blythe MC (2005) Learning the vagaries of computer-assisted total knee replacement. J Bone Joint Surg Br 7:903–910.

[38] Pagnano MW, Hanssen AD, Lewallen DG, Stuart MJ (1998) Flexion instability after primary posterior cruciate retaining total knee rthroplasty. Clin Orthop Relat Res 356:39–46.

[39] Schwab JH, Haidukewych GJ, Hanssen AD, Jacofsky DJ, Pagnano MW (2005) Flexion instability without dislocation after posterior tabilized total knees. Clin Orthop Relat Res 440:9096–9100.

[40] Tsukeoka T, Lee TH (2012) Sagittal fl exion of the femoral omponent affects fl exion gap and sizing in total knee arthroplasty. J Arthroplasty 27:1094–1099.

[41] Berger RA, Rubash HE, Seel MJ, Thompson WH, Crossett LS (1993) Determining the rotational alignment of the femoral component in total knee arthroplasty using the epicondylar axis. Clin Orthop Relat Res 286:40–47.

[42] Katz MA, Beck TD, Silber JS, Seldes RM, Lotke PA (2001) Determining femoral rotational alignment in total knee arthroplasty: reliability of techniques. J Arthroplasty 6:301–305.

[43] Churchill DL, Incavo SJ, Johnson CC, Beynnon BD (1998) The transepicondylar axis approximates the optimal fl exion axis of the knee. Clin Orthop Relat Res 356:111–118.

[44] Kurosawa H, Walker PS, Abe S, Garg A, Hunter T (1985) Geometry and motion of the knee for implant and orthotic design. J Biomech 18:487–499.

[45] Elias SG, Freeman MA, Gokcay EI (1990) A correlative study of the geometry and anatomy of the distal femur. Clin Orthop Relat Res 60:9098–9103.

[46] Verlinden C, Uvin P, Labey L, Luyckx JP, Bellemans. J, Vandenneucker H (2010) The infl uence of malrotation of the femoral component in total knee replacement on the mechanics of patellofemoral contact during gait: an in vitro biomechanical study. J Bone Joint Surg Br 92:737–742.

[47] Soudan K, Van Audekercke R, Martens M (1979) Methods, diffi culties and inaccuracies in the study of human joint kinematics and pathokinematics by the instant axis concept. Example: the knee joint. J Biomech 12:27–33.

[48] Cobb JP, Dixon H, Dandachli W, Iranpour F (2008) The anatomical tibial axis: reliable rotational orientation in knee replacement. J Bone Joint Surg Br 90:1032–1038.

[49] Berger RA, Crossett LS, Jacobs JJ, Rubash HE (1998) Malrotation causing patellofemoral complications after total knee arthroplasty. Clin Orthop Relat Res 356:144–153.

[50] Briard JL, Hungerford DS (1989) Patellofemoral instability in total knee arthroplasty. J Arthroplasty 4(Suppl):87–97.

[51] Merkow RL, Soudry M, Insall JN (1985) Patellar dislocation following total knee replacement. J Bone Joint Surg Am 67:1321–1327.

[52] Nagamine R, Whiteside LA, White SE, McCarthy DS (1994) Patellar tracking after total knee arthroplasty. the effect of tibial tray malrotation and articular surface confi guration. Clin Orthop Relat Res 304: 262–271.

[53] Matziolis G, Krocker D, Weiss U, Tohtz S, Perka C (2007) A prospective, randomized study of computerassisted and conventional total knee arthroplasty. Three-dimensional

evaluation of implant alignment and rotation. J Bone Joint Surg Am 89:236–243.

[54] Ritter MA, Faris PM, Keating EM, Meding JB (1994) Postoperative alignment of total knee replacement. Its effect on survival. Clin Orthop Relat Res 299: 153–156.

[55] Oussedik S, Scholes C, Ferguson D, Roe J, Parker D (2012) Is femoral component rotation in a TKA reliably guided by the functional fl exion axis? Clin Orthop Relat Res 470:3227–3232.

[56] Romero J, Stahelin T, Binkert C, Pfi rrmann C, Hodler J, Kessler O (2007) The clinical consequences of fl exion gap asymmetry in total knee arthroplasty. J Arthroplasty 22:235–240.

第十四章 初次全膝关节置换术：髌骨表面重建术的抉择

迈尔斯·R. J. 库利肯（Myles R. J. Coolican）和维克拉姆·A. 姆哈斯卡（Vikram A. Mhaskar）

14.1 简介

髌骨表面重建术在全膝关节置换术中所占的比重逐年增长，并引发争论[1]。虽然现代膝关节手术不可能脱离对髌—股关节定位的考虑，但这在早期膝关节置换术中往往被忽视。现在人们已意识到这对膝关节置换术的成功极为重要[2-4]。膝关节前疼痛是手术失败的明显征兆和依据，髌股关节病理变化也是导致 TKA 手术失败的原因[5-9]。股骨、胫骨的定位对膝关节置换术后的功能恢复有显著的影响。因此，对于术者，了解髌骨的解剖学和生物力学特征至关重要[10-12]。

14.2 髌股关节的生物力学

髌骨最重要的功能是作为动力学支点并以支点为中心增强膝关节屈曲时的机械性优势，特别是在接近完全延伸时，与行髌股切除术的患者相比，通过髌骨向膝关节增加的延伸力量可增加 50%。髌骨在屈膝运动时，也可通过增加接触面积为股骨提供反作用力[13]。髌骨最初位于下方的关节面，在膝关节完全延伸或屈曲 10°～20°之间时位于滑车上。在屈曲 60°时的髌骨关节中心，屈曲 90°时以及屈曲大于 90°时髌骨中心等同时落在股骨内、外侧髁上[14,15]。髌股关节时刻承受到大量的动应力。例如，跳跃可使髌股关节承受 20 倍于体重（BW）的冲击力。从椅子上站起时承受 5 倍于体重的应力，上楼梯时承受 2.1 倍于体重的应力，下楼梯时则承受 5.7 倍于体重的应力[16-18]。

髌骨关节面修复后所承受的拉应力将上升 30%～40%，而延伸长度时反而降低。TKA 假体在膝关节过屈而下蹲时，会有更大的作用力传导至髌骨上侧、外侧和内侧关节面。由于术后残留的髌骨更薄弱，而容易导致髌骨骨折[19]。

14.3 髌骨置换术的历史

最初，髌骨置换术仅用于胫股关节置换。术后膝前痛的发病率为 40%～58%[7,20-26]。1970 年首次报道了采用"三柱"式聚氯乙烯关节假体与非约束性胫股关节联合使用的髌骨置换术[27-29]。因未对合滑车沟致使髌骨半脱位的发生率高达 6%[30]。由于假体置入物的突破性进展以及对胫骨、股骨假体定位方法的纠正，这一比重正在不断下降。伯内特（Burnett）等报道，髌骨置换术的术后满意率正不断提高。第一套可用于髌骨置换术的装置由拉纳瓦（Ranawat）等于 1976 年制成。通过穹顶形膝关节假体来防止受到股骨凹槽的约束[7,8,31]。金属支持型髌骨假体于 20 世纪 80 年代开始研制，旨在使多孔型假体获得生物性屈曲功能以及改进假体的负载承受能力和抗弯曲性。对此虽然尚无充分论据证明假体有以上效果。这种假体也存在许多问题，诸如疲劳性断裂、聚乙烯物变形和磨损以及假体解体等，从而引发人们对此项技术的质疑[33,34]。同时，由于以上原因，髌骨很难修复，因此，此项技术未广泛应用。近年来，全聚乙烯型髌骨假体假体已逐渐开始应用于临床[39]。

14.4 传统的手术适应证和禁忌证

对髌骨置换术，医生的观点可分为 3 派：

（1）为预防 TKA 术后膝前疼痛而在所有 TKA 术中行髌骨表面置换术。

（2）不认同髌骨表面置换术的优点而拒绝采用。

（3）确认手术对患者有益，且手术指征明确，在考虑患者能够理解和接受时施行，在术前或术中发现有严重髌骨磨损的患者也可采用。

无论是禁忌证或者是适应证，均有 10% 的患者术后可能出现膝前区疼痛[35-38]。适合施行髌骨表面置换术的症状如表 14.1 所示：

表 14.1　髌骨表面置换术的适应证和禁忌证

适应证	禁忌证
年长者	年轻者
有膝前疼痛和髌骨关节炎病史	身材矮小、瘦弱者
影像学检测发现髌股关节改变和术中发现髌软骨磨损	髌骨软骨关节面保存完好
关节炎症	髌骨运动轨迹较好
肥胖者	髌骨过薄不能行髌骨表面置换者
术中出现髌骨异常	
有髌骨脱位或半脱位病史	

14.5 置入物的设计

14.5.1 金属支撑型假体

这种假体研发并盛行于 20 世纪 80 年代，增加金属板以改进载荷传导，并在保护固定面的同时，通过多孔的金属支持件进行生物性固定[32,42]。金属板件的压力可减少聚乙烯物的厚度，因此受力的接触面积扩大，而且更易发生变形[41-44]。

14.5.2 全聚乙烯型假体

可分为以下类型：

·穹顶形假体：这是使用最广泛的髌骨假体。这种假体不承担延伸时的负荷，但是在膝关节屈曲时承受巨大的压缩力。股骨和滑车假体的改进可弥补此缺陷。

·结构改进型假体：这种假体的特点主要是在穹顶形假体的基础上增加屈曲时的接触面积，外观与墨西哥宽檐帽相似。研究提示这种假体虽可减少磨损，但必须使其能够承担旋转、倾斜和来自侧面的负荷。人们普遍认为，运动范围的增加并不会使磨损变得更加严重[45,46]。

·圆柱形假体：这种假体的使用较少，最初用于增加活动范围并在不影响其稳定性的前提下提高其与冠状面上连接的功能。假体较其他种类小 23~30mm。在置入物的中心有一个领状柱，可用或可不用骨水泥固定，而使用镶嵌技术置入。近 10 年来，术后成功率已高达 95% 以上[47]。

·仿真型假体：这种假体接近于自然髌骨的解剖学形态。在内、外侧分别有一个小面以促使接触面积的更大化以及使接触压力最小化。采用这样的设计是保持自然髌骨关节的生物力学特性。然而，仿真型假体则存在错位的倾向，由于置入时很难与股骨假体相配，因此较少使用[48-50]。

·移动轴承型假体：这种类型的假体具有良好的适应性和较低的接触压力，术后 12 年成功率高达 99%，另外，由于此型假体具有旋转胫骨平台，使假体可移动至合适位置，同时，无论膝关节的角度是多少以及手术对位如何，其荷载均能达到最小，从而可延长其生存期[51]。

14.6 材料学：超高分子量聚乙烯（UHMWPE）

超高分子量聚乙烯是近年来最适于制作髌骨假体的材料。其材料性能参数极为合适，特别是在与铬钴合金股骨假体连接时，其摩擦系数极低。即使其材料屈曲强度较低，但仍然是最适宜的材料。当超高分子量聚乙烯假体受到的屈服强度为膝关节屈曲 90° 时的 400% 时，将会发生断裂[52-55]。旋转平台的设计依据其屈曲强度进行。同时通过更高适应性而提高其耐磨性[56]。超高分子量聚乙烯假体承受的塑形更多取决于其用量而非其破坏程度[57]。仿真型和改进式穹顶形假体可减少磨损和变形[58,59]。即使是合适的假体，不断施加的隐性压力也会使其发生变形[56]。使用交联型超高分子量聚乙烯假体可降低胫骨假体上聚乙烯垫的磨损。澳大利亚国家关节病登记中心的数据显示，交联型超高分子量聚乙烯假体的使用量从 2003 年的 7.1% 增长到 2013 年的 42.9%[40]。

14.7 手术技巧

14.7.1 髌骨的准备、定位与校准

股骨滑车和假体旋转位置的改变直接影响或累及髌股关节。滑车类似飞机降落带，当飞机到来时其降落势不可挡。滑车的定位应参照髌骨假体的定位以确保髌骨假体能顺利地着轨，同时照顾到假体两侧的载荷。自然髌骨往往相对于突出矢状面的脊对称地将关节面分为较小但陡峭的内侧面和另一面积较大但平坦的外侧面。穹顶形的假体有一小型模仿自然膝关节结构的内侧面，前表面和略偏后的内侧面对于髌骨切割操作非常重要。通常情况下，内侧面过于单薄时，若两侧的切除量相等，则会导致髌骨排列倾斜。摆锯是最适用的操作工具，无论是徒手还是使用夹具都可以获得良好的切割效果。笔者认为，髌骨假体的切割是 TKA 中技术含量较高的操作，使用研磨系统进行下述内嵌入操作。在研磨后，膝关节假体应落在内侧缘以复制自然髌后隆起，并改善其运动轨迹。定位内偏 2mm 可以将横向荷载力的最大值降低 10 ~ 15N，并在屈曲 < 25° 时获得侧向剪切力以减少对释放空间的需求[60]。

在 TKA 术中，维持关节线非常重要。关节线过高所引起的髌骨下沉比高位髌骨更常见，这两种情况均影响正常的活动功能[61]。另一方面，笔者认为对于外翻畸形患者，将关节线提高 2~3cm 会获得更佳的生物力学平衡，比仍然按照关节线对位的效果更好。

14.7.2 髌骨的厚度

关节炎患者的髌骨两种情况：①厚度正常、软组织轻度缺损者。②软组织严重磨损、骨缺损者。后者经常因滑车发育不良而导致孤立型髌—股关节炎。关节表面置换技术的主要目的是使髌骨厚度达到 22 ~ 24mm[62]。身材较为魁梧的男性可以达到 28 ~ 30mm。髌骨置换通常需要 15mm 厚的天然髌骨，但有些医生认为厚度小于 12mm 者仍是手术指征[63]。不可为了使髌骨符合结构的完整性而过度切削骨组织，这一点很重要。许多人主

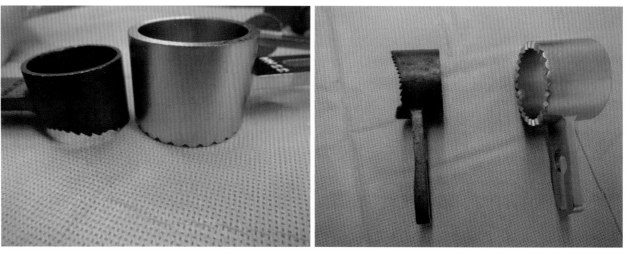

图 14.1 髌骨置换：插入有凹截面和齿状边缘的控制环。在进行逆时针运动时，外磨环将进行环切作业，边缘有直钝齿

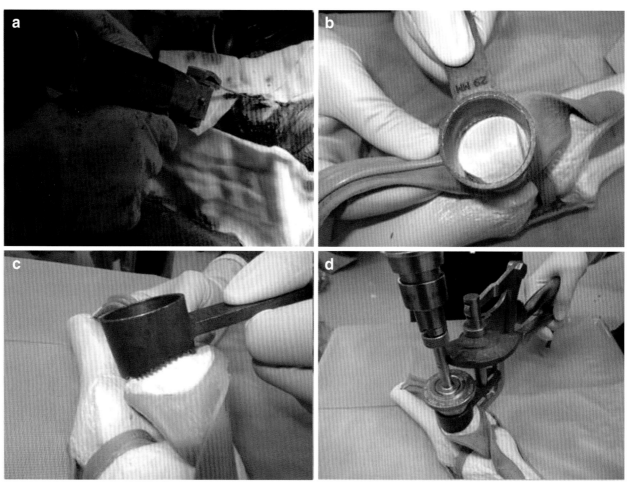

图 14.2 髌骨置换：（a）侧切。（b）铣环的位置，需要稳定。（c）控制环对髌骨进行充分接触并均匀地切割。（d）研磨髌骨至需要的厚度

张应恢复患者正常状态下的髌骨厚度，但也有人认为应减少髌骨厚度 1 ~ 2mm 以获得更佳的运动轨道以及在膝关节早期屈曲时，股四头肌更易发挥应有的功能[64]。增加髌骨厚度会导致过度填充，降低屈曲能力，并使骨折的风险增加[65]。

14.7.3 髌骨制备时的嵌体与表面嵌体铣切技术

嵌体加工是指在进行髌骨研磨操作后，在髌骨和所需置入的髌骨后表面相应位置钻孔而使之与挂钩结合。必要时，可使用髌骨固定环抱住研磨后的髌骨，并用齿状装置与髌周软组织相固定。研磨深度和平面应根据固定环的位置而决定。由于在研磨过程中产生的倾斜位置经常改变，因此给操作带来一定困难。镶嵌技术要求将髌骨置入研磨腔的后表面，并采用小于外置带齿环的髌骨固定环，使假体固定在骨骼上，以对抗研磨片带来的旋转力。将固定环定位在可以使钻孔系统工作稳定性最佳的位置上。因为在研磨过程中移植物往往会偏向远侧。作者倾向于使用表面镶嵌研磨技术以保证获得准确切割的平面和深度，并用咬骨钳和摆锯去除外侧骨缘。最后将移植物置于髌骨侧缘。此前先将镶嵌研磨环钳在髌骨上后用摆锯切割并完成满意的预期平面切割。

嵌体技术可以减少髌骨倾斜，增加复合强度和髌骨对齐程度。适时停止切割保证髌骨厚度以防止髌骨骨折，增强承受应力[66~68]。

14.7.4 侧向松解

笔者评估置入的髌骨轨迹，同时也检验了股骨和胫骨假体的旋转方式。术后很少出现术前由于侧方拉紧而导致的组织严重磨损。"不超过一个拇指"可以作为评估侧向紧张程度的标准。在闭合手术切口前如此测试：在拇指的压力或在膝关节屈曲时施加一个拇指的压力时，髌骨应位于膝关节屈曲位上[64,69]。在膝关节屈曲 30° ~40° 时，髌骨内侧应该位于内侧滑车上。虽然很多医生通过侧向紧张程度检查髌骨轨迹[69]，但笔者认为这种方法实际上很少应用。

14.7.5 镶嵌技术

笔者更倾向于在髌骨表面采用研磨技术，使表面镶嵌的假体易于定位，同时可保证其稳定性和准确性。笔者简易阐明镶嵌技术的重要性和在髌骨厚度不过薄的情况下可普遍应用。

首先清理髌骨周围软组织，然后用卡尺测量髌骨厚度。用触诊的方法确定髌骨远、近端的对称性，用摆锯进行斜侧小关节切除使之扁平。将内镶嵌环齿的位置加深，以保证髌关节面铣切后与髌骨及髌骨前表面接近或稍厚。最大控制环的自然稳定位应在髌骨上。其固定齿的设计为抵抗在铣切髌骨时能产生顺时针方向的应力。该环对髌骨安全，且有可改变深度的阻止装置，以确保有足够的骨量，同时可以限制骨切除的深度。须根据患者正常髌骨和需要置入物的厚度以及患者的身材进行调节，通常为22~28mm。必须确保固定环的齿钳夹在髌骨关节面上。咬合的部位决定研磨的深度。环上有一切口和凹槽相交。由于髌骨横截面形状并非对称，因此，在对膝外翻患者进行膝外翻手术时，应考虑和重视。

外镶嵌技术需要在研磨及用咬骨钳和摆锯修整髌骨后在髌骨表面钻孔以便将髌骨挂在挂钩上。试验证实，最大尺寸的假体也可以做到不突出，而且可位于内侧缘（图 14.1、图 14.2）。笔者在进行表面准备和置入时多采用脉冲进行清洗。全聚乙烯型假体需要用骨水泥固定并夹紧，直到水泥凝固以及置入物牢固固定为止。对运动轨迹也需要进行检查。如需侧方松解时，可用"馅饼式"技术处理。

14.7.6 镶嵌技术

镶嵌技术的第一步是测量和清除髌骨周边软组织、骨赘。随后利用髌骨圈套环上的齿咬夹，使之与周边软组织固定。通过钳夹调整研磨修整髌骨厚度，根据假体的不同类型，一般维持在 8 ~ 9mm。研磨后，移除固定环，测量厚度。如果对厚度不满意，可用拇指和食指测量，并用震荡锯进一步修整。相对于震荡锯，研磨不会偏移质地坚硬的表面，这是研磨的优势。

镶嵌研磨技术的缺点是研磨过程中不易保持髌骨假体固定在所需的位置而不利于髌骨周围的软组织。

14.8 髌骨置换的并发症

14.8.1 髌骨骨折

TKA 术后髌骨骨折的发生率为 0.5% ~ 2%，主要原因包括应力增加、关节排列不齐、骨水泥性热坏死和天然髌骨厚度减少等[70-73]。其他因素包括髌骨血运障碍，侧向紧张度反常导致血运障碍等。TKA 术后无明显诱因的髌骨骨折发生率为 0.05%.

奥里古拉（Orituguera）和贝利（Berry）将髌骨骨折分为 3 类。Ⅰ 型髌骨骨折：髌骨假体仍然处于稳定状态且伸肌结构正常。治疗时用圆柱形石膏外固定的非手术疗法治疗 6 周即可。Ⅱ 型髌骨骨折：伸肌结构破坏。对此型骨折可按张力带原则，用钢丝 + 钢针整复和加压固定骨折，并同时修复韧带。Ⅲ 型骨折的伸肌结构正常，但髌骨假体脱落。对于这类骨折，最好拆除髌骨假体和假体。Ⅲ型髌骨骨折：可分为剩余骨量比较合理的 Ⅲ a 型和骨残余量不足、髌骨厚度小于 10mm 的 Ⅲ b 型以及粉碎性骨折的

Ⅲ c 型髌骨骨折[74]。

14.8.2 髌骨假体脱落

髌骨假体脱落的发生率为 0.6% ~ 4.8%，低于股骨和胫骨假体脱落的发生率。随着金属支持型髌骨假体的使用，这一比例有所降低[75,76]。其他因素包括肥胖、侧方紧张不适感、挂钩结合不稳、骨残余量不足、股骨头坏死、关节线过高、屈曲角大于100°、假体对位不齐和骨溶解等[72,77,78]。

14.8.3 磨损

髌骨磨损是髌股关节衔接结构性不良的后果。在使用高分子量聚乙烯假体后，其发病率大幅度降低。患者的体重和运动范围往往是影响磨损的主要原因，尤其在屈曲大于 100° 时。

14.8.4 髌骨撞击和冲击

髌骨撞击征是指膝关节延伸时，伴发不同程度的撞击性疼痛感[79]。主要是因为胫骨远端和股四头肌肌腱之间生长突出的纤维性结节所致，或在膝关节屈曲 30° ~ 45° 之间时，髌骨上极被包埋在股骨缺口中间，特别是常见于后稳定型膝关节的股骨髁间窝的长端延伸时。关节镜下清理术是有效的治疗方法，但可经常复发。改进假体设计，特别是延长滑车沟的上部，可在很大程度上解决这一难题。

14.8.5 髌骨失稳

髌骨失稳表现为髌骨运动轨迹异常、半脱位或脱位等。其症状包括髌前局部不适、无力、自觉不稳定感、不敢屈膝、髌骨异常移位或锁定。髌骨失稳是髌骨表面置换术再次手术最常见的原因之一[25,75,80]。导致髌骨失稳的因素包括手术指

征掌握不当、假体设计缺陷和术中技术性失误等。膝外翻和外侧韧带松弛的肥胖患者 TKA 术后容易发生髌骨失稳。带有对称浅槽或矢状位半径中断的髌骨假体，由于其膝关节运动异常，可导致髌骨运动轨迹异常 [81,82]。

股骨、胫骨假体过度内旋、外翻、轨迹异常、高位髌骨、髌骨假体横置、髌骨切割不对称、髌骨侧向紧张程度测量不准确以及髌骨假体过厚均为导致髌骨失稳的原因。

对髌骨失稳的治疗，首先应查明其发病原因，然后进行对症治疗。

14.9 TKA 的二次髌骨表面置换术

由于关节软骨软化可导致髌前疼痛 [75,83-85]，有 2.5% ~ 10% 的 TKA 术后髌骨软化患者需行二次髌骨置换术。膝关节前疼痛在 TKA 术后的发病率为 4% ~ 21.4%。膝关节假体磨损和髌骨轨迹改变会加速病变过程 [75,83-86]。调查显示，二次手术后该症状明显改善。但对长期迁延的髌骨软化和髌股症状较重者，症状改善往往不明显。

14.10 对需要行膝关节二次手术者进行的髌骨准备工作

在进行假体翻修时若无脓毒症，术者可以选择使假体脱离原位、去除或维修假体或进行髌骨整形术。

（1）若假体位置适当且固定良好、无磨损，可保留髌骨假体。若置入物与翻修的股骨假体兼容，则会出现上述情况。

（2）若患者髌骨因其假体脱落，假体磨损，髌骨轨迹运动异常或髌骨从骨槽中脱出等而导致术后

膝前疼痛时应行髌骨置换翻修术。对于稳定尚可的髌骨假体，可用微型震荡锯在与骨水泥接合处进行修整。术中须小心保留骨量。使用高速"铅笔尖"式磨锥取除固定钉。同时可重新显露健康的骨床。存留的髌骨厚度不应低于 10mm。同时用骨水泥固定全聚乙烯髌骨假体垫。

（3）髌骨整形术用于髌骨骨折、术后脓毒症和髌骨骨层过薄的患者。需要移除骨水泥和游离体，并用咬骨钳和摆锯修整髌骨表面。有时还需进行横向松解。

14.11 髌表面置换的优缺点

医生经常进行髌骨表面置换，因为他们认为可降低术后膝前疼痛的发病率，避免再次进行置换手术，并获得更好的患者体验。多项研究证实，此手术可改善整体功能，并减少术后并发症 [1,83-87]。常规的髌骨置换术的主要缺点为髌骨骨折和髌骨软化症的发病率高。同时理论上髌骨骨量会丢失、髌骨的生物力学也会改变。在承受超负荷时，髌骨的磨损会加剧。在处理膝前疼痛时，修复过程也会变得很复杂。

14.12 全球范围内髌骨表面置换术的现状

澳大利亚国家关节数据中心 2005—2013 年的报告显示，施行髌骨表面置换术的患者比例逐年增长，由 2005 年的 41% 增长至 2012 年的 54%，并记录了 201 909 例不同时施行髌骨表面置换术的 TKA 和 184 333 例同时施行髌骨表面置换术的 TKA 病例。对 8126 例未行髌骨表面置换术的 TKA 病例进行统计，结果表明其翻修率分别为 5 年 4.3%，10 年 6.1%，13 年 7.4%。在 6.1% 的翻修病例中，膝

关节前疼痛占 19.8%，假体侵蚀占 5.2。对 5151 例同时施行髌骨表面置换术的患者进行统计，5 年翻修率为 3.2%，10 年翻修率为 4.9%，13 年翻修率为 6%，且无 1 例因髌股关节痛或髌骨软化症而进行翻修。膝关节表面置换术组的表现比未行膝关节表面置换术组的整体表现更好[88]。

瑞典关节数据中心从 1975 年开始进行的统计显示，其翻修率不断降低，2013 年为 23%。注册数据显示，未行髌骨表面置换术的患者的翻修率更高。2003—2012 年的统计显示，在有相对禁忌证的患者中翻修率更高[89]。

丹麦 77% 的 TKA 同时施行髌骨表面置换术，但在挪威，则仅有 2% 的髌骨置换[90,91]。

对一侧行髌表面置换术而另一侧不行髌表面置换术的双侧 TKA 患者的调查结果显示，绝大多数患者并不认为双侧功能有差异。行膝关节表面置换术的一侧假体，侧方韧带松弛的概率更大。因此需要严格筛选真正需要行膝关节表面置换术的患者[86,92–95]。

潘妮（Panni）等在 2013 年 12 月公布了从 2001—2008 年的 1600 例 TKA 病例，显示行膝关节表面置换术的整体手术翻修率和术后功能评分较好。他们强调，虽然并发症罕见，但结果是灾难性的，施行膝关节表面置换术需要更加准确和精细[95]。

总结

最近的研究结果证明，施行膝关节表面置换术的 TKA 患者髌骨关节表面重建的再次手术率较低。但不同时施行膝关节表面置换术的 TKA 患者存在术后髌股疼痛、须行二次手术等情况。最后，髌股关节的问题并非膝前疼痛的唯一原因，查找其他原因也很重要。

参考文献

[1] Wood DJ, Smith AJ, Collopy D et al (2002) Patellar resurfacing in total knee arthroplasty: a prospective randomized trial. J Bone Joint Surg Am 84:187–193.

[2] Herbert JJ, Herbert A (1973) A new total knee rosthesis. Clin Orthop Relat Res 94:202–210.

[3] Shiers LGP (1975) Total knee hinge replacement. In: Medical engineering working party: total knee replacement. Mechanical Engineering Publications, London, pp 44–49.

[4] Walldius B (1957) Arthroplasty of the knee joint using endoprosthesis. Acta Orthop Scand Suppl 24:1–112.

[5] Levani J-P, McLeod HC, Freeman MAR (1983) Why not resurface the patella? J Bone Joint Surg Br 5:448–451.

[6] Cameron HU, Fedorkow DM (1982) The patella in total knee arthroplasty. Clin Orthop Relat Res 165:197–199.

[7] Insall JN, Scott WN, Ranawat CS (1979) The total condylar knee prosthesis. A report of two hundred and twenty cases. J Bone Joint Surg Am 61:173–180.

[8] Ranawat CS, Sculco TP (1985) History and development of the total knee prosthesis at the Hospital of Special Surgery. In: Ranawat CS (ed) Total condylar knee arthroplasty. Springer, New York, pp 3–6.

[9] Soudry M, Mestriner LA, Binazzi R et al (1986) Total knee arthroplasty without patellar resurfacing. Clin Orthop Relat Res 205:166–170.

[10] Anouchi YS, Whiteside LA, Kaiser AD et al (1993) The effects of axial rotational alignment of the femoral component on knee stability and patellar tracking in total knee arthroplasty demonstrated on autopsy specimens. Clin Orthop Relat Res 287:170–177.

[11] Goldberg VM, Figgie HE 3rd, Figgie MP (1989) Technical considerations in total knee surgery: management of patella problems. Orthop Clin North Am 20:189–199.

[12] Nagamine R, Whiteside LA, White SE et al (1994) Patellar tracking after total knee arthroplasty: the effect of tibial tray malrotation and articular surface confi guration. Clin Orthop Relat Res 304:262–271.

[13] Steindler A (1964) Kinesiology of the human body under normal and pathological conditions. Charles C Thomas, Springfi eld.

[14] Hehne HJ (1983) Das Patellofemoralgelenk [The patellofemoral joint]. Stuttgart, Enke.

[15] Hungerford DS, Goodfellow JW (1975) Femoropatellare Kontaktzonen und ihre Beziehung zur Chondromalazie [Patello-femoral contact areas and their relationship to chondromalacia]. Z Orthop 113:784–786.

[16] Smith AJ (1972) A study of force on the body in athletic activities with particular reference to jumping, Ph.D. thesis, University of Leeds, Leeds.

[17] Kelley DL, Dainis A, Wood GK (1976) Mechanics and muscular dynamics of rising from a seated position. In: Komi PV (ed) Proceedings of the 5th international congress on biomechanics, biomechanics V-B, International Series on Biomechanics. University Park Press, Baltimore, pp 127–134.

[18] Andriacchi TP, Andersson GBJ, Fremier RW et al (1980) A study of lower limb mechanics during stair climbing. J Bone Joint Surg Am 62:749–757.

[19] Reuben JD, Mc Donald CL, Woodard PL et al (1991) Effect of patellar thickness on patellar strain following total knee arthroplasty. J Arthroplasty 6:251–258.

[20] Insal J, Tria AJ, Scot WN (1979) The total condylar knee prosthesis: the first 5 years. Clin Orthop 145:68–77.

[21] Insall JN, Ranawat CS, Agiletti P et al (1976) A comparison of four models of total knee replacement prostheses. J Bone Joint Surg Am 58:754–765.

[22] Ranawat CS (1986) The patella-femoral joint in total condylar knee arthroplasty. Pros and cons based on five to ten year follow up observations. Clin Orthop 205:93–99.

[23] Freeman MA, Samuelson KM, Elias SG et al (1989) the [patella-femoral joint in total knee prosthesis. Design Considerations. J Arthroplasty 4(Suppl):S69–S74.

[24] Clayton ML, Thirupathi R (1982) Patellar complications after total condylar arthroplasty. Clin Orthop 170:152–155.

[25] Mochizuki RM, Schurman DJ (1979) Patellar complications following total knee arthroplasty. J Bone Joint Surg Am 61:879–883.

[26] Murray DG, Webster DA (1981) The variable axis knee prosthesis. Two year follow up study. J Bone Joint Surg Am 63:687–694.

[27] Groeneveld HB (1973) Combined femoro-tibialpatellar endoprosthesis of the knee joint preserving the ligaments. Acta Orthop Belg 39:210–215.

[28] Groeneveld HB (1975) Total arthroplasty of the knee joint and the need for replacement of the patella. In: Medical engineering working party: total knee replacement. Mechanical Engineering Publications, London, pp 50–51.

[29] Groeneveld HB, Schöllner D, Bantjes A et al (1971) Eine Kniegelenkstotalendoprothese unter Erhalt der Kreuz und Seitenbänder Total knee arthroplasty with preservation of cruciate and collateral ligaments. Z Orthop 109:599–607.

[30] Burnett SR, Bourne RB (2003) Indications of patellar resurfacing in total knee arthroplasty. Bone Joint Surg Am 85A(4):728–745.

[31] Walker PS (1985) The total condylar knee and its evolution. In: Ranawat CS (ed) Total condylar knee arthroplasty. Springer, New York, pp 7–16.

[32] Bartel DL, Burstein AH, Toda MD et al (1985) The effect of conformity and plastic thickness on contact stresses in metal-backed plastic implants. J Biomech Eng 107:193–199.

[33] Reilly D, Walker PS, Ben-Dov M et al (1982) Effects of tibial components on load transfer in the upper tibia. Clin Orthop Relat Res 165:273–282.

[34] Walker PS (1989) Requirements for successful total knee replacements. Orthop Clin North Am 209.

[35] Anderson JG, Wixson RL, Tsai D et al (1996) Functional outcome and patient satisfaction in total knee patients over the age of 75] J Arthroplasty 11: 831–840.

[36] Brander VA, Stulberg SD, Adams AD et al (2003) Predicting total knee replacement pain. A prospective, observational study. Clin Orthop Relat Res 416:27–36.

[37] Elson DW, Brenkel IJ (2006) Predicting pain after total knee arthroplasty. J Arthroplasty 21:1048–1053.

[38] Heck DA, Robinson RL, Partridge CM et al (1998) Patient outcomes after knee replacement. Clin Orthop Relat Res 356:93–110.

[39] Kawakubo M, Matsumoto H, Otani T et al (1997) Radiographic changes in the patella after total knee arthroplasty without resurfacing the patella: comparison of osteoarthrosis and rheumatoid arthritis. Bull Hosp Joint Dis 56:237.

[40] Australian Orthopaedic Association National Joint Registry: annual report. 2014 (https://aoanjrr.dmac. adelaide.edu.au/ documents/10180/172286/ Annual%20Report%202014).

[41] Walker PS (1989) Requirements for successful total knee replacements. Orthop Clin North Am 20:15–29.

[42] Figgie MP, Wright TM, Santer T et al (1989) Performance of dome-shaped patellar components in total knee arthroplasty. Trans Orthop Res Soc 14:367.

[43] Lombardi AV, Engh GA, Volz RG et al (1988) Fracture/ dissociation of the polyethylene in metalbacked patellar

components in total knee arthroplasty. J Bone Joint Surg Am 70:675–679.

[44] Stulberg SD, Stulberg BN, Hamati Y et al (1988) Failure mechanism of metal-backed patellar components. Clin Orthop Relat Res 236:88–105.

[45] Rhoads DD, Nobel PC, Reuben JD et al (1990) The effect of femoral component position on patella tracking after total knee arthroplasty. Clin Orthop Relat Res 260:43–51.

[46] Van Kampen A, Huiskes R, Blankevoort L et al (1988) The three dimensional tracking pattern of the patella in the human knee joint and its effects on surgical intervention. In: Müller W, Hackenbroich W (eds) Surgery and arthroscopy of the knee. Springer, Heidelberg, pp 434–445.

[47] Mannan K, Scott G (2009) The medial rotating total knee replacement. J Bone Joint Surg Br 91:750–756.

[48] Buechel FF, Pappas MJ, Makris G (1991) Evaluation of contact stress in metal backed patellar replacements: a predictor of survivorship. Clin Orthop Relat Res 273:190–197.

[49] Buechel FF, Rosa RA, Pappas MJ (1989) A metalbacked, rotating-bearing patellar prosthesis to lower contact stress: an 11-year clinical study. Clin Orthop Relat Res 248:34–49.

[50] Hungerford DS, Kenna RV, Krackow KA (1982) The porous coated anatomic total knee. Orthop Clin North Am 13:103–122.

[51] Jordan LR, Dowd JE, Olivio JL, Voorhorst PE (2002) The clinical history of mobile-bearing patellar components in total knee arthroplasty. Orthopedics 25(Suppl 2):247–250.

[52] Innocenti B, Follador M, Salerno M et al (2009) Experimental and numerical analysis of patellofemoral contact mechanics in TKA. In: Vander Sloten J, Verdonck P, Nyssen M, Haueisen J (eds) ECIFMBE 2008— IFMBE proceedings 22] Springer, Berlin, pp 1789–1793.

[53] Kim W, Rand JA, Chao EYS (1993) Biomechanics of the knee. In: Rand JA (ed) Total knee arthroplasty. Raven Press, New York, pp 9–58.

[54] McNamara JL, Collier JP, Mayor MB et al (1994) A comparison of contact pressures in tibial and patellar total knee components before and after service in vivo. Clin Orthop Relat Res 299:104–113.

[55] Xu C, Chu X, Wu H (2007) Effects of patellar resurfacing on contact area and contact stress in total knee arthroplasty. Knee 14:183–187.

[56] Collier JP, McNamara JL, Suprenant VA et al (1991) All-polyethylene components are not the answer. Clin Orthop Relat Res 273:198–203.

[57] Bergström JS, Kurtz SM, Rimnac CM et al (2002) Constitutive remodeling of ultra-high molecular weight polyethylene under large deformation and cyclic loading conditions. Biomaterials 23:2329–2343.

[58] Hood RW, Wright TM, Burstein AH (1983) Retrieval analysis of total knee prostheses: a method and its application to 48 total condylar prostheses. J Biomed Mater Res 17:829–842.

[59] Hsu H-P, Walker PS (1989) Wear and deformation of patellar components in total knee arthroplasty. Clin Orthop Relat Res 246:260–265.

[60] D'Lima D, Chen PC, Kester MA et al (2003) Impact on patellofemoral design on patellofemoral forces and polyethylene stresses. J Bone Joint Surg Am 85:85–93.

[61] Aglietti P, Buzzi R (1988) Posteriorly stabilised totalcondylar knee replacement: three to eight years follow-up of 85 knees. J Bone Joint Surg Br 70:211–216.

[62] Chmell MJ, McManus J, Scott RD (1996) Thickness of the patella in men and women with osteoarthritis. Knee 2:239–241.

[63] Berry DJ, Dennis DA, Engh GA et al (2007) What would you do? Challenges in knee surgery. J Arthroplasty 22(Suppl 1):61–67.

[64] Pagnano MW, Kelly MA (2002) The intraoperative assessment of patellar tracking. In: Scuderi GR, Tria AJ Jr (eds) Surgical techniques in total knee arthroplasty. Springer, New York, pp 317–325.

[65] Star MJ, Kaufman KR, Irby SE et al (1996) The effects of patellar thickness on patellofemoral forces after resurfacing. Clin Orthop Relat Res 322:279–284.

[66] Freeman MAR, Samuelson KM, Elias Marrorenzi LJ et al (1989) The patellofemoral joint in total knee arthroplasty—design considerations. J Arthroplasty 4(Suppl):69–74.

[67] Laskin RS (2002) Inlay technique. In: Scuderi GR, Tria AJ Jr (eds) Surgical techniques in total knee arthroplasty. Springer, New York, pp 304–309.

[68] Laskin RS, Bucknell A (1987) The use of metalbacked [patellar prostheses in total knee arthroplasty. Clin Orthop Relat Res 260:52–55.

[69] Scott RD (1979) Prosthetic replacement of the patellofemoral joint. Orthop Clin North Am 10:129–137.

[70] Danish Orthopaedic Society: Danish knee arthroplasty registry. 2007 (http://www.kneedk/groups/dkr/ pdf/ DKR00003.pdf).

[71] Insall JN, Lachiewicz PF, Burstein AH (1982) The posterior stabilized prosthesis. A modifi cation of the total condylar design. A two- to four-year clinical experience. J Bone Joint Surg Am 64:1317–1323.

[72] Meding JB, Fish MD, Berend ME et al (2008) Predicting patellar failure after total knee arthroplasty. Clin Orthop Relat Res 466:2769–2774.

[73] Scott RD, Turoff N, Ewald FC (1982) Stress fracture of the patella following duopatellar total knee arthroplasty with patellar resurfacing. Clin Orthop Relat Res 170:147–151.

[74] Ortiguera CJ, Berry DJ (2002) Patellar fracture after total knee arthroplasty. J Bone Joint Surg Am 84:532–540.

[75] Brick GW, Scott RD (1988) The patellofemoral component of total knee arthroplasty. Clin Orthop Relat Res 231:163–178.

[76] Dennis DA (1997) Extensor mechanism problems in total knee arthroplasty. Instr Course Lect 46:171–180.

[77] Berend ME, Ritter MA, Keating EM et al (2001) The failure of all-polyethylene patellar components in total knee arthroplasty. Clin Orthop Relat Res 388: 105–111.

[78] Lonner JH, Lotke PA (1999) Aseptic complications after total knee arthroplasty. J Am Acad Orthop Surg 7:311–324.

[79] Hozack WJ, Rothman RJ, Booth RE et al (1989) The patellar clunk syndrome. A complication of posterior stabilised total knee arthroplasty. Clin Orthop Relat Res 241:203–208.

[80] Campbell DG, Mintz AD, Stevenson TM (1995) Early patellofemoral revision following total knee arthroplasty. J Arthroplasty 10:287–291.

[81] Steubben CM, Postak PD, Greenwald AS (1993) Mechanical characteristics of patellofemoral replacements. Presented at the 43rd annual meeting of the American Academy of Orthopaedic Surgeons, San Francisco.

[82] Whiteside LA, Kasselt MR, Haynes DW (1987) Varus-valgus and rotational stability in rotationally unconstrained total knee arthroplasty. Clin Orthop Relat Res 219:147–157.

[83] Boyd AD Jr, Ewald FC, Thomas WH et al (1993) Long-term complications after total knee arthroplasty with or without resurfacing of the patella. J Bone Joint Surg Am 75:674.

[84] Bourne RB, Rorabeck CH, Vaz M et al (1995) Resurfacing versus not resurfacing the patella during total knee replacement. Clin Orthop Rel Res 321:156.

[85] Kim BS, Reitman RD, Schai PA et al (1999) Selective patellar nonresurfacing in total knee arthroplasty. Clin Orthop Rel Res 367:81.

[86] Enis JE, Gardner R, Robledo MA et al (1990) Comparison of patellar re-surfacing and non resurfacing in bilateral total knee arthroplasty. Clin Orthop 260:38–42.

[87] Schroeder-Boersch H, Scheller G, Fischer J et al (1988) Advantages of patellar re- surfacing in total knee arthroplasty. Two year results of a prospective randomized study. Orthopade 27:642–650.

[88] Barrack RL, Wolfe MW, Waldman DA et al (1997) Resurfacing of the patella in total knee arthroplasty. J Bone Joint Surg Am 79:1121.

[89] Swedish Knee Arthroplasty Register: annual report. 2014 (http://www.myknee.se/pdf/SKAR2014_Eng_1.1.pdf).

[90] Danish Knee Arthroplasty Register (www.dkar.dk).

[91] Norway Knee Arthroplasty Register (http://nrlweb. ihelse. net).

[92] Shoji H, Yoshino S, Kajino A (1989) Patellar replacement in bilateral total knee arthroplasty. A study who had rheumatoid arthritis and no gross deformity of the patella. J Bone Joint Surg Am 71:853–856.

[93] Keblish PA, Varma AK, Greenwald AS (1994) Patellar resurfacing or retention in total knee arthroplasty. A prospective study of patients with bilateral replacements. J Bone Joint Surg Br 76:930–937.

[94] Levitsky KA, Harris WJ, McManus J et al (1993) Total knee arthroplasty without patellar re-surfacing. Clinical outcomes and long term follow-up evaluation. Clin Orthop 286:116–121.

[95] Panni AS, Cerciello S, Regno CD (2014) Patellar resurfacing complications in total knee arthroplasty. Int Orthop 38:313–317.

第十五章 单髁膝关节成形术

塞巴斯蒂安·帕拉特（Sebastien Parratte）和让－诺埃尔·阿根森（Jean-Noel Argenson）

15.1 简介

单髁膝关节成形术（UKA）一直是极富挑战性的课题[1]。单髁的手术方式包括非假体治疗（包括关节镜下清创技术，高位胫骨截骨术）和假体治疗（包括单髁置换术和常规的全膝关节置换术）[2]。但是这些治疗方法对于能活动的 OA 关节优势有限，同时对功能恢复以及恢复的能力均需考虑[1-4]。对于骨关节炎患者行胫骨高位截骨术失败的风险，有关研究机构已进行评估[5]，对于阿尔贝克（Ahlback）评分大于 2 分的患者，即使是年轻患者也应尽量行 UKA，而少行高位胫骨截骨术（HTO）[1]，因此在 2006 年，内侧 UKA 成为 11.4% 的美国医生对 45 岁左右男性可活动患者的首选治疗手段，同时也是 29.5% 的内侧间室骨关节炎女性患者的主要治疗方法（以上患者的关节畸形均可同时矫正）[6]，UKA 对于只有一侧膝关节间室受到影响的患者，其运动能力和恢复速度都比 TKA 更好，骨储备也更好[1,4,6-11]。然而特别是在美国[10]，由于对某些患者只行有限检查，同时对假体的选择也不适当，从而成为术后患者满意度下降的原因。应更严格地掌握适应证和掌握更精准的手术技术，将 UKA 的 10 年成功率提升到 90% 以上[7]。

在过去的 10 年间，最重要的 UKA 技术革新被称为微创手术（Minimally Invasive Surgery，MIS）[12]。

在 UKA 手术中，MIS 的应用使置入 UKA 部件时无须切开股四头肌韧带和股内侧肌或股外侧肌（取决于假体置于的侧间室），同时也无须翻转髌骨[12]。随着手术器械在过去 5 年中的飞速发展，使 UKA 的手术切口只限于置换假体所在的间室而保留了健侧间室的完整性[8,13]。UKA 之所以能在世界范围内广泛应用的主要原因是恢复快。同时微创手术的推广使 UKA 能够在恢复期有更加好与更加安全的活动范围（特别是对于那些可活动的患者）[2,9,13]。

需要强调的是，UKA 仍旧是一种形式的关节成形术，而不是一种生物学的、保留关节的手术。行 TKA 时常需要修正，所以仔细谨慎地甄选患者是重中之重。在年轻人以及运动员中，HTO 常常是迫不得已的选择。

15.2 患者的选择和手术指征

UKA 的适应证是引发疼痛的骨性关节炎或者影像学检查发现因关节间室骨坏死造成的关节间隙狭窄[1,7,13,14]。据观察，那些由于骨质坏死限制一侧关节腔隙活动而行 UKA 的患者的病情相当于 12 年病程的 OA 患者[14]。轻微的软骨钙质沉积不是 UKA 的禁忌证。相反，任何的炎性反应性关节病（如

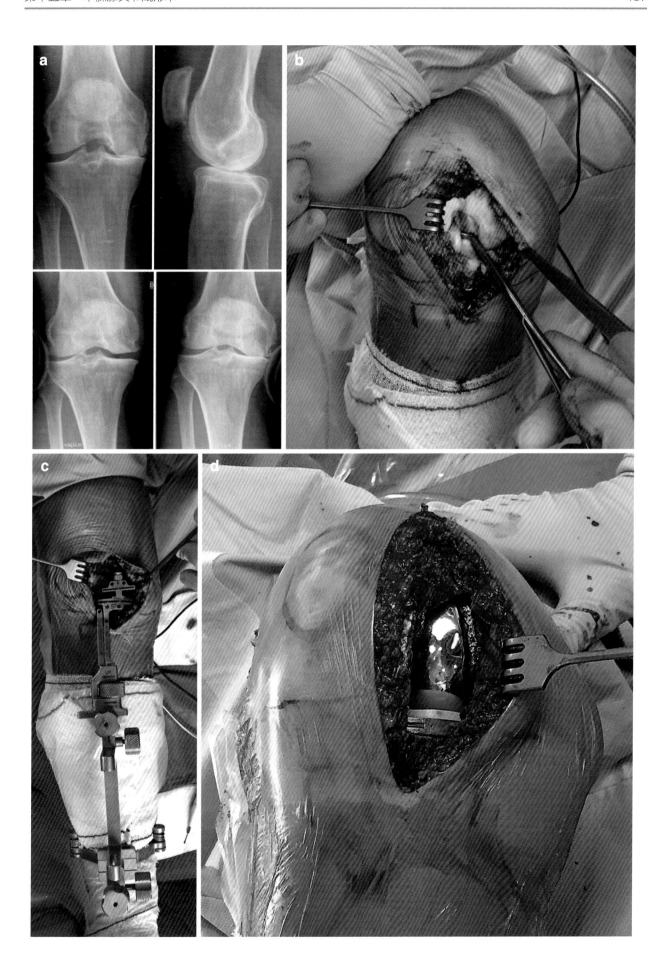

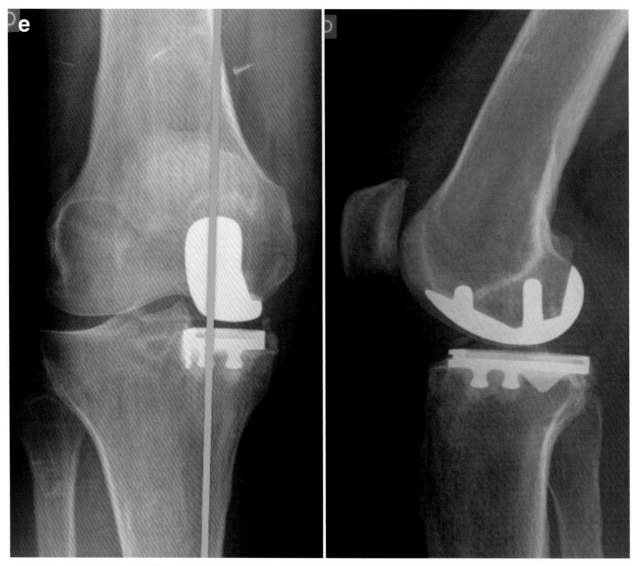

图 15.1　66 岁男性，膝关节内侧骨关节炎性疼痛，保守治疗无效患者的影像学及临床手术资料。2014 年 6 月行固定平台单髁膝关节成形术。（a）术前右膝关节正位、侧位、应力片。影像学分析：右膝关节内侧疼痛性骨关节炎，关节腔间隙变窄。（b）在行截骨之前第一步将膝关节屈曲 60°。用适当的拉钩检查前交叉韧带的阻力以评估膝关节的状态。（c）根据临床实践经验，胫骨截骨应先于股骨远端截骨。这样的操作可使膝关节在伸直位有两个相关的截骨面。髓外操作应在矫正下肢过伸畸形的基础上，以踝和股骨头作为参考进行髓外操作。（d）复查放置骨水泥后 UKA 假体。（e）术后 X 线复查，对于内侧间室 UKA，验证手术的效果是否理想，需要在术后完全负重的全长 X 线片上观测，要注意胫股的轴线穿过胫骨结节与胫骨平台中间的外侧 1/3 处。在控制胫骨置入物的倾斜度中，膝关节侧位片也很重要。

RA）都是 UKA 的禁忌证，这是因为 UKA 会导致未行 UKA 侧关节间隙发生急性退行性变且加重。围术期的术前体格检查需要保证膝关节的活动度大于100°，膝关节可完全伸直，同时需要有稳定的前后平面与矢状平面。而髌股关节面应保证没有临床症状，特别是对于计划行固定平台型的 UKA。

15.2.1 影像学演变

膝关节的影像学检查包括全下肢长的 X 线片，膝关节正侧位片、轴位片以及膝关节增强的应力影像学检查[15]。影像学分析需要保证髌股关节间隙在30°、60° 以及 90° 时的完整性，同时需要保证关节软骨在未累及间室中的完整性（图 15.1a）。某些侧间室的影像学改变（如骨刺、骨赘）在没有疼痛的情况下可以不予考虑。

患者畸形的完全矫正需要在膝关节影像学的中立位状态下施行，患者在仰卧位下使用专业的膝关节增强设备。股骨的机械轴与生理轴以及下肢机械轴的角度需要在全长 X 线片上测量。如果下肢外翻或内翻畸形大于 15°，则不宜施行 UKA。因为矫正如此严重的畸形还要施行 UKA 并不需要的软组织的松解术。

如果前交叉韧带在临床体格检查时不能查明，须行 MRI 检查以确定前交叉韧带是否完整。对于 ACL 虽有缺陷但膝关节稳定的患者，可行 UKA。最近牛津大学（Oxford）关于大群有或无 ACL 患者的研究表明，ACL 缺失患者行 UKA 的短期效果较好。根据牛津大学（Oxford）的超前思维，ACL 的缺失不一定完全是 UKA 的禁忌证。但是，笔者基于 ACL 缺失患者的远期研究数据，认为 ACL 不完整者仍应为施行 UKA 的禁忌证。

15.2.2 年龄与体重

年龄与体重对于 UKA 依旧是极具争论性的议题，因为手术通常是 OST 截骨术或 TKA 的替代方法。根据前文以及其他的文献所提供的材料分析，我们认为，胫骨高位截骨对于 50 岁以下的单室间骨性关节炎与内翻膝是有效且具有吸引力的可保留关节的治疗方案[3]。但是对于阿尔贝克（Ahlback）分级分数大于 2 分的患者，HTO 失败的风险显著提高。在这种情况下，即使是年轻患者也应该考虑选用 UKA[16,17]。因此，我们最近报道 50 岁以下患者的生存率很好，即使同 TKA 一样，聚乙烯的磨损患者比以前更多[1,16]。以前肥胖是 UKA 的禁忌证，但是最近的研究表明，肥胖与预后无相关联系，我们认为假体的磨损与活动有关，而非体重[17]。所以肥胖不是 UKA 的手术禁忌证。

15.3 手术操作

15.3.1 手术入路

手术可在全麻或硬膜外麻醉下进行，仅需使用常规的手术台即可。膝关节屈曲 90° 放置在手术台上。是否需用止血带应根据术者的个人习惯决定。股肌下微创切口入路既适用于内侧间室 UKA，又适用于外侧间室 UKA。此入路从股内侧肌（或股外侧肌）下的无血管区，沿着肌间隔向下延伸到胫骨结节，止于关节线下 2cm 处。切口长度根据皮肤松紧度来决定，一般为 8 ~ 10cm 长。术野的显露十分重要，术野显露的清晰与否与组织的松紧度有关。手术近端的切口对于手术更重要，切口的 2/3 要在关节线之上。一旦关节囊切开，为了显露胫骨髁、前交叉韧带及相应侧的胫骨平台，需将髁前脂肪垫切除。需要强调的是相对于 TKA 侧副韧带的松解，UKA 则要保证韧带的平衡，所以侧副韧带无须松解。在行截骨之前第一步将膝关节屈曲 60°，用适当的拉钩检查前交叉韧带的阻力以评估膝关节的状态（图 15.1b），同时也需要检查对侧的胫股关节和髌股关节。然后将髁间窝中的骨赘切除以免撞击导致前交叉韧带晚期损害。

15.3.2 胫骨截骨与股骨远侧截骨

施行 UKA 时，因软骨病损导致关节间隙狭窄被一侧间室的组织填充时，应适当保留或修复韧带的紧张度。因此，UKA 也是所谓的"关节面再塑造"。

根据临床实践经验，胫骨截骨应先于股骨远端截骨（图 15.1c）。这样的操作可使膝关节在伸直位有两个相关的截骨面。髓外操作应基于矫正下肢过伸畸形，需要以踝关节和股骨头为参考使用髓外操作。轴线的远端以踝关节的中点作为参考，近段以胫骨结节作为参考。骨干的参考线是胫前嵴。对于胫骨前后位的调整可重建胫骨平台 5°～7° 的后倾角。

还可以通过定位器或者手工定位完成胫骨的矢状位截骨。在完成胫骨切除时，须特别注意保护前交叉韧带。

15.3.3 股骨旋转截骨的调整

需要注意使用合适的截骨器股骨截骨（后方截骨与斜面截骨）。股骨截骨应按规范程序来操作。截骨的基本原则是无论是在屈曲位还是伸直位时，均应在胫骨端和股骨端的中点施行。第一个标记定位点在伸直位时：股骨的远端平面须与胫骨平台的中点相对合。通过股骨截骨的中央孔须将定位钉固定在截骨处前方，并与这个标记相匹配。截骨器的大小应在股骨截骨远端最终位置确定后再决定，同时要综合考虑股骨髁的解剖学中点与胫骨平台截骨垂直长轴的位置。最终的股骨截骨顶点应在软骨缺损最深位置上方 1～2mm 处，以避免髌骨对股骨置入物可能引发的撞击。随后屈曲膝关节，对股骨远端的旋转须根据股骨远端定位的中点与胫骨的中点来调整。可在这一步骤中使用垫片，以确保股骨的定位与胫骨平台平行。对于股骨侧方位置的截骨定位，根据关节置入物的位置考虑。股骨定位的中间部分须与髁间的凹槽相匹配。当后方的截骨完成，成角已经形成，移除截骨器械时，可用弯骨刀去除后方的骨赘以增加膝关节的活动度，同时避免聚乙烯衬垫在极度屈曲时对后方产生撞击。

15.3.4 胫骨的修整和评价

胫骨置入物的大小须根据胫骨平台的大小来决定，置入物的合适与否可能与是否会导致患者的疼痛有关。特别是对于女性患者，胫骨平台的前后径有可能与内外侧宽度不相等，因此需要用大小最合适的置入物。为了更好地利用胫骨的皮质骨并增加应力的接触面，要尽可能地行胫骨截骨。然后尽量屈曲，内旋膝关节，最后尽可能地贴近软骨下骨施行胫骨截骨。还可用试模和放入聚乙烯垫片来检测屈伸间隙。同时由于在屈曲位是内旋的，所以需要在伸直位观察并尽量避免股骨对髁间棘的冲击。为了避免因矫正畸形而加速对侧关节间隙骨关节炎（OA）的进展，需要在完全伸直位寻找 2mm 的保护性松弛间隙。在 UKA 外侧间隙中，聚乙烯衬垫通常要厚于柄侧股骨发育不良的程度，对于外侧间隙，UKA 的治疗原则是基于远期结果的，对于内侧也是同样的。所有的 UKA 都需要用骨水泥固定。因为远期效果提示最新的骨水泥以及置入物与骨质间连接可以减少关节松动的发生。最先用骨水泥固定的是胫骨端，此操作需要膝关节完全屈曲内旋，以充分暴露外侧间室。当股骨置入物被骨水泥固定后，使膝关节伸直有助于清除后方的骨水泥。最后聚乙烯衬垫可在清洁擦干胫骨置入物后在膝关节屈曲时加入（图 15.1d）。

对于内侧间室 UKA，验证手术的效果是否理想需要在术后完全负重的全长 X 线片上观测，要注意胫股的轴线穿过胫骨结节与胫骨平台中间的外侧 1/3 处（图 15.1e）[18-24]。

笔者建议术后立即负重。无痛的术后运动型康复训练可在术后第 1 天开始。

15.4. 现代 UKA 的成效

15.4.1 活动支座型单髁膝关节成形术（MB UKA）

近年来 MB UKA（Oxford；Biomet, Warsaw, Ind.）的使用量有增加趋势。MB 的技术问题包括韧带平衡和潜在的脱位风险问题。默里（Murray）等[25]

报道，10 年的随访结果显示，生存率达到 98%。普利斯（Price）等[26] 使用同样的假体，15 年的生存率至少达 95%。但是他们也提出约一半的胫骨假体周围有高频射线通过的间隙存在。其他调查研究对相同的假体得到相反的结论。沃拉特（Vorlat）等[27] 报道了 1 个随访了 5.5 年的 148 例牛津膝行关节置换术患者的生存率为 84%。根据 USIDE（United States Investigative Device Exemption）等的研究，在 8 个牛津膝的随访点[28]，7 年的存活率达到 80.6%，而临床成功率达 74.2%。根据目前的文献查到 3 项关于固定支座 FB（Fixed-bearing）型与活动支座 MB 型的对比研究，孔法洛涅里（Confalonieri）等[29] 发现，两者之间并无统计学意义上的不同。格里森（Gleeson）等[30] 在 MB 组发现 3 例脱位、4 例翻修（对比 FB 组只有 3 例翻修）。总之，这些研究的结论是这两种内置物的治疗效果无很大的区别，而对比研究对于 MB 与 FB 的运动功能成功率与术后恢复未达成一致的意见。但我们更倾向于用 FB 假体，因为 MB 假体有潜在脱位的可能。

15.4.2 固定支座型单髁膝关节成形术（FB UKA）

为了证实对 MB 假体的怀疑，我们对 2011 年行 FB 假体与 MB 假体的年轻患者的生存率进行对比研究[31]，并回顾性地研究了 1989—1992 年间 75 例行 FB 假体的患者（79 膝）与 72 例行 MB 假体的患者（77 膝）。患者平均年龄为 63 岁；两组的性别与体重指数均相当。研究者还统计了膝关节学会（Knee Society，KA）功能与放射学方面的评分以及最终的生存率。至少随访了 15 年（平均 17.2±4.8 年，15～21.2 年），在放射学方面，FB 组矫偏过正的数量与出现假体间隙的数量多于 MB 组（69% 与 24%）。最后的随访结果（无论是何原因行翻修）：12/77（15%）的 MB 患者施行翻修术（由于无菌性松动、脱位与关节炎加重），10/79（12%）的 FB 患者行翻

修术（由于骨磨损，关节炎进展），两者间的差异并无统计学意义。

对有关的各种因素如磨损、关节负重、假体的类型等，医生均应了解和重视[17,32-34]。我们认为，UKA 远期成功率的提升很大一部分是由于假体磨损的减少[17,35]。内侧间室的无菌性疼痛与进行性非创伤性的冠状面不稳定这些主要特征在聚乙烯假体磨损之后才出现。这是因为疼痛并无感染的临床表现说明征象。为了证实这些患者冠状面的不稳定，体格检查十分重要。当这些体征出现之后，需要在关节负重、内翻、外翻的条件下行影像学检查以了解和证实有无软骨磨损与骨溶解。通常在感染、松动或者骨溶解的证据下，可以通过更换聚乙烯垫片来减轻患者的症状。对其他所有须行翻修的患者均须了解和讨论有关病情。

15.4.3 外侧单髁膝关节成形术

中远期的研究表明，内侧间室骨关节炎与骨坏死手术的 10 年生存率高于 95%[14]，但是文献报道外侧间室 UKA 只有有限的长期随访[36-38]。研究对 19 位 UKA 患者进行 89 个月的随访，发现只有 1 例失败[38]。解剖学与生物力学对于每一个胫股关节间室均不同，同时对于不同的间室，即使给予相似的治疗也不会得到相同的结果[36-38]。外侧间室 UKA 在技术水平上更具有挑战性。同时，相对于内侧间室，UKA 只占 1/10，在所有膝关节置换术中仅占 1%[39]。研究报道 39 例外侧间室 UKA 的患者并展示合理的临床与影像学结论，这些患者在 16 年间有 10 位存活，这与内侧间室 UKA 患者的情况类似。萨哈（Sah）和史葛（Scott）[38,40] 报道，在对 49 例外侧间室 UKA 患者 5 年的随访中，无 1 例行翻修手术。但是巩特尔（Gunther）等报道使用牛津式活动—承重型膝 MB 假体[37] 的失败率为 21%，其中 10% 因假体外侧间室承重时脱位。即使使用相同的假体也与内侧间室的良好功能与长期转归形成鲜明的对比（但内侧间

室依然十分稳定）[37]。研究内侧或外侧 UKA 的体内生物动力学可发现，在屈曲运动时，外侧髁相对于内侧髁向股骨后方发生相当大幅度的平移[41,42]。

由于每个膝关节间室的解剖学与生物力学特征不同，必须对外侧间室 UKA 的若干误区加以概括地论述：

·外翻畸形的准则亟待修正，应严格控制适用于外侧间室 UKA，以避免内侧间隙 OA 的进展。此外，股骨端假体需要与屈曲时股骨远端的形态相适应，以避免伸直时对胫骨棘产生撞击。

·股骨端的内外侧位置应避免在伸直时过度向外，以免胫骨平台的外侧部分在膝关节屈曲 30° 时超载。

·此外，行外侧间室 UKA 时胫骨装置的内旋在胫骨矢状截骨时需适应膝关节屈曲时典型的挤压应力的方向[43]。

15.4.4 骨坏死后的 UKA

膝关节的骨坏死可分为 2 种类型：自发性与次发性或继发性骨坏死[44,50]。①自发性骨坏死通常发生在年龄超过 55 岁的患者的单膝单侧间室[44-48]。②继发性骨坏死可能发生在皮质类固醇治疗、肾疾病、全身性疾病、气压伤之后，特别是发生在年轻人中，多半累及双侧间室[44,48]。两种类型的骨坏死，其自然转归均为（未经治疗）关节炎症。蒙特（Mont.）[44,49,50]将此种疾病的影像学划分为 4 个阶段[47]。最后阶段的坏死通常与严重的临床症状相关，此时可考虑为 TKA[51-53] 或者 UKA[54-57] 手术治疗的适应证。迄今为止，只有有限的资料用于分析 UKA 治疗上述两种骨坏死的临床与影像学的转归，而对于这些转归，医生都需要了解和明确。因为此种治疗包含干骺端区域的双侧间室[44]。因此对继发性骨坏死行 UKA 时要确定其在干骺端双侧间室的部位[44]。在笔者报道的 31 例因膝关节骨坏死而行 UKA 的患者中[14]，分析 UKA 治疗骨坏死的转归

并运用金属内置物与严苛标准的结果，显示 12 年的生存率为 96.7% ± 3%，并且对所有患者（或影像学检查发现止点松动）都进行了翻修。只有 1 例患者在 30 个月时由于无菌性松动而进行骨水泥型的 TKA 翻修，表明 UKA 在减轻骨坏死疼痛、提升关节功能、重建下肢力线及实现长远生存率等方面均有可信的治疗效果。

总结

UKA 目前已成为治疗单侧膝关节股胫间室软骨严重损坏和功能障碍的标准方法。手术指征明确，术前准备充分和遵守手术原则有可能使术后关节功能完全恢复。

近期外科技术的发展和提高为关节外科提供切口小、组织损伤少的微创手术技术，并使 UKA 的手术适应证范围扩大至外侧间室的骨关节炎、骨坏死或创伤后功能紊乱的患者。

参考文献

[1] Parratte S, Argenson JN, Pearce O, Pauly V, Auquier P, Aubaniac JM (2009) Medial unicompartmental knee replacement in the under-50s. J Bone Joint Surg Br 91:351–356.

[2] Argenson JN, Parratte S, Bertani S, Aubniac JM, Lombardi AV Jr et al (2009) The new arthritic patient and arthroplasty treatment options. J Bone Joint Surg Am 91(Suppl 5):43–48.

[3] Flecher X, Parratte S, Aubaniac JM, Argenson JN (2006) A 12-28-year follow-up study of closing wedge high tibial osteotomy. Clin Orthop Relat Res 452:91–96.

[4] Pagnano MW, Clarke HD, Jacofsky DJ, Amendola A, Repicci JA (2005) Surgical treatment of the middleaged patient with arthritic knees. Instr Course Lect 54:251–259.

[5] Ahlback S (1968) Osteoarthrosis of the knee. A radiographic investigation. Acta Radiol Diagn (Stockh) Suppl 277:7–72.

[6] Barnes CL, Mesko JW, Teeny SM, York SC (2006) Treatment of medial compartment arthritis of the knee: a survey of

the American Association of Hip and Knee Surgeons. J Arthroplasty 21:950–956.

[7] Argenson JN, Chevrol-Benkeddache Y, Aubaniac JM (2002) Modern unicompartmental knee arthroplasty with cement: a three to ten-year follow-up study. J Bone Joint Surg Am 84:2235–2239.

[8] Argenson JN, Flecher X (2004) Minimally invasive unicompartmental knee arthroplasty. Knee 11: 341–347.

[9] Argenson JN, Flecher X, Parratte S (2006) Miniinvasive implantation of an uni-compartmental medial knee prosthesis. Rev Chir Orthop Reparatrice Appar Mot 92:193–199.

[10] Berger RA, Meneghini RM, Jacobs JJ, Sheinkop MB, Della Valle CJ, Rosenberg AG, Galante JO (2005) Results of unicompartmental knee arthroplasty at a minimum of ten years of follow-up. J Bone Joint Surg Am 87:999–1006.

[11] Carlsson LV, Albrektsson BE, Regner LR (2006) Minimally invasive surgery vs conventional exposure using the Miller-Galante unicompartmental knee arthroplasty: a randomized radiostereometric study. J Arthroplasty 21:151–156.

[12] Repicci JA, Eberle RW (1999) Minimally invasive surgical technique for unicondylar knee arthroplasty. J South Orthop Assoc 8:20–27.

[13] Argenson JN, Parratte S, Flecher X, Aubaniac JM (2007) Unicompartmental knee arthroplasty: technique through a mini-incision. Clin Orthop Relat Res 464:32–36.

[14] Parratte S, Argenson JN, Dumas J, Aubaniac JM (2007) Unicompartmental knee arthroplasty for avascular osteonecrosis. Clin Orthop Relat Res 464:37–42.

[15] Gibson PH, Goodfellow JW (1986) Stress radiography in degenerative arthritis of the knee. J Bone Joint Surg Br 68:608–609.

[16] Price AJ, Dodd CA, Svard UG, Murray DW (2005) Oxford medial unicompartmental knee arthroplasty in patients younger and older than 60 years of age. J Bone Joint Surg Br 87:1488–1492.

[17] Argenson JN, Parratte S (2006) The unicompartmental knee: design and technical considerations in minimizing wear. Clin Orthop Relat Res 452:137–142.

[18] Fisher DA, Watts M, Davis KE (2003) Implant position in knee surgery: a comparison of minimally invasive, open unicompartmental, and total knee arthroplasty. J Arthroplasty 18:2–8.

[19] Hamilton WG, Collier MB, Tarabee E, McAuley JP, Engh CA Jr, Engh GA (2006) Incidence and reasons for reoperation after minimally invasive unicompartmental

knee arthroplasty. J Arthroplasty 21:98–107.

[20] Pandit H, Jenkins C, Barker K, Dodd CA, Murray DW (2006) The Oxford medial unicompartmental knee replacement using a minimally-invasive approach. J Bone Joint Surg Br 88:54–60.

[21] Romanowski MR, Repicci JA (2002) Minimally invasive unicondylar arthroplasty: eight-year follow-up. J Knee Surg 15:17–22.

[22] Repicci JA (2003) Mini-invasive knee unicompartmental arthroplasty: bone-sparing technique. Surg Technol Int 11:282–286.

[23] Repicci JA, Hartman JF (2004) Minimally invasive unicondylar knee arthroplasty for the treatment of unicompartmental osteoarthritis: an outpatient arthritic bypass procedure. Orthop Clin North Am 35:201–216.

[24] Romanowski MR, Repicci JA (2003) Technical aspects of medial versus lateral minimally invasive unicondylar arthroplasty. Orthopedics 26:289–293.

[25] Murray D, Goodfellow J, O'Connor J (1998) The Oxford medial unicompartmental arthroplasty. J Bone Joint Surg Br 80:983–989.

[26] Price A, Wait J, Svärd U (2005) Long-term clinical results of the medial Oxford unicompartmental knee arthroplasty. Clin Orthop Relat Res 435:171–180.

[27] Vorlat P, Putzeys G, Cottenie D et al (2006) The Oxford unicompartmental knee prosthesis: an independent 10-year survival analysis. Knee Surg Sports Traumatol Arthrosc 14:40–45.

[28] US IDE (2004) FDA pre market approach. Summary of safety and effectiveness. P010014] 2004] FDA website.

[29] Confalonieri N, Manzotti A, Pullen C (2004) Comparison of a mobile with a fixed tibial bearing unicompartmental knee prosthesis: a prospective randomized trial using a dedicated outcome score. Knee 11:357–362.

[30] Gleeson R, Evans C, Ackroyd J et al (2004) Fixed or mobile bearing unicompartmental knee replacement? A comparative cohort study. Knee 11:379–384.

[31] Parratte S, Pauly V, Aubaniac JM, Argenson JN (2012) No long-term difference between fixed and mobile medial unicompartmental arthroplasty. Clin Orthop Relat Res 470:61–68.

[32] Price AJ, Short A, Kellett C et al (2005) Ten-year in vivo wear measurement of a fully congruent mobile bearing unicompartmental knee arthroplasty. J Bone Joint Surg Br 87:1493–1497.

[33] Walton NP, Jahromi I, Lewis PL et al (2006) Patientperceived outcomes and return to sport and work: TKA versus mini-incision unicompartmental knee arthroplasty. J Knee Surg 19:112–116.

[34] Steele RG, Hutabarat S, Evans RL, Ackroyd CE, Newman JH (2006) Survivorship of the St Georg Sled medial unicompartmental knee replacement beyond ten years. J Bone Joint Surg Br 8:1164–1168.

[35] Deshmukh RV, Scott RD (2002) Unicompartmental knee arthroplasty for younger patients: an alternative view. Clin Orthop Relat Res 404:108–112.

[36] Ashraf T, Newman JH, Evans RL, Ackroyd CE (2002) Lateral unicompartmental knee replacement survivorship and clinical experience over 21 years. J Bone Joint Surg Br 84:1126–1130.

[37] Gunther T, Murray D, Miller R (1996) Lateral unicompartmental knee arthroplasty with Oxford meniscal knee. Knee 3:33–39.

[38] Sah AP, Scott RD (2007) Lateral unicompartmental knee arthroplasty through a medial approach. Study with an average fi ve-year follow-up. J Bone Joint Surg Am 89:1948–1954.

[39] Scott RD (2005) Lateral unicompartmental replacement: a road less traveled. Orthopedics 28:983–984.

[40] Argenson JN, Parratte S, Bertani A, Flecher X, Aubaniac JM (2008) Long-term results with a lateral unicondylar replacement. Clin Orthop Relat Res 466:2686–2693.

[41] Dennis D, Komistek RD, Hoff WA, Gabriel SM et al (1998) In vivo anteroposterior femorotibial translation: a multicenter analysis. Clin Orthop Relat Res 356:47–57.

[42] Argenson JN, Komistek RD, Aubaniac JM et al (2002) In vivo determination of knee kinematics for subjects implanted with a unicompartmental arthroplasty. J Arthroplasty 17:1049–1054.

[43] Weidow J (2006) Lateral osteoarthritis of the knee. Etiology based on morphological, anatomical, kinematic and kinetic observations. Acta Orthop Suppl 77:3–44.

[44] Aglietti P, Insall JN, Buzzi R, Deschamps D (1983) Idiopathic osteonecrosis of the knee: etiology, prognosis and treatment. J Bone Joint Surg Br 65: 588–597.

[45] Ahlback S, Bauer GCH, Bohne WH (1968) Spontaneous osteonecrosis of the knee. Arthritis Rheum 11:705–733.

[46] Ecker ML (2001) Spontaneous osteonecrosis of the distal femur. Instr Course Lect 50:495–498.

[47] Mont MA, Baumgarten KM, Rifai A, Bluemke DA, Jones LC, Hungerford DS (2000) Atraumatic osteonecrosis of the knee. J Bone Joint Surg Am 82: 1279–1290.

[48] Myers TG, Cui Q, Kuskowski M, Mihalko WM, Saleh KJ (2006) Outcomes of total and unicompartmental knee arthroplasty for secondary and spontaneous osteonecrosis of the knee. J Bone Joint Surg Am 88(Suppl):76–82.

[49] Marmor L (1993) Unicompartmental arthroplasty for osteonecrosis of the knee joint. Clin Orthop Relat Res 294:247–253.

[50] Muheim G, Bohne WH (1970) Prognosis in spontaneous osteonecrosis of the knee. J Bone Joint Surg Br 52:605–612.

[51] Carro LP, Cimiano JG, Del Alamo GG, Suarez GG (1996) Core decompression and arthroscopic bone grafting for avascular necrosis of the knee. Arthroscopy 12:323–326.

[52] Mont MA, Tomek IM, Hungerford DS (1997) Core decompression for avascular necrosis of the distal femur: long term follow-up. Clin Orthop Relat Res 334:124–130.

[53] Bergman NR, Rand JA (1991) Total knee arthroplasty in osteonecrosis. Clin Orthop Relat Res 273:77–82.

[54] Lotke PA, Battish R, Nelson CL (2001) Treatment of osteonecrosis of the knee. Instr Course Lect 50: 483–488.

[55] Mont MA, Rifai A, Baumgarten KM, Sheldon M, Hungerford DS (2002) Total knee arthroplasty for osteonecrosis. J Bone Joint Surg Am 84:599–603.

[56] Atsui K, Tateishi H, Futani H, Maruo S (1997) Ceramic unicompartmental knee arthroplasty for spontaneous osteonecrosis of the knee joint. Bull Hosp Jt Dis 56:233–236.

[57] Lotke PA, Abend JA, Ecker ML (1982) The treatment of osteonecrosis of the medial femoral condyle. Clin Orthop Relat Res 171:109–116.

第十六章　全膝关节置换术因并发感染而失败

拉胡尔·帕特尔（Rahul Patel）

16.1 简介（全膝关节置换术失败的流行病学）

TKA 是当前获得普遍认同的、可行性很高的成功手术[1-5]。在过去 10 年中，越来越多的医生选择进行 TKA 治疗 OA[6-8]。由于对 TKA 手术成功的高期望值及手术创伤小的要求，所以施行初次 TKA 患者的人数急剧增长。仅 2003 年，美国就有约 402 000 例 OA 患者施行初次 TKA 治疗，这一数字在 2030 年可能会增长 675% 超过 300 万人次。尽管现在先进的 TKA 假体设计使此手术的效果与生存率很好[9]，但是由于行初次 TKA 病例数量的增加，也相应地导致全膝关节置换翻修术（RTKA）的增加。由于人口老龄化以及 TKA 患者的年轻化，特别是在术后活动期增加了翻修手术的数量[10]。根据最新的数据表明，RTKA 占所有膝关节置换术的 8% 左右[10,11]。

鉴于 RTKA 的增加趋势越发明显，同时其手术失败也相应地不断增多，对此人们必须认真考虑和查明导致初次 TKA 失败而须施行翻修的原因并为患者提供最优质的治疗及减轻患者的痛苦，提升其活动能力与生活质量，同时尽可能延长假体的生存期。在现代医疗体系中必须在相当严苛的条件下才能达到上述目标，并从而要求治疗中的经济

效益最大化。在注重效率的同时必须把这样的治疗提供给相对于 15 年前更年轻、活动期更长、活动性更强的以及能获得更多医疗信息而且期望值更高的患者群。当今的患者均希望术后能迅速康复，并获得更高水平的活动功能，同时在使用最新的假体时，力求手术一次圆满完成（无须进行翻修）。调查研究的结果表明，初次 TKA 的满意度最多只有 85%[12-15]，同时超过 20% 的患者不能显示术后健康指数的提升。即使采用患者的术后满意度作为衡量术后转归是个热门话题，但是仍有少数对手术不满意的患者仍降低其术后的总体满意度，患者的受教育程度、假体的设计、科技的进步使手术的步骤更加精准，这一切都会使这一现状得以改善[16,17]。另外，现在已有充分文献说明初次 TKA 患者的预后是 RTKA 患者所无法相比的。由于 RTKA 的手术费用的高昂，同时 5 ~ 6 年后再翻修的可能性将会增加[18]。

因此，重视、了解和研究 TKA 失败的原因可使治疗更为有效。对于大部分手术失败的患者，也可用来控制其病情。另外，还应通过对患者的认真考虑和研究，并提升与实践循证医学的方式，也会使患者对手术的预期有正确的理解和认识。

16.2 失败的机制

自从"早期全膝关节置换术规范"公布实施以来，TKA 的目的始终未变，即："预防感染，通过适当截骨平面建立下肢的正确力线和排列对位以及屈伸间隙和韧带平衡，从而达到内置物牢固固定并保持正确的髌股关节轨迹"。

1988 年，莫兰（Moreland）通过对 TKA 失败机制的调查研究[19]指出，医生的手术操作技巧对手术质量的影响最大，并列举了术后不稳定、排列紊乱、僵硬、败血症、松动、伸展功能障碍、骨折以及假体断裂等并发症是导致 TKA 失败的其他主要原因。

弗林（Fhring）等在 2001 年[20]率先报道了 TKA 手术失败的实际发生率。术后 5 年内，最常见的失败原因为感染和不稳定。两者的发生率分别为 38% 和 27%。其中一小部分行 TKA 翻修术者失败的原因是多孔盒层内置物侵袭生长（13%）。另外约 7% 的患者是由于磨损或骨质溶解而行翻修术。仅 3% 早期失败者源于骨水泥假体的无菌性松动。此项调查研究人群均为 1986—1999 年间接受初次 TKA 治疗的患者。此后在莫兰（Moreland）等关于手术失败机制调查研究的各种报告中，失败的发生率均有变化和不同。

值得注意的是，尽管近年来在置入物设计与手术技术等方面有所进展，但遗憾的是，至今尚无关于新技术应用中出现新发现失败问题的论述。

实际上，情况的变化和改进技术并未减轻 TKA 因翻修而增加的负担。因此，深入了解和分析导致手术失败的原因，并改进 TKA 的操作技术，特别是在总结经验的基础上设法提升置入物的使用期限与改善患者的远期医疗效果和预后问题至关重要。

在研究讨论有关手术失败的问题时，对失败机制的界定必须明确。即使如此，在文献的报道中仍可导致混淆。例如，专业术语"无菌性松动"一词往往会引发质疑和误解。因此必须强调所谓的松动是指内置假体固定后在无感染情况下发生的松动而非因感染所致。另外，伦巴迪（Lombardi）等认为，尚需将由于置入假体和骨组织未适当固定的失误与其他失败的原因区分开[21-23]。

正如弗林（Fhring）等报道[24]，无菌性松动的原因是多元化和复杂的，诸如：骨水泥的使用情况，手术和骨水泥技术，内置假体的设计，约束程度，某些活动过程中的冲击负荷以及金属、骨水泥技术和聚乙烯的磨损变化等。

此前，同一研究组在随诊的全过程中报道了无菌性松动，而莫兰（Moreland）在其原创论著中指出，松动率随时间的推移以及失败的原因的出现而增加[25]。并指出，排列不齐是造成松动的主要原因，同时不适当的截骨或韧带松弛所致不稳也与之有关。因此，术中应及时评估和适当矫正。

多数医生同意因前述不稳定原因导致的偏心加载和骨水泥界面应力的增加均可促使松动加速。冲击载荷会在跑步过程中和跳跃时引发与前述相同的过度应力，从而也相应地增强其约束程度。因此，可以认为松动、不稳定、排列不整等失败机制之间的相互关联和作用。但需指出，对这些机制问题的讨论和报道是分别进行的，必须慎重而谨慎地解释和公布有关失败机制主题的可信数据，以明确失败的主要原因及决定归因于每项失败相应机制的可靠参数。

同样，应重视在探索研究失败时，认真评估对 TKA 的考虑和设计是否妥当合理。因为设计本身的演进与失败机制的影响关系密切。例如：采用活动支座式 TKA 的设计是为创造双表面关节，以通过强化胫骨和股骨假体的一致性而减少负重关节面与骨—内置物表面间的应力，并增加轴承的移动性。从而减少聚乙烯因疲劳性磨损而导致手术失败的概率。长期研究结果说明。这种设计的特征与固定轴承装置的最佳结果相当，但其明显优势和成功应用的前景还有待进一步的证实[26-30]。

迄今为止，由萨德吉（Sadghi）等提出的以全球人工关节置换术并发症为主题的大样本调查研究数据和结果提出，全膝关节置换翻修术（RTKA）的多见原因分别为无菌性松动（29.8%）、感染性松动（14.8%）、无其他原因的疼痛（9.5%）、磨损（8.2%）、不稳定性（6.2%）、内置物损毁（4，7%）以及假体周围骨折（3%）[31]。

笔者认为，由于收集数据的手段和方法不同（不同的报道方式，不同的统计方法和结果），加之，注册数据中不可避免地掺杂了其他因素，而且医生输入登记的数据质量不能保证，因此研究结果的准确性及可靠性不可能达到百分之百准确。但总的来看，前述大型集中的研究数据仍可用于其他相关研究。例如，沙基（Sharkey）等在1997—2000年间对212例RTKA分析结果提示，平均失败时间为3.7年（9天至28年）。其中56%在手术后的前期失败，聚乙烯磨损为导致失败的主要原因，发生率为25%；其次依序分别为松动、不稳定和感染[32]。然而，在2003—2012年间，同一团队在对RTKA的进一步调查研究中发现，TKA失败最常见的原因依序分别为松动（39.9%）、感染（27.4%）、关节不稳、假体断裂及关节僵硬[33]。另外，还进一步按时间顺序分为早期（2年前）和晚期（2年后）两组，并分别调研其失败机制，结果提示晚期组中的51.4%（参考早期组中的22.8%）由于松动而失败。早期组中最常见的失败原因感染（37.6%），其次为松动（22.8%）。

据统计，自2002年以来，松动和感染的发生率均有所增加，而因不稳定、纤维化、排列紊乱及伸肌机制缺陷导致松动的发生率则显著降低。因此，人们认为聚乙烯磨损不再是初次TKA失败的主要原因。同时，也提出应重视对耐磨性强生物材料的改进及假体牢固稳定技术水平的提高。例如，使聚乙烯衬垫更有效地固定在胫骨托板上，同时，增强其自身的耐磨损性能等[34]。

穆哈尔（Mulhal）等做了类似的调研，分析318例初次TKA的翻修结果。发现平均失败时间为7.9年（6个月至28年），31%发生在初次手术后的2年内[35]。主要原因为不稳定、磨损、骨质溶解及内置物（假体）松动。然而与此相反，侯赛因（Hossain）等1999—2008年间在独立中心以治疗感染为主对349例TKA翻修结果的调研和分析中发现[36]，感染是手术失败的主要原因（33%）。其中，在2年内发生感染者高达32%。

最后，博齐克（Bozic）的一项大样本调查研究中分析了2005年10月至2006年12月1年多的时间中美国60 000例RTKA手术失败的主要原因[37]。此项前瞻性科学研究工作在研究人员和政府官员的共同参与下，对有关关节置换术操作的标准进行一系列的重大改革，从而为预防失败提供更为准确的临床操作准则，并减少相关专用术语的模糊性。如前所述，建立了诸如机械松动、围术期骨质溶解、关节面磨损、内置物机械并发症、假体关节破裂等的诊断标准和操作规范，用以区分翻修假体中的全部、2个或1个，甚至单独翻修的手术步骤。其次为机械松动（16.1%）及置入物失效/断裂（9.7%）。其中所有假体的35.2%均在手术中进行翻修。

尽管在准则的描述方面，如前所述已有改进。但博齐克（Bozic）等仍认为对准则的论述尚有待于更进一步地修订和改进，从而为今后更全面精准地分析失败机制，总结经验教训并减少错误提供和创造条件。

本章中有关TKA失败的流行病学的简要论述和资料包括大量文献和学术报告均来自各个独立专业中心、多学科研究中心和注册机构的数据。为了适应人工关节置换术工作临床研究的需要，在各研究机构的共同努力和支持下，今后可能建立和使用更大和更专业的数据库。

16.3 诊断

骨骼肌感染学会为了排除假体感染定义了标准

的手术失败的诊断要点[38]。当面对一个疼痛型的 TKA 时，外科医生就必须先要将此点排除在外。

系统地询问既往病史与临床检查是诊断疼痛型或有问题 TKA 的基础。虽然疼痛开始与骨质丢失有关，但是对所有类型的疼痛均需区分为发生在早期抑或后期。因为后期者多与骨质的丢失或聚乙烯的磨损有关[39]。

文斯（Vince）等在最近关于 TKA 问题的报道中提出此 8 个方面手术失败的模式包括临床、放射学、生物力学、患者个人原因等[40]。在此系统中，松动包括骨质流失与内置物内置失败。同时提出，如果失败的原因（即使是上述诸多原因中的任何一个）不明确，即应认为无手术指征。

导致膝关节疼痛的部位和原因如不在膝关节本身（如髋、脊柱、牵涉痛），则须考虑有无精神心理因素等方面的问题。

关节负重的影像学检查，同步连续的影像学检查提示假体松动与位置随着时间的推移而改变。关节松动是人工关节假体松动或假体周围显现间隙的结果。骨质溶解则是手术失败的主要原因，而且后果非常严重。因此，对每一个手术失败的病例均应十分重视（图 16.1）。

CT 扫描用于评估骨质储备与骨质溶解的情况，通常此检查大多在 RTKA 之前进行。假体的影像学位置也应在此检查中确定。

同位素的影像学检查通常不够准确[41]，仅在关节置换术后第 1 年有一定价值，这是由于在无症状的患者中可能会呈现假阳性[42,43]。同时准确可靠的鉴别有菌性或无菌性的性质，因此推荐用白细胞闪烁扫描法[4,44]。PET 检查对于无菌性松动并不是敏感度很高的检查方法，至今仍然是一个不重要的检测手段。同位素检查是一种辅助性的检查方式而不

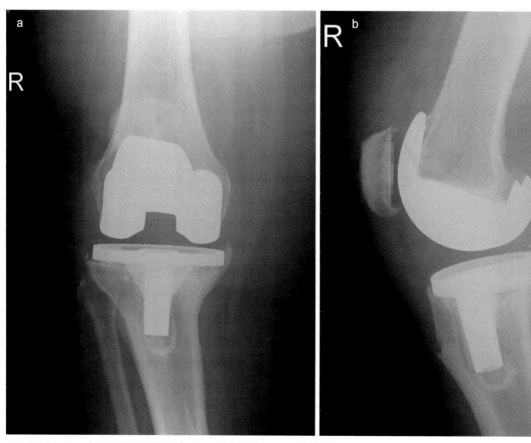

图 16.1　TKA 由于无菌性松动而失败。（a）正位片。（b）侧位片

是初级检查方法。关节镜检查同组织活检一样都是为了排除感染的最终诊断方法。

在本书前后的章节中将讨论导致手术失败的原因，如感染、关节不稳、对线不齐、伸肌装置松动、假体损坏。还有关于聚乙烯磨损、骨质溶解与骨水泥的使用时导致 TKA 无菌性手术失败等主要原因的相关问题。

16.4 聚乙烯磨损

TKA 的胫腹关节可进行滑动和流动的运动，与全髋关节置换术中高度一致的球窝关节不同，TKA 固有的不一致性产生了在髋关节中看不到的剪切应力和接触应力。在聚乙烯垫片嵌入边缘处的张力与关节连接区域的剪切力使聚乙烯垫片产生凹陷与层离，这是 TKA 的特点。同时膝关节周期运动产生的残余应力会导致垫片的疲劳和发生故障[45]。由于股骨与垫片间的一致性较低，而且接触面积小，在日常生活中的接触应力也许会超过垫片的屈曲应力。所以这些超载的应力也会导致垫片发生塑性应变，从而使其表面的几何形态发生变异。同时对力线与稳定性也会产生不利影响。改变中央与边缘区域的荷载分布也会加剧聚乙烯的磨损。

对 TKA 聚乙烯垫片更新换代的问题应予考虑。超高分子量聚乙烯（UHMPWE）从 1960 年开始成功地应用于 TKA 中[46]。最初 UHMPWE 是在常规的 γ 射线中压塑铸造的。压缩工艺增加了垫片的耐磨性与生存期限[45,47]。用碳纤维加固（Poly Ⅱ，Zimmer，Warsaw，In，USA）与高度晶体化的 UHMPWE（Hylamer，DePuy DuPont，Warsaw，IN，USA），两者都有远期发展前景，在临床使用前的测试中被证实安全和有效，同时，在临床应用中也被证明有效[48-50]。

交联聚乙烯（XLPE）是 UHMPWE 的改进。由于免除了消毒以外不必要的射线与热处理，所以可相应地增加交联密度[51]。γ 射线与电子束辐射破

坏分子间键，产生自由基，并促进跨多聚合物链聚合而提高聚乙烯交联的密度。

但是，在空气中进行 γ 射线消毒产生的氧化作用会使氧化程度降低 20% ～ 90% 的机械力学性能。其主要机制是在灭菌过程中引入的残余自由基所致[52,53]。传统 γ 射线消毒聚乙烯的残留水平较高，因此更容易氧化降解。在 20 世纪 90 年代，制造商开始应用气体消毒、无氧 γ 射线消毒或使用热处理，以减少残余的自由基[54-56]。无氧 γ 射线灭菌可增加抗氧化，包装一旦拆开，氧化过程即已开始[49,53,57,58]。因此，只能短暂使用气体灭菌和热治疗所产生的自由基难以检测，而且人们也一直认为这是一种稳定的氧化，最近的两项研究报道，尽管这两种消毒灭菌的方法和材料在最初由于自由基的水平低而不易测计，但实际上 XIPE 仍有可能发生氧化[57,58]。最近的两项研究显示，周期性加载脂质吸附可能是改变 XIPE 稳定性的潜在机制，而非氧化作用所致[59]。

另一种方法是用 UHMPWE 消毒灭菌，虽然此法的"交叉连接"（交联）的效能不高，但在体外测试中却比较稳定[55,60-62]。"交联"（Cross-Linked）不足虽可导致耐磨性更差，但却适用于 TKA 而不适用于全髋关节置换术。因为后者以承重为主要功能，从而其磨损 / 黏着磨损程度也相对严重。由于 XIPE 的韧性差，同时，延展性和抗劳损的功能差，因此，在这些情况和条件下使用更易失败。马克唐纳（Mc-Donald.D）等确认，低氧环境中经体内环氧乙烷灭菌消毒后的聚乙烯假体仍可在短期内保持稳定（10年），但更长期保持稳定可能性的研究仍待继续[58]。

萨克拉里乌（Sakellariou）等通过系统回顾性文献复习，并以传统的临床研究方法直接评估第一代聚乙烯在 TKA 中的潜在优势和经济效益[63]。同时，用多相的体外生物力学测试方法验证和比较聚乙烯的优越性。此外，第二代聚乙烯（掺入维生素 E）应用在控制和平衡研磨与黏着磨损，以及防止劳损方面虽已取得进展，但其在体内的优势尚待通过长期检测试验后体现[64,65]，笔者认为 XIEP 的额外费

用不应与此有关。

16.5 骨质溶解

　　膝关节假体周围骨质溶解 [66-76] 的主要诱发因素是来自 TKA 周围脱落的异物，如胫骨假体表面及胫骨的聚乙烯嵌入物及聚乙烯膝关节假体等。金属碎片可以从完整的聚乙烯嵌入物中磨穿或骨水泥碎片可从松动的置入物中脱落形成颗粒和碎

片 [77-80]。TKA 内置物中的骨水泥虽可防止关节发生不稳，但不能保证完全和长期牢固 [75,81]。

　　骨质溶解的细胞作用是由巨噬细胞和巨细胞释放促炎症介质如白细胞介素来激活破骨细胞所致 [82-84]。

　　松质骨的骨质溶解通常发生在股骨远端和胫骨近端。大量的松质骨丢失可能发生在普通 X 线片显示之前。皮质骨丢失即使不严重而且也不频发，但在 X 线片上也很容易显示。此外，骨丢失也可能被周围的金属置入物遮盖，因此骨质溶解有时又很难

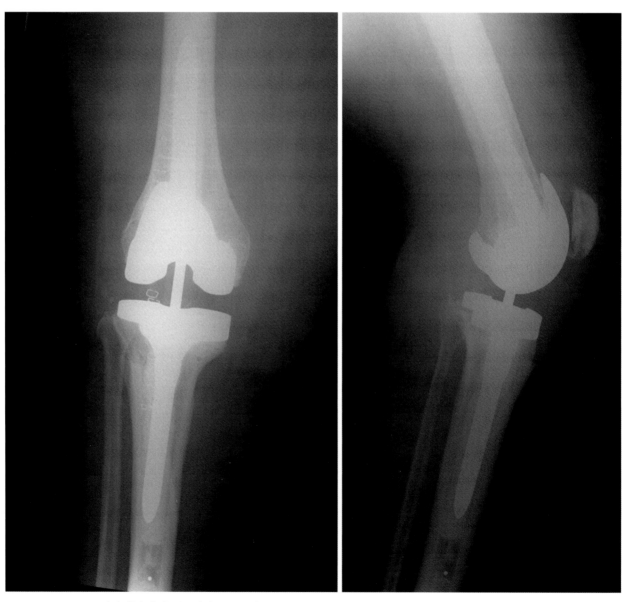

图 16.2　图 16.1 患者的翻修术后 X 线片，正位片（左图），侧位片（右图），胫骨内侧的骨质缺损已经用金属材料修补

从 X 线片上识别（图 16.2）。

对于持续性疼痛的 TKA 患者连续进行 X 线检查有助于尽早发现骨质溶解。同时还必须排除感染，因为这也是导致骨质溶解的多见原因。TKA 后多年的积液和渗出可提醒医生这是一个溶骨的过程，是反应性颗粒碎片引起的无菌性滑膜炎病变和临床表现。明显的不稳定松动也会导致聚乙烯过度磨损，从而导致骨质溶解。

TKA 的某些部位易发生骨质溶解，如股骨后髁部假体和侧方韧带下区等。胫骨骨质溶解往往在外周或松质骨区。髌骨骨质溶解多发生在沿骨内置物的边缘或骨水泥界面。

影响骨质溶解速度的因素包括材料兼容性，TKA 的运动学、生物力学，组装式膝关节胫骨托盘与聚乙烯之间锁链结构的质量以及 TKA 接近骨松质的程度（如无骨水泥设计和挤压螺钉通道）。年轻而活跃的患者因聚乙烯磨损的风险较高，从而在远期出现骨质溶解。

16.5.1 颗粒的大小

聚乙烯颗粒的大小与骨质溶解有关，因为较小的粒子更容易被吞噬。因此具有更强的生物活性[85]，高聚乙烯（聚乙烯）XLPE 在全髋关节置换术中已经使用超过 10 年，证明其在体内因为产生的粒子更少，因此比传统 UHMPWE 磨损更少[34,86-90]。体外研究已证明，TKA 聚乙烯磨损较少[91]。伊瓦基里（Iwakiri）等对比交联聚乙烯和传统聚乙烯进行回顾性研究，发现交联聚乙烯磨损颗粒减少，但并未由哈纳雷霍斯（Hinarejos）等证实，因为他们并未发现 TKA 使用交联聚乙烯比使用传统聚乙烯时滑液中磨损粒子的浓度明显减少[92,93]。同时粒子的大小也并无明显不同，但他们的后续研究只有 1 年，和长期的研究相比显示出更显著的优势。高度交联聚乙烯的断裂强度降低（Huot JC 2011），所以加上上面的参数，它的使用至今并不普遍[94,95]。

16.5.2 胫骨假体的选择

TKA 可以选择全聚乙烯胫骨假体或模块使用聚乙烯衬垫（或轴承）并安装金属托盘。历史上，对全髁 TKA 使用全聚乙烯假体的长期生存率已有报道[96,97]。生物力学研究证明，金属支撑的胫骨设计，可改善置入物和骨水泥之间的力学分布[98,99]。

金属支持胫骨假体的模块化以及在修整过程中隔离衬垫更换的可能性，使其应用更加广泛。金属支持假体的缺点包括后方磨损、骨质溶解和微移动[100-102]。有说服力地使用全聚乙烯假体的理由仍可信。比金属支持的元件更便宜，研究显示，功能、运动范围初期稳定性和置入物长期生存率等方面大致相同[103-108]。

古德纳森（Gudnason）等分析了 27 000 余例 TKA 发现，与金属支撑假体相比，全聚乙烯胫骨假体的 10 年生存率稍长，这归因于金属支持设计的感染风险增加[109]，文献已证实了这一点[110-114]。应用影像学检测和分析全聚乙烯假体发现了微小移动。在体内也可发现移动，进而与继发的无菌性松动有关[115,116]。有细微差别的手术技术不应该影响选择，但是未来的医生在选择 TKA 胫骨假体时会考虑经济压力的因素；现代聚乙烯（无氧 γ 射线、热处理）确保两个假体磨损率较低，同时也可降低了骨质溶解率。

如果失败的模块化 TKA 是由于磨损、骨质溶解和松动所致，且假体固定整齐、牢固，则更换隔离衬可行而且有效。虽然对于它的优势人们心存疑虑，研究反对隔离衬更换可能包括诊断，如刚度、不稳定和滑膜炎这些相比骨质溶解与磨损有着不同的翻修率，同时聚乙烯的质量在 RTKA 后没有提及[117-120]。总之，单独更换聚乙烯（只要更换的聚乙烯质量优良）的元件对齐，固定牢固，而无后方磨损者，是可以成功地用于治疗结构磨损与骨质溶解。

16.5.3 水泥型与非水泥型 TKA 的比较

由于年轻 TKA 患者日益增多，同时对假体是否需用水泥固定的问题犹待解决，特别是更年轻 TKA 患者的寿命长、活动多和劳动负荷繁重，对假体的生存率要求更长，术后功能恢复更理想，而不满足于假体置入物 10 ~ 20 年的生存率，而期望有 30 年以上的生存期，因此如何保护骨组织和保证良好的关节功能以及长久的生存期是 TKA 的既定目标。同时无骨水泥固定的测试在许多区域的结果良好[121]。骨与置入假体界面是符合生理的，作为一个活的界面，以生物学界面承受应力。因此，无滑水泥固定的吸引力是显而易见的。尽管全髋关节置换术取得了成功，但 TKA 的无骨水泥固定并没有获得类似的结果，因为一些初始压配设计失败，对比骨水泥固定并没有显示出优势[66,122]。王（Wang）等的荟萃分析排除了早期阶段的技术故障与阻碍，使用对比分析登记的数据表明，无骨水泥型与骨水泥型 TKA 的效果均好[123]。但是，由于未排除早期的技术失误，同时随访时间不长（仅约 2 年）[124]，而与格兰希特（Grandhiet）等研究结果相矛盾。其他学者推测，无骨水泥固定的优点是减少手术时间。一些研究表明，TKA 术中无抗生素掺入的水泥并不影响感染的发生[125,126]。对比研究最大的障碍在于无骨水泥案例在全世界的数量太少，但同时组内内置入的差异性同样存在，还要考虑手术技术、韧带平衡、髌股表面重建引发的变化。案例显示，骨水泥型 TKA 机械故障在 10 ~ 15 年的生存率在 90% ~ 97% 之间[96,127-129]，15 ~ 20 年的生存率在 85% ~ 98% 之间[1,2,26,130-134]。最近人们对无骨水泥型固定可能对应不准而更加担忧，特别是由于在胫骨端内翻或外翻时的剪切力可使胫骨底板位置改变，从而导致挤压力通过骨与内置入界面而分散，因此，至今人们对无骨水泥型 TKA 尚不够重视。骨水泥固定对 TKA 仍然是金标准，而且在全球范围内注册使用的数据表明，骨水泥型内置入比无骨水泥型内置入应用更为广泛；虽然随着羟磷灰石涂层的假体和金属小梁等新技术的发展，今后可能会制造出更有利于保持骨质密度和促进骨长入的新材料，但也不能完全替代目前的骨水泥型固定[135,136]。

总结

由于种种原因，促使全膝关节置换翻修术的任务日益繁重。同时需要解决的问题也相应地更加复杂和困难。对现代全膝人工关节置换术失败原因的了解和有效防治可以改善其效果，提高患者对治疗的"期望值"和"满意度"。其实导致 TKA 失败的大多数原因和严重程度均可由手术医生掌握和控制。当然其他方面的原因和责任也不应完全排除。诸如假体的设计、制造以及有关辅助工作的质量等。以上均应认真考虑和对待。

在绝大多数导致 TKA 失败的原因中，感染仍居首位。而因抗感染无菌技术失败的主要问题更集中于机械结构内在本质的关联问题，诸如：检动、不稳、排列不正。关于机械结构失败的机制问题，我们认为应从大型资料库和注册登记组织提取有意义和有实用价值的数据和资料，从而有助于正确分析研究的最优化。

耐用生物材料的设计和研制以及发展与创新，有助于降低聚乙烯磨损及并发的骨质溶解的发生率。这种工作对实现"终生"生存的 TKA 提供条件，但目前尚待继续进行研究。

参考文献

[1] Ritter MA, Herbst SA, Keating EM, Faris PM, Meding JB (1994) Long-term survival analysis of a posterior cruciate-retaining total condylar total knee arthroplasty. Clin Orthop Relat Res 309:136–145.

[2] Font-Rodriguez DE, Scuderi GR, Insall JN (1997) Survivorship of cemented total knee arthroplasty. Clin Orthop Relat Res 345:79–86.

[3] Vessely MB, Whaley AL, Harmsen WS, Schleck CD, Berry DJ (2006) The Chitranjan Ranawat Award: long-term survivorship and failure modes of 1000 cemented condylar total knee arthroplasties. Clin Orthop Relat Res 452:28–34.

[4] Weir DJ, Moran CG, Pinder IM (1996) Kinematic condylar total knee arthroplasty. 14-year survivorship analysis of 208 consecutive cases. J Bone Joint Surg Br 78:907–911.

[5] Cram P, Lu X, Kates SL, Singh JA, Li Y, Wolf BR (2012) Total knee arthroplasty volume, utilization, and outcomes among medicare benefi ciaries, 1991– 2010. JAMA 308:1227–1236.

[6] Ravi B, Croxford R, Reichmann WM, Losina E, Katz JN, Hawker GA (2012) The changing demographics of total joint arthroplasty recipients in the United States and Ontario from 2001 to 2007] Best Pract Res Clin Rheumatol 26:637–647.

[7] Falbrede I, Widmer M, Kurtz S, Schneidmuller D, Dudda M, Roder C (2011) Utilization rates of lower extremity prostheses in Germany and Switzerland: a comparison of the years 2005–2008] Orthopade 40:793–801.

[8] Kurtz SM, Ong KL, Lau E, Bozic KJ (2014) Impact of the economic downturn on total joint replacement demand in the United States: updated projections to 2021. J Bone Joint Surg Am 96:624–630.

[9] Abdel MP, Morrey ME, Jensen MR, Morrey BF (2011) Increased long-term survival of posterior cruciate- retaining versus posterior cruciate- stabilizing total knee replacements. J Bone Joint Surg Am 93:2072–2078.

[10] Kurtz SM, Ong KL, Schmier J, Mowat F, Saleh K, Dybvik E et al (2007) Future clinical and economic impact of revision total hip and knee arthroplasty. J Bone Joint Surg Am 89(Suppl 3):144–151.

[11] Robertsson O, Ranstam J, Sundberg M, W-Dahl A, Lidgren L (2014) The Swedish Knee Arthroplasty Register: a review. Bone Joint Res [Internet] 3:217–222.

[12] Baker PN, Khaw FM, Kirk LMG, Esler CNA, Gregg PJ (2007) A randomised controlled trial of cemented versus cementless press-fi t condylar total knee replacement: 15-year survival analysis. J Bone Joint Surg Br 89:1608–1614 .

[13] Robertsson O, Dunbar MJ, Knutson K, Lidgren L (2000) Past incidence and future demand for knee arthroplasty in Sweden: a report from the Swedish Knee Arthroplasty Register regarding the effect of past and future population changes on the number of arthroplasties performed. Acta Orthop Scand 71:376–380.

[14] Bourne RB, Chesworth BM, Davis AM, Mahomed NN, Charron KDJ (2010) Patient satisfaction after total knee arthroplasty: who is satisfi ed and who is not? Clin Orthop Relat Res 468:57–63.

[15] Noble PC, Conditt MA, Cook KF, Mathis KB (2006) The John Insall Award: patient expectations affect satisfaction with total knee arthroplasty. Clin Orthop Relat Res 452:35–43.

[16] Saleh KJ, Santos ER, Ghomrawi HM, Parvizi J, Mulhall KJ (2006) Socioeconomic issues and demographics of total knee arthroplasty revision. Clin Orthop Relat Res 446:15–21.

[17] Baker P, Cowling P, Kurtz S, Jameson S, Gregg P, Deehan D (2012) Reason for revision infl uences early patient outcomes after aseptic knee revision. Clin Orthop Relat Res 470:2244–2252.

[18] Ong KL, Lau E, Suggs J, Kurtz SM, Manley MT (2010) Risk of subsequent revision after primary and revision total joint arthroplasty. Clin Orthop Relat Res 468:3070–3076.

[19] Moreland JR (1988) Mechanisms of failure in total knee arthroplasty. Clin Orthop Relat Res 226:49–64.

[20] Fehring TK, Odum S, Griffi n WL, Mason JB, Nadaud M (2001) Early failures in total knee arthroplasty. Clin Orthop Relat Res 392:315–318.

[21] Bourne RB, Maloney WJ, Wright JG (2004) An AOA critical issue. The outcome of the outcomes movement. J Bone Joint Surg Am 86:633–640.

[22] Maloney WJ (2002) An American implant registry: a clinical use trip wire. Orthopedics 25:923–924.

[23] Maloney WJ (2001) National Joint Replacement Registries: has the time come? J Bone Joint Surg Am 83:1582–1585.

[24] Lombardi AVJ, Berend KR, Adams JB (2014) Why knee replacements fail in 2013: patient, surgeon, or implant? Bone Joint J 96-B(11 Suppl A):101–104.

[25] Schroer WC, Berend KR, Lombardi AV, Barnes CL, Bolognesi MP, Berend ME et al (2013) Why are total knees failing today? Etiology of total knee revision in 2010 and 2011 J Arthroplasty 28(8 Suppl):116–119.

[26] Buechel FF, Pappas MJ (1990) Long-term survivorship analysis of cruciate-sparing versus cruciatesacrifi cing knee prostheses using meniscal bearings. Clin Orthop Relat Res 260:162–169.

[27] Jordan LR, Olivo JL, Voorhorst PE (1997) Survivorship

analysis of cementless meniscal bearing total knee arthroplasty. Clin Orthop Relat Res 338:119–123.

[28] Sorrells RB (1996) The rotating platform mobile bearing TKA. Orthopedics 19:793–796.

[29] Ulivi M, Orlandini L, Meroni V, Consonni O, Sansone V (2014) Survivorship at minimum 10-year follow-up of a rotating-platform, mobile-bearing, posterior-stabilised total knee arthroplasty. Knee Surg Sports Traumatol Arthrosc [Epub ahead of print].

[30] Kim Y-H, Park J-W, Kim J-S, Kulkarni SS, Kim Y-H (2014) Long-term clinical outcomes and survivorship of press-fi t condylar sigma fi xed-bearing and mobile-bearing total knee prostheses in the same patients. J Bone Joint Surg Am 96:e168.

[31] Sadoghi P, Liebensteiner M, Agreiter M, Leithner A, Bohler N, Labek G (2013) Revision surgery after total joint arthroplasty: a complication-based analysis using worldwide arthroplasty registers. J Arthroplasty 28:1329–1332.

[32] Sharkey PF, Hozack WJ, Rothman RH, Shastri S, Jacoby SM (2002) Insall Award paper. Why are total knee arthroplasties failing today? Clin Orthop Relat Res 404:7–13.

[33] Sharkey PF, Lichstein PM, Shen C, Tokarski AT, Parvizi J (2014) Why are total knee arthroplasties failing today–has anything changed after 10 years? J Arthroplasty 29:1774–1778.

[34] Kurtz SM, Gawel HA, Patel JD (2011) History and systematic review of wear and osteolysis outcomes for fi rst-generation highly crosslinked polyethylene. Clin Orthop Relat Res 469:2262–2277.

[35] Mulhall KJ, Ghomrawi HM, Scully S, Callaghan JJ, Saleh KJ (2006) Current etiologies and modes of failure in total knee arthroplasty revision. Clin Orthop Relat Res 446:45–50.

[36] Hossain F, Patel S, Haddad FS (2010) Midterm assessment of causes and results of revision total knee arthroplasty. Clin Orthop Relat Res 468:1221–1228.

[37] Bozic KJ, Kurtz SM, Lau E, Ong K, Chiu V, Vail TP et al (2010) The epidemiology of revision total knee arthroplasty in the United States. Clin Orthop Relat Res 468:45–51.

[38] Parvizi J, Zmistowski B, Berbari EF, Bauer TW, Springer BD, Della Valle CJ et al (2011) New defi nition for periprosthetic joint infection: from the Workgroup of the Musculoskeletal Infection Society. Clin Orthop Relat Res 469:2992–2994.

[39] Djahani O, Rainer S, Pietsch M, Hofmann S (2013) Systematic analysis of painful total knee prosthesis, a diagnostic algorithm. Arch Bone Joint Surg 1:48–52.

[40] Vince KG (2014) The problem total knee replacement: systematic, comprehensive and effi cient evaluation. Bone Joint J 96-B(11 Suppl A):105–111.

[41] Claassen L, Ettinger M, Plaass C, Daniilidis K, Calliess T, Ezechieli M (2014) Diagnostic value of bone scintigraphy for aseptic loosening after total knee arthroplasty. Technol Health Care 22:767–773.

[42] Smith SL, Wastie ML, Forster I (2001) Radionuclide bone scintigraphy in the detection of signifi cant complications after total knee joint replacement. Clin Radiol 56:221–224.

[43] Simonsen L, Buhl A, Oersnes T, Duus B (2007) White blood cell scintigraphy for differentiation of infection and aseptic loosening: a retrospective study of 76 painful hip prostheses. Acta Orthop 78:640–647.

[44] Gratz S, Behr TM, Reize P, Pfestroff A, Kampen WU, Hoffken H (2009) (99m)Tc-Fab' fragments (sulesomab) for imaging septically loosened total knee arthroplasty. J Int Med Res 37:54–67.

[45] Gee AO, Lee G-C (2012) Alternative bearings in total knee arthroplasty. Am J Orthop (Belle Mead NJ) 41:280–283.

[46] Kurtz SM (2009) UHMWPE biomaterials handbook: ultra-high molecular weight polyethylene in total joint replacement. Academic, Amsterdam.

[47] Wright TM (2005) Polyethylene in knee arthroplasty: what is the future? Clin Orthop Relat Res 440:141–148.

[48] Ahn NU, Nallamshetty L, Ahn UM, Buchowski JM, Rose PS, Lemma MA et al (2001) Early failure associated with the use of Hylamer-M spacers in three primary AMK total knee arthroplasties. J Arthroplasty 16:136–139.

[49] Medel F, Kurtz SM, Klein G, Levine H, Sharkey P, Austin M et al (2008) Clinical, surface damage and oxidative performance of poly II tibial inserts after long-term implantation. J Long Term Eff Med Implants 18:151–165.

[50] Norton MR, Yarlagadda R, Anderson GH (2002) Catastrophic failure of the Elite Plus total hip replacement, with a Hylamer acetabulum and Zirconia ceramic femoral head. J Bone Joint Surg Br 84:631–635.

[51] Jasty M, Rubash HE, Muratoglu O (2005) Highly cross-linked polyethylene: the debate is over–in the affi rmative. J Arthroplasty 20(4 Suppl 2):55–58.

[52] Kurtz SM, Siskey RL, Dumbleton J (2009) Accelerated aqueous aging simulation of in vivo oxidation for gamma-

sterilized UHMWPE. J Biomed Mater Res B Appl Biomater 90:368–372.

[53] Kurtz SM, Hozack W, Marcolongo M, Turner J, Rimnac C, Edidin A (2003) Degradation of mechanical properties of UHMWPE acetabular liners following long-term implantation. J Arthroplasty 18(7 Suppl 1):68–78.

[54] Kurtz SM, Muratoglu OK, Evans M, Edidin AA (1999) Advances in the processing, sterilization, and crosslinking of ultra-high molecular weight polyethylene for total joint arthroplasty. Biomaterials 20:1659–1688.

[55] Ries MD, Weaver K, Rose RM, Gunther J, Sauer W, Beals N (1996) Fatigue strength of polyethylene after sterilization by gamma irradiation or ethylene oxide. Clin Orthop Relat Res 333:87–95.

[56] Li S, Burstein AH (1994) Ultra-high molecular weight polyethylene. The material and its use in total joint implants. J Bone Joint Surg Am 76:1080–1090.

[57] Currier BH, Currier JH, Mayor MB, Lyford KA, Van Citters DW, Collier JP (2007) In vivo oxidation of gamma-barrier-sterilized ultra-high-molecular- weight polyethylene bearings. J Arthroplasty 22:721–731.

[58] MacDonald D, Sakona A, Ianuzzi A, Rimnac CM, Kurtz SM (2011) Do fi rst-generation highly crosslinked polyethylenes oxidize in vivo? Clin Orthop Relat Res 469:2278–2285.

[59] Muratoglu OK, Wannomae KK, Rowell SL, Micheli BR, Malchau H (2010) Ex vivo stability loss of irradiated and melted ultra-high molecular weight polyethylene. J Bone Joint Surg Am 92:2809–2816.

[60] Bargmann LS, Bargmann BC, Collier JP, Currier BH, Mayor MB (1999) Current sterilization and packaging methods for polyethylene. Clin Orthop Relat Res 369:49–58.

[61] Collier JP, Sutula LC, Currier BH, Currier JH, Wooding RE, Williams IR et al (1996) Overview of polyethylene as a bearing material: comparison of sterilization methods. Clin Orthop Relat Res 333:76–86.

[62] Costa L, Luda MP, Trossarelli L, Brach del Prever EM, Crova M, Gallinaro P (1998) In vivo UHMWPE biodegradation of retrieved prosthesis. Biomaterials 19:1371–1385.

[63] Sakellariou VI, Sculco P, Poultsides L, Wright T, Sculco TP (2013) Highly cross-linked polyethylene may not have an advantage in total knee arthroplasty. HSS J 9:264–269.

[64] Haider H, Weisenburger JN, Kurtz SM, Rimnac CM, Freedman J, Schroeder DW et al (2012) Does vitamin E-stabilized ultrahigh-molecular-weight polyethylene address concerns of cross-linked polyethylene in total knee arthroplasty? J Arthroplasty 27:461–469.

[65] Schwiesau J, Fritz B, Kutzner I, Bergmann G, Grupp TM (2014) CR TKA UHMWPE wear tested after artifi cial aging of the vitamin E treated gliding component by simulating daily patient activities. Biomed Res Int 2014:567374.

[66] Cadambi A, Engh GA, Dwyer KA, Vinh TN (1994) Osteolysis of the distal femur after total knee arthroplasty. J Arthroplasty 9:579–594.

[67] Engh GA, Parks NL, Ammeen DJ (1994) Tibial osteolysis in cementless total knee arthroplasty. A review of 25 cases treated with and without tibial component revision. Clin Orthop Relat Res 309:33–43.

[68] Engh GA, Ammeen DJ (2001) Periprosthetic osteolysis with total knee arthroplasty. Instr Course Lect 50:391–398.

[69] Kim YH, Oh JH, Oh SH (1995) Osteolysis around cementless porous-coated anatomic knee prostheses. J Bone Joint Surg Br 77:236–241.

[70] Lewonowski K, Dorr LD (1994) Revision of cementless total knee arthroplasty with massive osteolytic lesions. J Arthroplasty 9:661–663.

[71] O'Rourke MR, Callaghan JJ, Goetz DD, Sullivan PM, Johnston RC (2002) Osteolysis associated with a cemented modular posterior-cruciate-substituting total knee design: fi ve to eight-year follow-up. J Bone Joint Surg Am 84:1362–1371.

[72] Pagnano MW, Scuderi GR, Insall JN (2001) Tibial osteolysis associated with the modular tibial tray of a cemented posterior stabilized total knee replacement: a case report. J Bone Joint Surg Am 83:1545–1548.

[73] Robinson EJ, Mulliken BD, Bourne RB, Rorabeck CH, Alvarez C (1995) Catastrophic osteolysis in total knee replacement. A report of 17 cases. Clin Orthop Relat Res 321:98–105.

[74] Schmalzried TP (1996) The posterior stabilized total knee prosthesis. Assessment of polyethylene damage and osteolysis after a ten-year-minimum followup. J Bone Joint Surg Am 78:1446–1447.

[75] Berry DJ, Wold LE, Rand JA (1993) Extensive osteolysis around an aseptic, stable, uncemented total knee replacement. Clin Orthop Relat Res 293:204–207.

[76] Gross TP, Lennox DW (1992) Osteolytic cyst-like area associated with polyethylene and metallic debris after total

knee replacement with an uncemented vitallium prosthesis. A case report. J Bone Joint Surg Am 74:1096–1101.

[77] Ayers DC (1997) Polyethylene wear and osteolysis following total knee replacement. Instr Course Lect 46:205–213.

[78] Ries MD, Guiney WJ, Lynch F (1994) Osteolysis associated with cemented total knee arthroplasty. A case report. J Arthroplasty 9:555–558.

[79] Wasielewski RC, Parks N, Williams I, Surprenant H, Collier JP, Engh G (1997) Tibial insert undersurface as a contributing source of polyethylene wear debris. Clin Orthop Relat Res 345:53–59.

[80] Peters PCJ, Engh GA, Dwyer KA, Vinh TN (1992) Osteolysis after total knee arthroplasty without cement. J Bone Joint Surg Am 74:864–876.

[81] Griffi n FM, Scuderi GR, Gillis AM, Li S, Jimenez E, Smith T (1998) Osteolysis associated with cemented total knee arthroplasty. J Arthroplasty 13:592–598.

[82] Chiba J, Rubash HE (1994) A biochemical, histologic, and immunohistologic analysis of membranes obtained from failed cemented and cementless total knee arthroplasty. Clin Orthop Relat Res 343:278.

[83] Ingham E, Fisher J (2005) The role of macrophages in osteolysis of total joint replacement. Biomaterials 26:1271–1286.

[84] Jacobs JJ, Roebuck KA, Archibeck M, Hallab NJ, Glant TT (2010) Osteolysis: basic science. Clin Orthop Relat Res 393:71–77.

[85] Hallab NJ, Jacobs JJ (2009) Biologic effects of implant debris. Bull NYU Hosp Jt Dis 67:182–188.

[86] Dorr LD, Wan Z, Shahrdar C, Sirianni L, Boutary M, Yun A (2005) Clinical performance of a Durasul highly cross-linked polyethylene acetabular liner for total hip arthroplasty at fi ve years. J Bone Joint Surg Am 87:1816–1821.

[87] Manning DW, Chiang PP, Martell JM, Galante JO, Harris WH (2005) In vivo comparative wear study of traditional and highly cross-linked polyethylene in total hip arthroplasty. J Arthroplasty 20:880–886.

[88] Mutimer J, Devane PA, Adams K, Horne JG (2010) Highly crosslinked polyethylene reduces wear in total hip arthroplasty at 5 years. Clin Orthop Relat Res 468:3228–3233.

[89] Williams PA, Brown CM, Tsukamoto R, Clarke IC (2010) Polyethylene wear debris produced in a knee simulator model: effect of crosslinking and counterface material. J Biomed Mater Res B Appl Biomater 92:78–85.

[90] Stoller AP, Johnson TS, Popoola OO, Humphrey SM, Blanchard CR (2011) Highly crosslinked polyethylene in posterior-stabilized total knee.[arthroplasty: in vitro performance evaluation of wear, delamination, and tibial post durability. J Arthroplasty 26:483–491.

[91] Popoola OO, Yao JQ, Johnson TS, Blanchard CR (2010) Wear, delamination, and fatigue resistance of melt-annealed highly crosslinked UHMWPE cruciate- retaining knee inserts under activities of daily living. J Orthop Res 28:1120–1126.

[92] Minoda Y, Kobayashi A, Iwaki H, Iwakiri K, Inori F, Sugama R et al (2009) In vivo analysis of polyethylene wear particles after total knee arthroplasty: the infl uence of improved materials and designs. J Bone Joint Surg Am 91(Suppl 6):67–73.

[93] Hinarejos P, Pinol I, Torres A, Prats E, Gil-Gomez G, Puig-Verdie L (2013) Highly crosslinked polyethylene does not reduce the wear in total knee arthroplasty: in vivo study of particles in synovial fl uid. J Arthroplasty 28:1333–1337.

[94] Huot JC, Van Citters DW, Currier JH, Collier JP (2011) The effect of radiation dose on the tensile and impact toughness of highly cross-linked and remelted ultrahigh-molecular weight polyethylenes. J Biomed Mater Res B Appl Biomater 97:327–333.

[95] Lachiewicz PF, Geyer MR (2011) The use of highly cross-linked polyethylene in total knee arthroplasty. J Am Acad Orthop Surg 19:143–151.

[96] Ranawat CS, Flynn WFJ, Saddler S, Hansraj KK, Maynard MJ (1993) Long-term results of the total condylar knee arthroplasty. A 15-year survivorship study. Clin Orthop Relat Res 286:94–102.

[97] Gill GS, Joshi AB, Mills DM (1999) Total condylar knee arthroplasty. 16- to 21-year results. Clin Orthop Relat Res 367:210–215.

[98] Bartel DL, Bicknell VL, Wright TM (1986) The effect of conformity, thickness, and material on stresses in ultra-high molecular weight components for total joint replacement. J Bone Joint Surg Am 68:1041–1051.

[99] Bartel DL, Burstein AH, Santavicca EA, Insall JN (1982) Performance of the tibial component in total knee replacement. J Bone Joint Surg Am 64:1026–1033.

[100] Pomeroy DL, Schaper LA, Badenhausen WE, Suthers KE, Smith MW, Empson JA et al (2000) Results of all-

polyethylene tibial omponents as a cost-saving technique. Clin Orthop Relat Res 380:140–143.

[101] Rand JA, Trousdale RT, Ilstrup DM, Harmsen WS (2003) Factors affecting the durability of primary total knee prostheses. J Bone Joint Surg Am 85:259–265.

[102] Rand JA (1993) Comparison of metal-backed and allpolyethylene tibial components in cruciate condylar total knee arthroplasty. J Arthroplasty 8:307–313.

[103] Adalberth G, Nilsson KG, Bystrom S, Kolstad K, Milbrink J (2001) All-polyethylene versus metalbacked and stemmed tibial components in cemented total knee arthroplasty. A prospective, randomised RSA study. J Bone Joint Surg Br 83:825–831.

[104] Adalberth G, Nilsson KG, Bystrom S, Kolstad K, Milbrink J (2000) Low-conforming all-polyethylene tibial component not inferior to metal-backed component in cemented total knee arthroplasty: prospective, randomized radiostereometric analysis study of the AGC total knee prosthesis. J Arthroplasty 15:783–792.

[105] Hyldahl H, Regner L, Carlsson L, Karrholm J, Weidenhielm L (2005) All-polyethylene vs. Metalbacked tibial component in total knee arthroplasty-a randomized RSA study comparing early fi xation of horizontally and completely cemented tibial components: part 2. Completely cemented components: MB not superior to AP component. Acta Orthop 76: 778–784.

[106] Hyldahl H, Regner L, Carlsson L, Karrholm J, Weidenhielm L (2005) All-polyethylene vs. Metalbacked tibial component in total knee arthroplasty-a randomized RSA study comparing early fi xation of horizontally and completely cemented tibial components: part 1. Horizontally cemented components: AP better fi xated than MB. Acta Orthop 76:769–777.

[107] Muller SD, Deehan DJ, Holland JP, Outterside SE, Kirk LMG, Gregg PJ et al (2006) Should we reconsider all-polyethylene tibial implants in total knee replacement? J Bone Joint Surg Br 88:1596–1602.

[108] Robinson RP, Green TM (2011) Eleven-year implant survival rates of the all-polyethylene and metalbacked modular Optetrak posterior stabilized knee in bilateral simultaneous cases. J Arthroplasty 26: 1165–1169.

[109] Gudnason A, Hailer NP, W-Dahl A, Sundberg M, Robertsson O (2014) All-polyethylene versus metalbacked tibial components-An analysis of 27,733 cruciate-retaining total knee replacements from the Swedish Knee Arthroplasty Register. J Bone Joint Surg Am 96:994–999.

[110] Nouta KA, Verra WC, Pijls BG, Schoones JW, Nelissen RGHH (2012) All-polyethylene tibial components are equal to metal-backed components: systematic review and meta-regression. Clin Orthop Relat Res 470:3549–3559.

[111] Gioe TJ, Stroemer ES, Santos ERG (2007) Allpolyethylene and metal-backed tibias have similar outcomes at 10 years: a randomized level I [corrected] evidence study. Clin Orthop Relat Res 455: 212–218.

[112] Bettinson KA, Pinder IM, Moran CG, Weir DJ, Lingard EA (2009) All-polyethylene compared with metal-backed tibial components in total knee arthroplasty at ten years. A prospective, randomized controlled trial. J Bone Joint Surg Am 91:1587–1594.

[113] Dalury DF, Pomeroy DL, Gonzales RA, Gruen TA, Adams MJ, Empson JA (2009) Midterm results of all-polyethylene tibial components in primary total knee arthroplasty. J Arthroplasty 24:620–624.

[114] Voigt J, Mosier M (2011) Cemented all- polyethylene and metal-backed polyethylene tibial components used for primary total knee arthroplasty: a systematic review of the literature and meta-analysis of randomized controlled trials involving 1798 primary total knee implants. J Bone Joint Surg Am 93:1790–1798.

[115] Grewal R, Rimmer MG, Freeman MA (1992) Early migration of prostheses related to long-term survivorship. Comparison of tibial components in knee replacement. J Bone Joint Surg Br 74:239–242.

[116] Ryd L, Hansson U, Blunn G, Lindstrand A, Toksvig-Larsen S (1999) Failure of partial cementation to achieve implant stability and bone ingrowth: a longterm roentgen stereophotogrammetric study of tibial components. J Orthop Res 17:311–320.

[117] Babis GC, Trousdale RT, Morrey BF (2002) The effectiveness of isolated tibial insert exchange in revision total knee arthroplasty. J Bone Joint Surg Am 84:64–68.

[118] Engh GA, Koralewicz LM, Pereles TR (2000) Clinical results of modular polyethylene insert exchange with retention of total knee arthroplasty components. J Bone Joint Surg Am 82:516–523.

[119] Griffi n WL, Scott RD, Dalury DF, Mahoney OM, Chiavetta JB, Odum SM (2007) Modular insert exchange in knee arthroplasty for treatment of wear and osteolysis. Clin Orthop Relat Res 464:132–137.

[120] Willson SE, Munro ML, Sandwell JC, Ezzet KA, Colwell

CWJ (2010) Isolated tibial polyethylene insert exchange outcomes after total knee arthroplasty. Clin Orthop Relat Res 468:96–101.

[121] Branemark R, Branemark PI, Rydevik B, Myers RR (2001) Osseointegration in skeletal reconstruction and rehabilitation: a review. J Rehabil Res Dev 38: 175–181.

[122] Berger RA, Lyon JH, Jacobs JJ, Barden RM, Berkson EM, Sheinkop MB et al (2001) Problems with cementless total knee arthroplasty at 11 years followup. Clin Orthop Relat Res 392:196–207.

[123] Wang H, Lou H, Zhang H, Jiang J, Liu K (2014) Similar survival between uncemented and cemented fi xation prostheses in total knee arthroplasty: a metaanalysis and systematic comparative analysis using registers. Knee Surg Sports Traumatol Arthrosc 22:3191–3197.

[124] Gandhi R, Tsvetkov D, Davey JR, Mahomed NN (2009) Survival and clinical function of cemented and uncemented prostheses in total knee replacement: a meta-analysis. J Bone Joint Surg Br 91: 889–895.

[125] Jamsen E, Huhtala H, Puolakka T, Moilanen T (2009) Risk factors for infection after knee arthroplasty. A register-based analysis of 43,149 cases. J Bone Joint Surg Am 91:38–47.

[126] Bohm E, Zhu N, Gu J, de Guia N, Linton C, Anderson T et al (2014) Does adding antibiotics to cement reduce the need for early revision in total knee arthroplasty? Clin Orthop Relat Res 472:162–168.

[127] Ranawat CS, Flynn WFJ, Deshmukh RG (1994) Impact of modern technique on long-term results of total condylar knee arthroplasty. Clin Orthop Relat Res 309:131–135.

[128] Meftah M, Ranawat AS, Sood AB, Rodriguez JA, Ranawat CS (2012) All-polyethylene tibial implant in young, active patients a concise follow-up, 10 to 18 years. J Arthroplasty 27:10–14.

[129] Rasquinha VJ, Ranawat CS, Cervieri CL, Rodriguez JA

(2006) The press-fi t condylar modular total knee system with a posterior cruciate-substituting design. A concise follow-up of a previous report. J Bone Joint Surg Am 88:1006–1010.

[130] Rodriguez JA, Baez N, Rasquinha V, Ranawat CS (2001) Metal-backed and all-polyethylene tibial components in total knee replacement. Clin Orthop Relat Res 392:174–183.

[131] Lachiewicz PF, Soileau ES (2009) Fifteen-year survival and osteolysis associated with a modular posterior stabilized knee replacement. A concise follow-up of a previous report. J Bone Joint Surg Am 91:1419–1423.

[132] Abdeen AR, Collen SR, Vince KG (2010) Fifteenyear to 19-year follow-up of the Insall-Burstein-1 total knee arthroplasty. J Arthroplasty 25: 173–178.

[133] Callaghan JJ, O'Rourke MR, Iossi MF, Liu SS, Goetz DD, Vittetoe DA et al (2005) Cemented rotating- platform total knee replacement. a concise follow-up, at a minimum of fi fteen years, of a previous report. J Bone Joint Surg Am 87: 1995–1998.

[134] Dixon MC, Brown RR, Parsch D, Scott RD (2005) Modular fi xed-bearing total knee arthroplasty with retention of the posterior cruciate ligament. A study of patients followed for a minimum of fi fteen years. J Bone Joint Surg Am 87:598–603.

[135] Nilsson KG, Henricson A, Norgren B, Dalen T (2006) Uncemented HA-coated implant is the optimum fi xation for TKA in the young patient. Clin Orthop Relat Res 448:129–139.

[136] Henricson A, Linder L, Nilsson KG (2008) A trabecular metal tibial component in total knee replacement in patients younger than 60 years: a two-year radiostereophotogrammetric analysis. J Bone Joint Surg Br 90:1585–1593.

第十七章　人工关节感染的诊断

贝鲁兹·哈达德（Behrooz Haddad）和山姆·奥塞迪克（Sam Oussedik）

17.1 简介

人工关节感染（PJI）是关节置换术的灾难性并发症。关节置换术的施行数量日益增多也会相应增加并发症的发生率。对 PJI 的及时诊断和治疗至关重要。延迟治疗可能会对关节功能产生不良影响，并可增加治疗难度和复杂性[1]。

由于诊断困难，肌肉骨骼感染协会（Musculo Skeletal Infection Society –Miss）提出 PJI 的诊断准则和程序，并已获得 85% 的国家及其相关机构的共识[2]。本章将介绍人工关节感染诊断的最新进展，并讨论未来的发展趋势。

17.2 人工关节感染的诊断

17.2.1 病历和体检

通过认真地病史收集、临床检查，包括实验室检测及影像学检查等进行明确诊断。PJI 的诊断基于病史（发热、疼痛）及检查（发红和发热，窦道的存在）的调查和有关检测的结果，而这些症状往往并不存在，尤其是低毒性感染与术后变化（如术后吸收热）不易区分。

持续疼痛或僵硬的病史暗示感染。在以下情况时，应该高度怀疑感染：处于最近一次发生的菌血症期，早期在相同的关节行手术，膝关节不适[3]，手术部位感染和先前有 PJI 的病史[1]。使患者免疫降低的多种原因有多种并发病如糖尿病、恶性肿瘤、全身关节病[4]，营养不良，国家医院感染监测系统风险评分 1 或 2 分[4]；皮肤疾病（如银屑病[5]）也可增加感染风险[2]。术后切口愈合和长期的渗出使感染的风险更高[3,6]。

17.2.2 放射学检查

在未出现窦道或瘘口时很难区分和鉴别导致假体松动的原因和类型。对放射学检查发现的假体松动和骨质疏松应重视。假体松动可分为无菌性松动和病菌感染所致两种。前者无感染的症状和体征，早期有无局部红、肿、热、痛等及晚期有无脓瘘窦道等是鉴别诊断的主要依据。另外，放射性白细胞骨骼显影技术的诊断准确率达 88% ~ 98%[8]，故应用广泛。而多项核成像技术虽也可用于检查诊断，但因技术复杂、费用高昂而实用价值和发展前景均不如前者[1,2,9,10]。

17.3 术后感染的定义

根据国际共识，PJI 的诊断是与假体相通的窦道[2]。病原体是从至少 2 个样本中单独培养成功的或者是实验室检测结果符合 5 项诊断标准中的 3 项者：血清 ESR、CRP，滑液白细胞计数均增高（或白细胞酯酶带测试 ++），滑膜中性粒细胞比例升高，单独培养出微生物（假体组织或液体）或在假体组织高倍镜视野中观察到 5 个以上中性粒细胞[2]。

17.4 诊断规则

临床评估后，正确诊断可指导选用侵蚀性和损伤性最小而且有益于患者的治疗方法（图 17.1）。病史与体格检查完成后，需要对所有患者行炎性标志物的血液检测和影像学检查。如果感染的可能性小，同时根据临床判断全身情况是正常的，则无须检测。重要的是要注意感染，即使缺失这些依据仍有可能出现感染。此外，统计学确定阈值水平为研究目的是非常有用的，但可能在个别患者身上不适用，每个人都应该记住，漏诊 PJI 的后果要比过度医疗无菌性膝关节炎严重[13]。临床判断不应取代于诊断演算法则或实验室测试结果[2]。

如果在这个阶段可以再次确认诊断（即存在窦道），则细菌培养可用以确定致病微生物及指导抗菌治疗，然而其他的检查均无必要。最后一组的患者（即高危患者或炎性指标高但无明显诊断依据者）将被抽取关节腔积液。只有极少数患者会出现与疟疾相似的临床症状[14-16]。如果无法确定或排除感染可能，则应考虑施行关节腔穿刺与组织活检。

17.5 次要检测

革兰（Gram）染色[17-23] 和血清白细胞计数[24-26]是 PJI 检测的模糊指标，已不用作排除感染的诊断依据。流脓存在于一些无菌组织的不良反应，如金属对金属界面的人工髋关节置换术中[27-29]。虽然它最初被视为 PJI 的次要标准之一，但已经从标准列表中删除。切口或者渗出物的微生物拭子培养有很高的假阳性率和假阴性率，故不应使用（见下文）。

主要标准（依据）：窦道与关节相通。

次要标准（依据）：培养，白细胞酯酶，滑液白细胞计数，滑液白细胞比例（%）。

17.6 注意事项（特别考虑）

对于许多关于关节腔穿刺与滑液的检验分析，细菌培养、培养技术、声波定位法、ESR、CRP 和聚合酶链反应等注意事项的讨论如下：

17.6.1 关节腔穿刺，滑液白细胞计数和白细胞酯酶测试

紧急情况下，关节腔穿刺术应在抗生素治疗开始前使用，然而，在使用抗生素治疗脓毒血症时不应推迟[1]。在慢性病例中，关节穿刺术可用超声进行指导。穿刺出的液体应送去做病菌培养、药敏实验、白细胞计数和中性粒细胞百分比等检验。这是诊断化脓性关节炎和 PJI 行之有效的方法[26,30-34]。滑液培养的敏感性是可变的。据报道在 12% ~ 100% 之间[1-35]。德拉瓦莱（Della Valle）等[14]，对持续 105 例疼痛型的 TKA 患者进行回顾，并指出滑液的 WBC 计数大于 3000 者，其预测慢性感染的敏感性为 100%，特异性为 98%。穿刺无液不利于诊断。一些学者认为，以盐水冲洗取样也是一种方

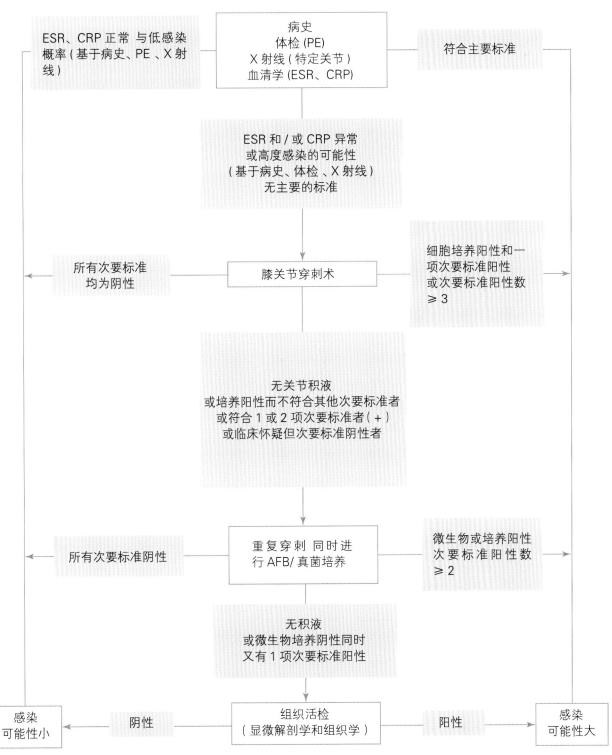

图 17.1 关于人工关节感染诊断算法国际共识

法[36]。对于 PJI 的最终诊断值可能会有很多变化。这些变化可能与病变关节（臀、膝和肩）不同，PJI 的含义不同[37,38]、实验室的结果差异与关节穿刺所导致的损伤以及对于金属的反应不同等多种原因有关[2,38]。梅尔曼斯（Meermans）和哈达德（Haddad）建议组织活检和关节腔穿刺相结合可提高其敏感性和特异性[39]。为达成国际共识的工作组在新的 PJI 定义下采用相类似的实验室技术可计算出 PJI 的阈值（表 17.1）。加尼姆（Ghanem）等[40]表明，校正公式（调整滑液白细胞的比例及滑液和血液中的红细胞计数）可检测假阳性而不影响对假体感染的诊断。

白细胞酯酶是一种中性粒细胞分泌的被感染所诱导的酶，已用于诊断尿路感染。简单的测试，可及时评估疑似的 PJI[15]。两项研究表明这是一项精确的关节感染标志[15,41]。阿加瓦尔（Aggarwal）等[42]表明，使用白细胞酯酶测试时对穿刺出的液体行 2 ~ 3min 离心有助于诊断。未来的研究重点是使用自动化仪器测试，以规范其测试的操作和程序。

表 17.1　对于 ESR、CRP 和滑液对急性和慢性 PJI 白细胞和中性粒细胞百分比的认识

急性感染	最近一次手术＜ 6 周
	ESR 未达到阈值。可以确定其对诊断急性 PJI 无用
	CRP ＞ 100 mg/L（膝或者髋）
	积液白细胞计数＞ 10 000 个 / μL
	积液 PMN 百分比＞ 90 %
慢性感染	最近一次手术＞ 6 周
	ESR ＞ 30 mm/h
	CRP ＞ 10 mg/L
	积液白细胞计数＞ 3 000 个 / μL
	积液 PMN 百分比＞ 80 %

17.6.2 细菌培养

标本培养是诊断感染的金标准。细菌的鉴定不仅是重要的诊断依据，而且对正确选用抗生素也至关重要[1]。两次相同的阳性培养结果可认为是感染的诊断依据。但培养结果阳性既可以提示 PJI，也可以认为是假阳性结果[17,43,44]，因此细菌培养结果只能作为次要的标准。术前抗生素的使用、样本的数量、取样的部位、长时间的培养、利用声波降解法以及何时对抗酸生物和真菌进行培养等诸多问题将在以下各节讨论。

样本的数量与取材的位置：样本均须用未使用过的无菌容器保存。拭子培养从切口或关节周围组织中提取，因为相较于组织培养它有不良的敏感性和特异性[1,2,45,46]。建议是获得超过 3 个以上 6 个不同的术中组织样本增加敏感性和特异性[2,17,43,47,48]。样品应取自骨水泥或骨 / 假体界面[1,2]。传统诊断感染的微生物学是假肢关节滑液的培养阳性。由于细菌的位置，从关节周围组织获得培养通常是阴性的[49]，同时假阴性率达 35%[17]。低毒性菌，抗生素治疗，高黏附性细菌，生长缓慢的菌株和生物膜，在 PJI 上是一些棘手的问题。关节镜[35]和经皮界面活检[50]也可能是诊断慢性 PJI 的有用选项，特别是对于关节穿刺失败的案例。

术前抗生素的使用：抗生素应慎重使用[1]。目前应在抽样之前多久不使用抗生素还无定论，但建议至少停用 14 天[1]。术前预防性应用抗生素并不影响术中培养的敏感性[51,52]，只应在具有高度怀疑 PJI 同时感染生物体未经单独培养得出的案例中谨慎使用[2]。较低的敏感性是由于最近使用抗生素或低毒性的微生物，可以通过增加培养时间，分子技术或植入声波降解法，而不是取越来越多的样品（可威胁的培养的特异性）[47,53-55]。

培养时间：推荐进行 5~14 天的常规培养[2]。这种方式确保了最大的敏感度而又不增加污染的风

险[2,47,56-58]。同时，常规的感染菌可以在数天之内单独培养出来，但是对于可疑的感染患者，培养阴性的，怀疑是低毒力的菌株的，培养的时间就需要适当延长[2,59,60]。分枝杆菌和真菌是 PJI 与 AFB 罕见的原因，对于没有风险的患者或怀疑为非典型感染但没有重要的临床发现的患者行真菌测试是不划算的[2,48,61-63]。图 17.1 显示了一个关于人工关节感染诊断算法国际共识的提议[2]。

17.6.3 C- 反应蛋白与血沉

人工关节置换术后，这两种炎症标志物均有所升高。如全髋关节置换术（THA）后第 3 天，膝关节置换后第 2 天均可达到峰值水平。通常术后 21 天内 CRP 可降至 10 mg / L[64]。ESR 在术后急性期内诊断价值有限（最后 1 次手术至今少于 6 周）[30]，全膝关节置换术（TKA）和全髋关节置换术（THA）患者的 C- 反应蛋白和 ESR 的临界值正在研究中[65,66]。

葛利丹努（Greidanus）等[67]对 151 例首次行 TKA 的患者使用 ROC 分析，发现 ESR 和 C- 反应蛋白最准确的阳性标准为 22.5mm/h 和 13.5 mg / L。加尼姆（Ghanem）等[68]对 479 名诊断为感染而行全髋关节置换翻修术的患者进行研究。通过 ROC 分析，发现 ESR 和 C- 反应蛋白的临界值在 31mm/h 和 20.5 mg / L 时的结合灵敏度和特异性最高。由于前述两项研究使用目前主要的标准（即有窦道或两项培养结果阳性）诊断感染，因此可能过高估计了炎性指标临界值的最佳条件。多种因素可能决定不同的临界值。

对 ESR、CRP 的若干局限性应注意。有人提出，由于人为的严重创伤，组织破坏可导致 C- 反应蛋白增高过度[64-69]。而且在不同的实验室中有可能得出不同的数据，因此，对 ROC 曲线的解读也必须针对不同的样本大小和取样部位等区别进行。

需要注意的是，金属对金属界面人工髋关节轴承失败可能导致滑液白细胞计数显著变化，同时有可能由于自动化仪器对于单核细胞和中性粒细胞度量的误差而导致结果的微小变异[70]，所以在这些情况下应使用手动计数的方法进行检测。

17.6.4 假体周围组织的组织学分析

81% 的成员达到急性和慢性感染的临界值指标或国际共识协议（表 17.1）。临界值对炎性关节病同样适用[31]。许多学者证实，在高倍显微镜视野下检测多形核细胞的（PMN /HPF）数量对于 PJI 有诊断价值[13,71-77]。在回顾性的 26 项研究中，沙拉斯（Tsaras）等[13]得出的结论是，术中冰冻组织检查取材良好。同时，预测诊断培养阳性的 PJI 患者在不使用这个诊断后依然有较为稳健的准确率。同时对于病理学冰冻组织切片与 PMN/HPF 阈值之间尚未发现显著诊断精度的差异。未来的研究应集中于对 PJI 最有预测力的 PMN/HPF 阈值。人工操作的热量样品应该通过切片机（而非腐蚀）取材，用于帮助限制假阳性诊断。

17.6.5 置入假体的声波定位

诊断 PJI 的金标准虽然是培养关节滑液和多个假体组织内部取材样本，但其培养标准的敏感性有限。特别是对于在抽液之前曾经使用抗生素的患者。一些临床研究结果显示，在增加培养敏感性的前提下使用声波降解法不会降低其特异性[2,54,55,78-83]。然而，此项检测费用高，耗时久，特别是需要严格无菌环境和不能推广使用的专项设备。因此，根据国际共识工作小组的建议，声波降解法只对疑似病例或确诊为 PJI 的患者（基于症状和其他测试）进行。同时，当抗生素在 2 周内使用的条件下进行关节穿刺培养的结果并不会发生阳性变化[2,55]。

17.6.6 聚合酶链反应

PCR 技术对于检测病原体比组织培养更敏感[2,53,79,84-92]，但假阳性结果多见而且广泛存在（0 ~ 100 %[2,53,86-89,93]）。分子技术虽可通过筛选排除 PCR 的应用，但分子技术不如培养可以提供药敏信息。这种技术的高昂费用和实用价值限制其广泛应用，因此也不是诊断 PJI 的标准工具。目前已制定用以区分病原体和污染物培养结果的标准。尽管拉基特（Raket）等[94]建议，两次相同取材的 PCR 阳性结果可以用作诊断感染的标准（敏感性 83.2%，特异性 100%），但此标准尚未确立，从而使 PCR 诊断、PJI 的可靠性不能确定。PCR 的优势是，它可以用于检测最近曾用过抗生素的患者[2,79,93]。虽然目前国际共识工作组并不推荐 PCR 作为诊断 PJI 的

常规测试方法。但是对临床高度怀疑而培养结果或其他诊断测试阴性，分子技术有或无声波降解法识别未知病原体以及曾使用抗生素的患者，特别推荐采用 PCR（表 17.2）。

总结

人工关节感染（PJI）是关节置换术的灾难性并发症。关节置换术的施行数量的增多也会相应地增加并发症的发病率。对 PJI 的及时诊断和治疗至关重要。延迟治疗可能影响治疗效果，并可增加治疗的难度和复杂性。由于诊断困难，肌肉骨骼感染协会（MSIS）提出 PJI 的诊断准则和程序，并已获得 85% 的国家及相关机构的共识。本章介绍了人工关节感染诊断的最新进展，并讨论未来的发展趋向。

表 17.2　不同测试的敏感性、特异性，截止水平，费用及经济来源、类型

来源 / 类型	测试	成本	阈值	敏感性	特异性
血清	CRP	$	> 10 mg/L（100 mg/L 适用于急性 PJI）	91 %[68]	76 %[68]
	ESR	$	> 30 mm/h 不适用于急性 PJI)	94 %[68]	70 %[68]
膝关节穿刺液	白细胞计数	$$	> 3 000 个 /μL（> 10 000 个 /μL 适用于急性 PJI）	100 %[14]	98 %[14]
	PMN%	$$	PMN 百分比 > 80 %（> 90 % 适用于急性 PJI）		
	LET	$$	见脚注	80%[15], 92 %[41]	100%[15], 88 %[41]
	微生物培养	$$$	NA	44 %[86]	94 %[86]
	PCR	$$$	NA	71 %[86]	97 %[86]
组织学	细胞组织学	$$$	5 PMN/HPF	86 %[95]	100 %[95]
	微生物培养	£££	NA	61 %[55]	100 %[55]
	声波降解法	$$$	与微生物培养 / PCR 相结合分析	81 %[55]	99 %[55]
放射学	X 线	$	NA	NA	NA
	核素扫描	$$$	NA	89 %[10]	73 %[10]

CRP: C- 反应蛋白、ESR: 红细胞沉降率、WBC : 白细胞。PMN: 中性粒细胞、LET: 白细胞酯酶试验、PCR: 聚合酶链反应、NA: 不适用、HPF: 高能立场、$ $: 100、$$ $100~500，£££500+

参考文献

[1] Moran E, Byren I, Atkins BL (2010) The diagnosis and management of prosthetic joint infections. J Antimicrob Chemother 65(Suppl 3):iii45–iii54.

[2] Zmistowski B, Della Valle C, Bauer TW, Malizos KN, Alavi A, Bedair H et al (2014) Diagnosis of periprosthetic joint infection. J Arthroplasty 29:77–83.

[3] Bengtson S, Knutson K (1991) The infected knee arthroplasty. A 6-year follow-up of 357 cases. Acta Orthop Scand 62:301–311.

[4] Berbari EF, Hanssen AD, Duffy MC, Steckelberg JM, Ilstrup DM, Harmsen WS, Osmon DR (1998) Risk factors for prosthetic joint infection: case-control study. Clin Infect Dis 27:1247–1254.

[5] Beyer CA, Hanssen AD, Lewallen DG, Pittelkow MR (1991) Primary total knee arthroplasty in patients with psoriasis. J Bone Joint Surg Br 73:258–259.

[6] Johnson DP, Bannister GC (1986) The outcome of infected arthroplasty of the knee. J Bone Joint Surg Br 68:289–291.

[7] Trampuz A, Zimmerli W (2005) Prosthetic joint infections: update in diagnosis and treatment. Swiss Med Wkly 135:243–251.

[8] Palestro CJ, Love C, Tronco GG, Tomas MB, Rini JN (2006) Combined labeled leukocyte and technetium 99m sulfur colloid bone marrow imaging for diagnosing musculoskeletal infection. Radiographics 26:859–870.

[9] Chryssikos T, Parvizi J, Ghanem E, Newberg A, Zhuang H, Alavi A (2008) FDG-PET imaging can diagnose periprosthetic infection of the hip. Clin Orthop Relat Res 466:1338–1342.

[10] Graute V, Feist M, Lehner S, Haug A, Muller PE, Bartenstein P, Hacker M (2010) Detection of lowgrade prosthetic joint infections using 99mTcantigranulocyte SPECT/CT: initial clinical results. Eur J Nucl Med Mol Imaging 37:1751–1759.

[11] Della Valle C, Parvizi J, Bauer TW, Dicesare PE, Evans RP, Segreti J et al (2010) Diagnosis of periprosthetic joint infections of the hip and knee. J Am Acad Orthop Surg 18:760–770.

[12] Diaz-Ledezma C, Lichstein PM, Dolan JG, Parvizi J (2014) Diagnosis of periprosthetic joint infection in medicare patients: multicriteria decision analysis. Clin Orthop Relat Res 472:3275–3284.

[13] Tsaras G, Maduka-Ezeh A, Inwards CY, Mabry T, Erwin PJ, Murad MH et al (2012) Utility of intraoperative frozen section histopathology in the diagnosis of periprosthetic joint infection: a systematic review and meta-analysis. J Bone Joint Surg Am 294:1700–1711.

[14] Della Valle CJ, Sporer SM, Jacobs JJ, Berger RA, Rosenberg AG, Paprosky WG (2007) Preoperative testing for sepsis before revision total knee arthroplasty. J Arthroplasty 22:90–93.

[15] Parvizi J, Jacovides C, Antoci V, Ghanem E (2011) Diagnosis of periprosthetic joint infection: the utility of a simple yet unappreciated enzyme. J Bone Joint Surg Am 93:2242–2248.

[16] Zimmerli W, Trampuz A, Ochsner PE (2004) Prostheticjoint infections. N Engl J Med 351:1645–1654.

[17] Atkins BL, Athanasou N, Deeks JJ, Crook DW, Simpson H, Peto TE et al (1998) Prospective evaluation of criteria for microbiological diagnosis of prosthetic- joint infection at revision arthroplasty. The OSIRIS Collaborative Study Group. J Clin Microbiol 36:2932–2939.

[18] Ghanem E, Ketonis C, Restrepo C, Joshi A, Barrack R, Parvizi J (2009) Periprosthetic infection: where do we stand with regard to Gram stain? Acta Orthop 80:37–40.

[19] Johnson AJ, Zywiel MG, Stroh DA, Marker DR, Mont MA (2010) Should gram stains have a role in diagnosing hip arthroplasty infections? Clin Orthop Relat Res 468:2387–2391.

[20] Morgan PM, Sharkey P, Ghanem E, Parvizi J, Clohisy JC, Burnett RS, Barrack RL (2009) The value of intraoperative Gram stain in revision total knee arthroplasty. J Bone Joint Surg Am 91:2124–2129.

[21] Oethinger M, Warner DK, Schindler SA, Kobayashi H, Bauer TW (2011) Diagnosing periprosthetic infection: false-positive intraoperative Gram stains. Clin Orthop Relat Res 469:954–960.

[22] Spangehl MJ, Masterson E, Masri BA, O'Connell JX, Duncan CP (1999) The role of intraoperative gram stain in the diagnosis of infection during revision total hip arthroplasty. J Arthroplasty 14:952–956.

[23] Zywiel MG, Stroh DA, Johnson AJ, Marker DR, Mont MA (2011) Gram stains have limited application in the diagnosis of infected total knee arthroplasty. Int J Infect Dis 15:e702–e705.

[24] Deirmengian GK, Zmistowski B, Jacovides C, O'Neil J,

Parvizi J (2011) Leukocytosis is common after total hip and knee arthroplasty. Clin Orthop Relat Res 469:3031–3036.

[25] Toossi N, Adeli B, Rasouli MR, Huang R, Parvizi J (2012) Serum white blood cell count and differential do not have a role in the diagnosis of periprosthetic joint infection. J Arthroplasty 27:51–54.

[26] Zmistowski B, Restrepo C, Huang R, Hozack WJ, Parvizi J (2012) Periprosthetic joint infection diagnosis: a complete understanding of white blood cell count and differential. J Arthroplasty 27:1589–1593.

[27] Engh CA Jr, Ho H, Engh CA (2010) Metal-on-metal hip arthroplasty: does early clinical outcome justify the chance of an adverse local tissue reaction? Clin Orthop Relat Res 468:406–412.

[28] Mikhael MM, Hanssen AD, Sierra RJ (2009) Failure of metal-on-metal total hip arthroplasty mimicking hip infection. A report of two cases. J Bone Joint Surg Am 91:443–446.

[29] Molvik H, Hanna SA, de Roeck NJ (2010) Failed metal-on-metal total hip arthroplasty presenting as painful groin mass with associated weight loss and night sweats. Am J Orthop (Belle Mead NJ) 39:E46–E49.

[30] Bedair H, Ting N, Jacovides C, Saxena A, Moric M, Parvizi J, Della Valle CJ (2011) The Mark Coventry Award: diagnosis of early postoperative TKA infection using synovial fl uid analysis. Clin Orthop Relat Res 469:34–40.

[31] Cipriano CA, Brown NM, Michael AM, Moric M, Sporer SM, Della Valle CJ (2012) Serum and synovial fl uid analysis for diagnosing chronic periprosthetic infection in patients with infl ammatory arthritis. J Bone Joint Surg Am 94:594–600.

[32] Dinneen A, Guyot A, Clements J, Bradley N (2013) Synovial fl uid white cell and differential count in the diagnosis or exclusion of prosthetic joint infection. Bone Joint J 95-B:554–557.

[33] Mason JB, Fehring TK, Odum SM, Griffi n WL, Nussman DS (2003) The value of white blood cell counts before revision total knee arthroplasty. J Arthroplasty 18: 1038–1043.

[34] Trampuz A, Hanssen AD, Osmon DR, Mandrekar J, Steckelberg JM, Patel R (2004) Synovial fl uid leukocyte count and differential for the diagnosis of prosthetic knee infection. Am J Med 117:556–562.

[35] Fink B, Makowiak C, Fuerst M, Berger I, Schafer P, Frommelt L (2008) The value of synovial biopsy, joint aspiration and C-reactive protein in the diagnosis of late peri-prosthetic infection of total knee replacements. J Bone Joint Surg Br 90:874–878.

[36] Teller RE, Christie MJ, Martin W, Nance EP, Haas DW (2000) Sequential indium-labeled leukocyte and bone scans to diagnose prosthetic joint infection. Clin Orthop Relat Res 434:241–247.

[37] Parvizi J, Jacovides C, Zmistowski B, Jung KA (2011) Defi nition of periprosthetic joint infection: is there a consensus? Clin Orthop Relat Res 469:3022–3030.

[38] Schumacher HR Jr, Sieck MS, Rothfuss S, Clayburne GM, Baumgarten DF, Mochan BS, Kant JA (1986) Reproducibility of synovial fl uid analyses. A study among four laboratories. Arthritis Rheum 29:770–774.

[39] Meermans G, Haddad FS (2010) Is there a role for tissue biopsy in the diagnosis of periprosthetic infection? Clin Orthop Relat Res 468:1410–1417.

[40] Ghanem E, Houssock C, Pulido L, Han S, Jaberi FM, Parvizi J (2008) Determining "true" leukocytosis in bloody joint aspiration. J Arthroplasty 23:182–187.

[41] Wetters NG, Berend KR, Lombardi AV, Morris MJ, Tucker TL, Della Valle CJ (2012) Leukocyte esterase reagent strips for the rapid diagnosis of periprosthetic joint infection. J Arthroplasty 27:8–11.

[42] Aggarwal VK, Tischler E, Ghanem E, Parvizi J (2013) Leukocyte esterase from synovial fl uid aspirate: a technical note. J Arthroplasty 28:193–195.

[43] Mikkelsen DB, Pedersen C, Hojbjerg T, Schonheyder HC (2006) Culture of multiple preoperative biopsies and diagnosis of infected knee arthroplasties. APMIS 114:449–452.

[44] Muller M, Morawietz L, Hasart O, Strube P, Perka C, Tohtz S (2008) Diagnosis of periprosthetic infection following total hip arthroplasty–evaluation of the diagnostic values of pre- and intraoperative parameters and the associated strategy to preoperatively select patients with a high probability of joint infection. J Orthop Surg Res 3:31.

[45] Aggarwal VK, Higuera C, Deirmengian G, Parvizi J, Austin MS (2013) Swab cultures are not as effective as tissue cultures for diagnosis of periprosthetic joint infection. Clin Orthop Relat Res 471:3196–3203.

[46] Font-Vizcarra L, Garcia S, Martinez-Pastor JC, Sierra JM, Soriano A (2010) Blood culture fl asks for culturing synovial fl uid in prosthetic joint infections. Clin Orthop Relat Res 468:2238–2243.

[47] Schafer P, Fink B, Sandow D, Margull A, Berger I, Frommelt L (2008) Prolonged bacterial culture to identify late periprosthetic joint infection: a promising strategy. Clin Infect Dis 47:1403–1409.

[48] Tokarski AT, O'Neil J, Deirmengian CA, Ferguson J, Deirmengian GK (2013) The routine use of atypical cultures in presumed aseptic revisions is unnecessary. Clin Orthop Relat Res 471:3171–3177.

[49] Bereza PL, Ekiel A, Augusciak-Duma A, Aptekorz M, Wilk I et al (2013) Identifi cation of silent prosthetic joint infection: preliminary report of a prospective controlled study. Int Orthop 37:2037–2043.

[50] Corona P, Gil E, Guerra E, Soldado F, Amat C, Flores X, Pigrau C (2012) Percutaneous interface biopsy in dry-aspiration cases of chronic periprosthetic joint infections: a technique for preoperative isolation of the infecting organism. Int Orthop 36:1281–1286.

[51] Burnett RS, Aggarwal A, Givens SA, McClure JT, Morgan PM, Barrack RL (2010) Prophylactic antibiotics do not affect cultures in the treatment of an infected TKA: a prospective trial. Clin Orthop Relat Res 468:127–134.

[52] Tetreault MW, Wetters NG, Aggarwal V, Mont M, Parvizi J, Della Valle CJ (2014) The Chitranjan Ranawat Award: should prophylactic antibiotics be withheld before revision surgery to obtain appropriate cultures? Clin Orthop Relat Res 472:52–56.

[53] Jacovides CL, Kreft R, Adeli B, Hozack B, Ehrlich GD, Parvizi J (2012) Successful identifi cation of pathogens by polymerase chain reaction (PCR)-based electron spray ionization time-of-fl ight mass spectrometry (ESI-TOF-MS) in culture-negative periprosthetic joint infection. J Bone Joint Surg Am 94:2247–2254.

[54] Trampuz A, Piper KE, Hanssen AD, Osmon DR, Cockerill FR, Steckelberg JM, Patel R (2006) Sonication of explanted prosthetic components in bags for diagnosis of prosthetic joint infection is associated with risk of contamination. J Clin Microbiol 44:628–631.

[55] Trampuz A, Piper KE, Jacobson MJ, Hanssen AD, Unni KK, Osmon DR et al (2007) Sonication of removed hip and knee prostheses for diagnosis of infection. N Engl J Med 357:654–663.

[56] Butler-Wu SM, Burns EM, Pottinger PS, Magaret AS, Rakeman JL, Matsen FA Ⅲ, Cookson BT (2011) Optimization of periprosthetic culture for diagnosis of Propionibacterium acnes prosthetic joint infection. J Clin Microbiol 49:2490–2495.

[57] Larsen LH, Lange J, Xu Y, Schonheyder HC (2012) Optimizing culture methods for diagnosis of prosthetic joint infections: a summary of modifi cations and improvements reported since 1995] J Med Microbiol 61:309–316.

[58] Neut D, van Horn JR, van Kooten TG, van der Mei HC, Busscher HJ (2003) Detection of biomaterialassociated infections in orthopaedic joint implants. Clin Orthop Relat Res 437:261–268.

[59] Barrack RL, Aggarwal A, Burnett RS, Clohisy JC, Ghanem E, Sharkey P, Parvizi J (2007) The fate of the unexpected positive intraoperative cultures after revision total knee arthroplasty. J Arthroplasty 22:94–99.

[60] Marculescu CE, Berbari EF, Hanssen AD, Steckelberg JM, Osmon DR (2005) Prosthetic joint infection diagnosed postoperatively by intraoperative culture. Clin Orthop Relat Res 439:38–42.

[61] Azzam K, Parvizi J, Jungkind D, Hanssen A, Fehring T, Springer B et al (2009) Microbiological, clinical, and surgical features of fungal prosthetic joint infections: a multi-institutional experience. J Bone Joint Surg Am 91(Suppl 6):142–149.

[62] Hwang BH, Yoon JY, Nam CH, Jung KA, Lee SC, Han CD, Moon SH (2012) Fungal peri-prosthetic joint infection after primary total knee replacement. J Bone Joint Surg Br 94:656–659.

[63] Marculescu CE, Berbari EF, Cockerill FR Ⅲ, Osmon DR (2006) Fungi, mycobacteria, zoonotic and other organisms in prosthetic joint infection. Clin Orthop Relat Res 451:64–72.

[64] Larsson S, Thelander U, Friberg S (1992) C-reactive protein (CRP) levels after elective orthopedic surgery. Clin Orthop Relat Res 426:237–242.

[65] Society of Unicondylar Research and Continuing Education (2012) Diagnosis of periprosthetic joint infection after unicompartmental knee arthroplasty. J Arthroplasty 27:46–50.

[66] Bottner F, Wegner A, Winkelmann W, Becker K, Erren M, Gotze C (2007) Interleukin-6, procalcitonin and TNF-alpha: markers of peri-prosthetic infection following total joint replacement. J Bone Joint Surg Br 89:94–99.

[67] Greidanus NV, Masri BA, Garbuz DS, Wilson SD, McAlinden MG, Xu M, Duncan CP (2007) Use of erythrocyte sedimentation rate and C-reactive protein level to diagnose infection before revision total knee arthroplasty.

A prospective evaluation. J Bone Joint Surg Am 89:1409–1416.

[68] Ghanem E, Antoci V Jr, Pulido L, Joshi A, Hozack W, Parvizi J (2009) The use of receiver operating characteristics analysis in determining erythrocyte sedimentation rate and C-reactive protein levels in diagnosing periprosthetic infection prior to revision total hip arthroplasty. Int J Infect Dis 13:e444–e449.

[69] White J, Kelly M, Dunsmuir R (1998) C-reactive protein level after total hip and total knee replacement. J Bone Joint Surg Br 80:909–911.

[70] Wyles CC, Larson DR, Houdek MT, Sierra RJ, Trousdale RT (2013) Utility of synovial fl uid aspirations in failed metal-on-metal total hip arthroplasty. J Arthroplasty 28:818–823.

[71] Fehring TK, McAlister JA Jr (1994) Frozen histologic section as a guide to sepsis in revision joint arthroplasty. Clin Orthop Relat Res 428:229–237.

[72] Ko PS, Ip D, Chow KP, Cheung F, Lee OB, Lam JJ (2005) The role of intraoperative frozen section in decision making in revision hip and knee arthroplasties in a local community hospital. J Arthroplasty 20:189–195.

[73] Krenn V, Morawietz L, Kienapfel H, Ascherl R, Matziolis G, Hassenpfl ug J et al (2013) Revised consensus classifi cation. Histopathological classifi cation of diseases associated with joint endoprostheses. Z Rheumatol 72:383–392.

[74] Lonner JH, Desai P, Dicesare PE, Steiner G, Zuckerman JD (1996) The reliability of analysis of intraoperative frozen sections for identifying active infection during revision hip or knee arthroplasty. J Bone Joint Surg Am 78:1553–1558.

[75] Morawietz L, Tiddens O, Mueller M, Tohtz S, Gansukh T, Schroeder JH et al (2009) Twenty-three neutrophil granulocytes in 10 high-power fi elds is the best histopathological threshold to differentiate between aseptic and septic endoprosthesis loosening. Histopathology 54:847–853.

[76] Nunez LV, Buttaro MA, Morandi A, Pusso R, Piccaluga F (2007) Frozen sections of samples taken intraoperatively for diagnosis of infection in revision hip surgery. Acta Orthop 78:226–230.

[77] Stroh DA, Johnson AJ, Naziri Q, Mont MA (2021) How do frozen and permanent histopathologic diagnoses compare for staged revision after periprosthetic hip infections? J Arthroplasty 27:1663–1668.

[78] Scorzolini L, Lichtner M, Iannetta M, Mengoni F, Russo G, Panni AS et al (2014) Sonication technique improves microbiological diagnosis in patients treated with antibiotics before surgery for prosthetic joint infections. New Microbiol 37:321–328.

[79] Achermann Y, Vogt M, Leunig M, Wust J, Trampuz A (2010) Improved diagnosis of periprosthetic joint infection by multiplex PCR of sonication fl uid from removed implants. J Clin Microbiol 48:1208–1214.

[80] Bjerkan G, Witso E, Bergh K (2009) Sonication is superior to scraping for retrieval of bacteria in biofi lm on titanium and steel surfaces in vitro. Acta Orthop 80:245–250.

[81] Kobayashi H, Oethinger M, Tuohy MJ, Hall GS, Bauer TW (2009) Improving clinical signifi cance of PCR: use of propidium monoazide to distinguish viable from dead Staphylococcus aureus and Staphylococcus epidermidis. J Orthop Res 27:1243–1247.

[82] Monsen T, Lovgren E, Widerstrom M, Wallinder L (2009) In vitro effect of ultrasound on bacteria and suggested protocol for sonication and diagnosis of prosthetic infections. J Clin Microbiol 47:2496–2501.

[83] Piper KE, Jacobson MJ, Cofi eld RH, Sperling JW, Sanchez-Sotelo J, Osmon DR et al (2009) Microbiologic diagnosis of prosthetic shoulder infection by use of implant sonication. J Clin Microbiol 47:1878–1884.

[84] Clarke MT, Roberts CP, Lee PT, Gray J, Keene GS, Rushton N (2004) Polymerase chain reaction can detect bacterial DNA in aseptically loose total hip arthroplasties. Clin Orthop Relat Res 438:132–137.

[85] Esteban J, Alonso-Rodriguez N, del-Prado G, Ortiz- Perez A, Molina-Manso D, Cordero-Ampuero J et al (2012) PCR-hybridization after sonication improves diagnosis of implant-related infection. Acta Orthop 83:299–304.

[86] Gallo J, Kolar M, Dendis M, Loveckova Y, Sauer P, Zapletalova J, Koukalova D (2008) Culture and PCR analysis of joint fl uid in the diagnosis of prosthetic joint infection. New Microbiol 31:97–104.

[87] Gomez E, Cazanave C, Cunningham SA, Greenwood-Quaintance KE, Steckelberg JM et al (2012) Prosthetic joint infection diagnosis using broad-range PCR of biofi lms dislodged from knee and hip arthroplasty surfaces using sonication. J Clin Microbiol 50:3501–3508.

[88] Mariani BD, Martin DS, Levine MJ, Booth RE Jr, Tuan RS (1996) The Coventry Award. Polymerase chain reaction detection of bacterial infection in total knee arthroplasty.

Clin Orthop Relat Res 430:11–22.

[89] Panousis K, Grigoris P, Butcher I, Rana B, Reilly JH, Hamblen DL (2005) Poor predictive value of broadrange PCR for the detection of arthroplasty infection in 92 cases. Acta Orthop 76:341–346.

[90] Rak M, Barlic-Maganja D, Kavcic M, Trebse R, Cor A (2013) Comparison of molecular and culture method in diagnosis of prosthetic joint infection. FEMS Microbiol Lett 343:42–48.

[91] Rasouli MR, Harandi AA, Adeli B, Purtill JJ, Parvizi J (2012) Revision total knee arthroplasty: infection should be ruled out in all cases. J Arthroplasty 27: 1239–1243.

[92] Tunney MM, Patrick S, Curran MD, Ramage G, Hanna D, Nixon JR et al (1999) Detection of prosthetic hip infection at revision arthroplasty by immunofl uorescence microscopy and PCR amplifi cation of the bacterial 16S rRNA gene. J Clin Microbiol 37:3281–3290.

[93] Portillo ME, Salvado M, Sorli L, Alier A, Martinez S, Trampuz A et al (2012) Multiplex PCR of sonication fl uid accurately differentiates between prosthetic joint infection and aseptic failure. J Infect 65:54154–54158.

[94] Rak M, Barlic-Maganja D, Kavcic M, Trebse R, Cor A (2014) Identifi cation of the same species in at least two intra-operative samples for prosthetic joint infection diagnostics yields the best results with broadrange polymerase chain reaction. Int Orthop [Epub ahead of print].

[95] Tohtz SW, Muller M, Morawietz L, Winkler T, Perka C (2010) Validity of frozen sections for analysis of periprosthetic loosening membranes. Clin Orthop Relat Res 468:762–768.

第十八章　全膝关节置换术合并感染的防治对策

豪尔赫·曼里克（Jorge Manrique），米盖尔·M. 戈麦斯（Miguel M. Gomez），安东尼娅·F. 陈（Antonia F. Chen）和贾瓦德·帕维齐（Javad Parvizi）

18.1 简介

全膝关节置换术（TKA）后的人工关节感染（PJI）是对患者健康、管理系统等具有毁灭性和挑战性的并发症。人们一直很难确定什么才是 PJI 的成功治疗对策，直到最近，人们对成功治疗假体周围感染的标准问题才有了共识。其中包括 3 项标准：①成功地控制感染，切口完全愈合；无 PJI 再发的证据，且患者无疼痛。②之后无与 PJI 相关的手术干预治疗。③死亡原因，如全身性脓毒败血症等与 PJI 无直接关系[1]。较之全髋关节置换术（1.11%），全膝关节置换术有更高的死亡率（1.55%）[2,3]。概略估计，PJI 治疗费用的年增长量为 380.8 亿元人民币（56.6 亿美元），预计到 2020 年，将达 10 900 亿元人民币（1620 亿美元）以上[4]。

因此，治疗全膝关节置换术后感染需要具有治疗 PJI 经验的多学科综合团队（以三级治疗机构最为理想）。骨外科医生应为领队，负责指导诊断和术后处理的全过程。内科专家，包括心血管专科医生，应参与优化患者的术前评估与准备。麻醉团队应分层次评估患者的危险因素并提供及时的术后紧急处理。在处理有潜在血运障碍风险的病例时，血管外科团队应做好介入准备。施瓦布（Schwabe）等[5]主张，如预见患者软组织闭合困难，应及时请整形外科医生会诊。传染病学专家在抗生素的选择、使用时间、使用方法上可起关键作用。康复团队负责患者术后肌力与活动范围的维持和恢复。精神病学专家协助治疗有利于患者的心理康复。已证实患者术后心理障碍或精神病与 PJI[6] 和 TKA 的预后呈负相关关系[7]。

关于 PJI 的最佳治疗方法与大量相关文献报道中的各种方案等问题的讨论正在持续进行中。本章旨在综述相关非手术治疗或手术治疗的理念和方法，以帮助骨外科医生进行 TKA 术后感染的防治和掌握相关处理的原则和方法。

18.2 生物图谱

生物图谱对预测手术介入治疗 PJI 成功与否具有重要意义[8]。根据地理区域的不同，治疗方案应进行调整。在细菌活动迅猛而且流行的地区，应选择更为积极的预防治疗方案。在美国和澳大利亚，最常见的导致 PJI 的细菌是金黄色葡萄球菌[9,10]。在澳大利亚，约 40% 的 PJI 由金黄色葡萄球菌引起[10]。在英国，最常见的致病菌则是凝固酶阴性金黄色葡萄球菌[11]。了解细菌的毒性及耐药性有助于在 TKA 术后医生选择防治 PJI 的最佳方案。

18.3 治疗方案选择

18.3.1 冲洗和清创(Irrigation&Debridement，I&D)与假体垫片的更换

冲洗和清创（I&D）可保持假体稳定，避免再次进行翻修和降低发病率，同时理论上可以改善功能。I&D 一般应用于术后急性 PJI（小于 4 周）[12] 或小于 3 周的迟发血行扩散者[13]。对于有假体松动、有影像学证据的骨髓炎和窦道形成或切口不能闭合的患者是否是施行 I&D 的禁忌证，目前还无定论[14]。有窦道者可使治疗失败的可能性增加 2 倍[12]。开放切口和显露假体使之后的假体置入存在慢性感染的潜在风险。同时，若致病菌孤立而顽固存在时，不应施行 I&D。I&D 在治疗耐甲氧西林金黄色葡萄球菌导致的 PJI 时，失败率接近 72%[15]。使用 I&D 治疗金黄色葡萄球菌引起的 PJI 的成功率仅为 8%，而在治疗表皮葡萄球菌或链球菌类引起 PJI 的成功率可达 56%[16]。

需要强调的是，I&D 的实施是治疗成功的关键。国际协作组提出若干 I&D 实施时的注意事项[14]，实施 I&D，需要切开关节，彻底切除髌上囊滑膜，并彻底将坏死、松动而且已感染、坏死的组织切除并放置引流。在 3~6 周内，应取典型区域的组织或引流物进行培养，以确定导致感染的病菌的种类[17]。人们已证实是否停用抗生素对培养结果并无影响[18,19]，故不建议在行 I&D 前停用抗生素。以下为施行 I&D 的具体步骤[20]：

（1）显露膝关节后，为了能达到股骨、胫骨端假体的内层表面，应去除垫片模块。

（2）清除所有化脓、坏死及感染的组织。

（3）在完成清创后，应按以下步骤灌洗：

在清洗已显露的假体后，第一次灌洗应使用达

金氏溶液(Dakins)或过氧化氢进行冲洗。

在达金氏溶液灌洗 3min 后，使用 3L 生理盐水清除达金氏溶液。

第二次清洗完成后应使用稀释聚乙烯酮碘溶液（络合碘）（0.3%）灌洗 3min。

使用 3L 生理盐水清除稀释聚乙烯酮碘溶液。

最后一次冲洗应使用包含多黏菌素 B（Polymyxin，500 000U）和杆菌肽（Hacitracin，500 00U）的 3L 生理盐水。

灌洗完成后，手术区内的所有器械，包括手套、吸引器头、电刀头、无菌巾均应全部更换。

切口应用单线缝合或使用皮肤缝合器缝合。术后抗生素至少使用 6 周，同时可能需要应用慢性抗生素抑菌方案。治疗成功的关键是彻底清除细菌，并防止假体表面细菌生物膜的形成[21]。

据现有文献记载，I&D 的成功率各有不同（0 ~ 89%）[22-25]。I&D 能潜在性地决定下一步治疗的成败，如对于二期翻修的成败[26]。应时刻牢记有 3 个因素会影响 I&D 的效果：①手术实施的时机：出现症状后尽快实施治疗，治疗开始越早则对感染的控制越好[22]。②宿主特性：年轻健康的患者比合并多种潜在疾病的老年患者预后更好[15]。③细菌种类：由抗药性强的致病菌所致感染的预后更差[27]。

18.3.2 一期翻修术

过去的数十年中，在欧洲常应用一期翻修术治疗慢性 PJI。最近几年内，在文献报道中更频繁地提示一期翻修术的效果及成功率。并提出一期翻修术有更低的复发率和更好的功能重建[28,29]。而且，如果能通过外科手段有效地清除感染，一期翻修术的费用也将更低。但是并无明确的征象支持一期翻修比二期翻修更优越[30]。无一级临床证据能将一期翻修术与二期翻修术区分高下。但是以下几类患者不宜使用一期翻修术[31]：

（1）当 PJI 是引起全身性脓毒血症的可能因素，

并试行减少由感染假体摆放位置产生的生物负载时应当移除所有部件。

（2）多种微生物合并感染、耐甲氧西林金黄色葡萄球菌感染和培养阴性导致的 PJI 预后差[32]。

（3）窦道的存在可能会影响对感染原微生物的鉴定，而且有可能引起再发感染。

（4）软组织覆盖不全。

一期翻修术包括：彻底开放的滑膜切除术；清除坏死、不健康和感染的组织；彻底取出置入物，包括所有的假体和骨水泥。某些情况下，应切除内、外副韧带以利彻底清除感染组织。再置入时应优先进行，同时手套以及其他器械应被更换并保证在最后一次再置入时皮肤未被污染[29]。一旦内、外侧副韧带切除，必须使用铰链型假体以保证膝关节稳定。术后，患者需至少应用 6 周抗感染治疗，包括：2 周静脉内给药治疗后，继续口服 4 周抗生素[29]。据

研究报道，治疗的成功率为 73.1% ~ 90%[28,33]，治疗多发生在初次行全膝关节置换术的患者中，非顽固菌群引起 PJI 的治疗成功率可达 100%[29]。

由于抗生素的使用对感染组织的清除很重要，故决定手术治疗时，必须了解导致感染的病原菌。全身与局部应用的抗生素应联合使用，局部应用的抗生素常放入骨水泥内[34]。由于氨基糖苷类和糖苷类药物具有耐热性，故需全身和局部联合应用，同时在使用抗生素时还应根据微生物的耐药性和敏感程度进行调整。若一期翻修使用的是无骨水泥型膝关节假体，可考虑用关节内抗生素置入治疗，其成功率可达 82%[35]。

18.3.3 二期翻修术

美国治疗 PJI 最常用的方案是二期翻修术。因

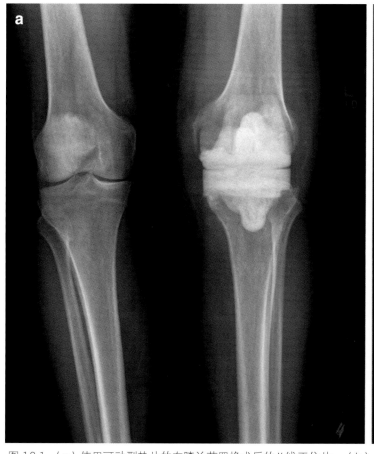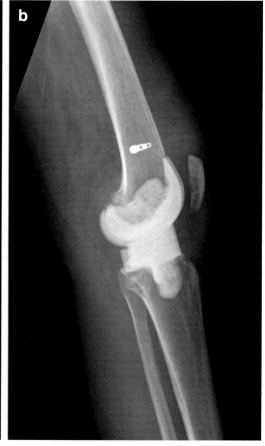

图 18.1 （a）使用可动型垫片的左膝关节置换术后的 X 线正位片。（b）使用可动型垫片的左膝关节置换术后的 X 线侧位片

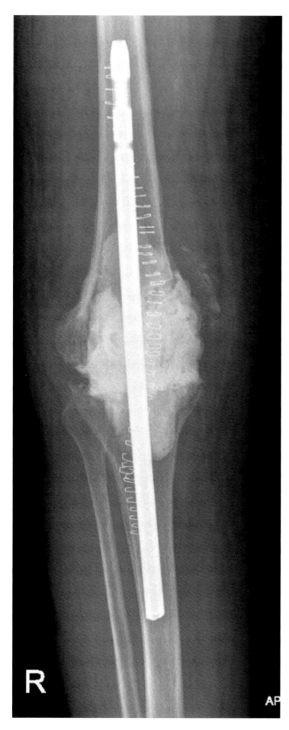

图 18.2　使用静态型垫片的右膝关节置换术后的 X 线正位片

扎尔（Insal）于 1983 年 [36] 首先提出此治疗方案，并认为治疗效果良好。在平均 34 个月的随访期间，11 膝中的 10 膝出现再感染。其中唯一并发再感染的患者是由于其他病菌引发血行播散所致。

对一期或二期翻修的选择主要根据术者的经验和技巧决定。国际学术会议在讨论 PJI 的选择问题上，尽管尚缺乏一期临床研究来证明两种方案孰优孰劣 [25]，但在系统性回顾研究中指出，二期翻修比一期翻修成功率略高（分别为 89.85% 和 81.9%）[37]。尤其是由耐药菌种引起的 [38,39] 慢性感染和细菌培养阴性的 PJI、之前在 I&D 或一期翻修失败 [40]、患者合并系统病损或免疫系统缺陷等情况下，二期翻修较一期翻修的成功率更高 [41]。

第一阶段的治疗与其他所有的手术干预相同，包括彻底清除感染组织，施行广泛的 I&D，在间隔期间，使用含抗生素的骨水泥垫片以维持关节间隙并局部使用抗生素 [42]。目前有两种聚甲基丙烯酸甲酯垫片，即可动型垫片（18.1a、b）和静态型垫片可供选用（图 18.2）[43]。最近的系统性回顾指出，尽管两者术后功能评分相近，但可动型垫片较静态型垫片在再置入后能提供更大的活动范围。另外，可动型垫片能促进再植，保证在间隔期间内的活动，并在至少 2 年随访期间 [45,46] 的感染率低于 10% [44]。另外，静态型垫片联合使用的费用较低，并对术后功能评分没有影响。有人在膝关节重建术中使用静态型垫片可导致大量骨缺失或副韧带不完整。术中不论使用何种垫片，对感染的控制均无影响 [47-49]。

加入骨水泥中的抗生素有多种选择，但基本上均根据病原体的敏感程度来决定。万古霉素与妥布霉素（Vancomycin&Tobramycin）具有"协同增效活性"（Synergistic Elution Activity）作用。同样也具有热稳定性，也可以粉制剂来储存，对于成功地置放垫片非常重要 [50]。与膝关节置换术中用于固定假体的骨水泥相比，负载抗生素 40g/ 包的骨水泥里一般含有 2 ~ 4g 万古霉素和 2.4 ~ 4.8g 庆大霉素（Gentamycin）[51]。加入过多的抗生素会降低骨水泥的强度，但由于骨水泥垫片系暂时放置，故增加抗生素浓度不至于对骨水泥的强度造成负面影响 [52-54]。表 18.1 列出 3 种抗生素的不同推荐浓度。

表 18.1　膝关节垫片骨水泥中的抗生素及其浓度与成功率

抗生素（Antibiotic）	每 40g 骨水泥中抗生素的剂量	报道成功率	参考文献
妥布霉素 / 万古霉素 (Tobramycin/Vancomycin)	3.6g/2.0g	91% ~ 92.4%	[55]
庆大霉素 / 克林霉素 / 万古霉素 (Gentamycin/Clindamycin/Vancomycin)	1g/1g/2g	95.8%	[56]
妥布霉素 / 万古霉素 (Tobramycin/Vancomycin)	1.2 ~ 2.4g/0.5 ~ 1g	92.1% ~ 92.4%	[47]
妥布霉素 / 万古霉素 (Tobramycin/Vancomycin)	1g/1.5g	86.7% ~ 93.8%	[57]
万古霉素 / 妥布霉素 (Vancomycin/Tobramycin)	4g/4.6g	93.5%	[58]
万古霉素 / 庆大霉素 (Vancomycin/ Gentamycin)	2 ~ 4g/2.4 ~ 4.8g	92%	[51]

再置入之前，通常使用 6 周抗生素及附加无抗生素期以判断感染是否已经得到控制。对此两阶段治疗的间隔时间 6 周到一定不用抗生素的时段，仍有争议。关于在两阶段治疗之间间隔的最佳时间尚未明确界定[59]。据报道，时间从几天到几个月不等[8]，因塞尔（Insall，1983）提出 6 周的间隔时间较为恰当[36]。虽然对再置入尚无明确的检验依据，红细胞沉降率（ESR）和 C- 反应蛋白（CRP）在再置入之前有可能下降或恢复正常[60,61]。关节液培养尽管有假阴性率或误导的可能，但仍有一定诊断意义[62]。另外白细胞酯酶或 α- 防御素可协助确定二期手术时机[63,64]。第二阶段手术包括最后的再置入与假体重建。

18.3.4 抑制抗生素疗法

抑制抗生素疗法常用于不适合或拒绝行手术的患者。关于抑制抗生素疗法的文献虽然有限，但一些学者指出，若手术利大于弊，抑制抗生素疗法可作为合理的备选方案。患者必须符合以下条件：①有稳定的假体。②无全身感染。③明确病原体类型并对口服抗生素敏感。④能耐受口服抗生素疗法。抑制抗生素疗法可用于包括假体残留在内的各种原

因所致的持续性和潜在性的感染。由于治疗方案主要根据炎症标志物而调整。同时副作用也会影响患者对药物的依从性，故对治疗方案的选择（包括接受抗生素治疗），目前尚无关于评估治疗时间的研究可提供最佳时间框架。

前述抗生素治疗方案应用于某些特定的患者效果较好[65,66]。据研究报道，其成功率为 23% ~ 86.2%[12,67,68]。但对此尚未取得共识。有研究指出，在对慢性感染患者维持 3 年的随访观察中，治疗成功率仅达 23%[68]。而另一对于同一患者群进行研究的报道则显示成功率为 86.2%[67]。另一研究指出，治疗失败的患者多由金黄色葡萄球菌感染所致（5 例中 4 例），尽管在使用慢性抗生素抑制治疗的患者中 69% 的治疗效果良好[67]。这一矛盾现象，似与个体差异有关。

最后必须强调，抑制抗生素治疗方案也会引发一系列不良反应，诸如腹泻、伪膜性结肠炎、迟发性过敏反应、肾毒性、白细胞下降和皮肤色素减退等最常见的副作用[12,67]。因此对抗生素治疗必须十分慎重，并深入研究和合理解决存在的问题。但是，为了不延误 RTKA 的最佳治疗时机，抗生素抑制治疗对于不适于手术治疗的患者仍不失为一种可行的选择。

总结

　　对全膝关节置换术后人工关节感染的治疗问题人们仍有争议，同时对各有关方面也均提出挑战。治疗 TKA 术后 PJI 应对治疗方案的选择、调控和决定以及失败原因充分了解。宿主因素、细菌的存在、医生的经验均为选择治疗方案的依据和关键。应向患者解释可选方案，对已选定的治疗方案应认真策划并严格执行。同时，还须强调以预防为主，采取预防措施，并将其作为临床实践不可或缺的首要步骤和内容。

参考文献

[1] Diaz-Ledezma C, Higuera CA, Parvizi J (2013) Success after treatment of periprosthetic joint infection: a Delphi-based international multidisciplinary consensus. Clin Orthop Relat Res 471:2374–2382.

[2] Kurtz SM, Ong KL, Lau E, Bozic KJ, Berry D, Parvizi J (2010) Prosthetic joint infection risk after TKA in the Medicare population. Clin Orthop Relat Res 468:52–56.

[3] Ong KL, Kurtz SM, Lau E, Bozic KJ, Berry DJ, Parvizi J (2009) Prosthetic joint infection risk after total hip arthroplasty in the Medicare population. J Arthroplasty 24:105–109.

[4] Kurtz SM, Lau E, Watson H, Schmier JK, Parvizi J (2012) Economic burden of periprosthetic joint infection in the United States. J Arthroplasty 27:61–65.e1.

[5] Schwabe P, Melcher I, Perka C, Krapohl B, Maerdian S, Schaser KD (2013) Flap coverage of soft tissue defects after total knee arthroplasty. Z Orthop Unfall 151:488–496.

[6] Bozic KJ, Lau E, Kurtz S, Ong K, Berry DJ (2012) Patient-related risk factors for postoperative mortality and periprosthetic joint infection in medicare patients undergoing TKA. Clin Orthop Relat Res 470:130–137.

[7] Vissers MM, Bussmann JB, Verhaar JAN, Busschbach JJV, Bierma-Zeinstra SMA, Reijman M (2012) Psychological factors affecting the outcome of total hip and knee arthroplasty: a systematic review. Semin Arthritis Rheum 41:576–588.

[8] Zmistowski B, Fedorka CJ, Sheehan E, Deirmengian G, Austin MS, Parvizi J (2011) Prosthetic joint infection caused by gram-negative organisms. J Arthroplasty 26:104–108.

[9] Fulkerson E, Della Valle CJ, Wise B, Walsh M, Preston C, Di Cesare PE (2006) Antibiotic susceptibility of bacteria infecting total joint arthroplasty sites. J Bone Joint Surg Am 88:1231–1237.

[10] Peel TN, Dowsey MM, Daffy JR, Stanley PA, Choong PFM, Buising KL (2011) Risk factors for prosthetic hip and knee infections according to arthroplasty site. J Hosp Infect 79:129–133.

[11] Phillips JE, Crane TP, Noy M, Elliott TSJ, Grimer RJ (2006) The incidence of deep prosthetic infections in a specialist orthopaedic hospital: a 15-year prospective survey. J Bone Joint Surg Br 88:943–948.

[12] Marculescu CE, Berbari EF, Hanssen AD, Steckelberg JM, Harmsen SW, Mandrekar JN, Osmon DR (2006) Outcome of prosthetic joint infections treated with debridement and retention of components. Clin Infect Dis 2003:471–478.

[13] Hartman MB, Fehring TK, Jordan L, Norton HJ (1991) Periprosthetic knee sepsis. The role of irrigation and debridement. Clin Orthop Relat Res (273):113–118.

[14] Haasper C, Buttaro M, Hozack W et al (2014) Irrigation and debridement. J Arthroplasty 29:100–103.

[15] Azzam KA, Seeley M, Ghanem E, Austin MS, Purtill JJ, Parvizi J (2010) Irrigation and debridement in the management of prosthetic joint infection: traditional indications revisited. J Arthroplasty 25:1022–1027.

[16] Deirmengian C, Greenbaum J, Stern J, Braffman M, Lotke PA, Booth RE, Lonner JH (2003) Open debridement of acute gram-positive infections after total knee arthroplasty. Clin Orthop Relat Res (416):129–134.

[17] Zmistowski B, Della Valle C, Bauer TW et al (2014) Diagnosis of periprosthetic joint infection. J Arthroplasty 29:77–83.

[18] Burnett RSJ, Aggarwal A, Givens SA, McClure JT, Morgan PM, Barrack RL (2010) Prophylactic antibiotics do not affect cultures in the treatment of an infected TKA: a prospective trial. Clin Orthop Relat Res 468:127–134.

[19] Tetreault MW, Wetters NG, Aggarwal V, Mont M, Parvizi J, Della Valle CJ (2014) The Chitranjan Ranawat Award: should prophylactic antibiotics be withheld before revision surgery to obtain appropriate cultures? Clin Orthop Relat Res 472:52–56.

[20] Hansen E, Parvizi J (2012) Eradicate periprosthetic infection with irrigation and debridement. Orthop Today. Available: http://www.healio.com/orthopedics/ infection/ news/print/orthopedics- today/%7Bffb93a90- 8 4 b 0 - 4 8 0 c - a a 7 1 - 4 a e a 1 b f 3 b a 6 0 % 7 D / eradicate-periprosthetic-infection-with-irrigation- anddebridement.

[21] Archer NK, Mazaitis MJ, Costerton JW, Leid JG, Powers ME, Shirtliff ME (2011) Staphylococcus aureus biofi lms: properties, regulation, and roles in human disease. Virulence 2:445–459.

[22] Koyonos L, Zmistowski B, Della Valle CJ, Parvizi J (2011) Infection control rate of irrigation and débridement for periprosthetic joint infection. Clin Orthop Relat Res 469:3043–3048.

[23] Yercan HS, Sugun TS, Bussiere C, Ait Si Selmi T, Davies A, Neyret P (2006) Stiffness after total knee arthroplasty: prevalence, management and outcomes. Knee 13:111–117.

[24] Odum SM, Fehring TK, Lombardi AV, Zmistowski BM, Brown NM, Luna JT, Fehring KA, Hansen EN (2011) Irrigation and debridement for periprosthetic infections: does the organism matter? J Arthroplasty 26:114–118.

[25] Lichstein P, Gehrke T, Lombardi A et al (2014) Onestage versus two-stage exchange. J Orthop Res 32(Suppl 1):S141–S146.

[26] Sherrell JC, Fehring TK, Odum S, Hansen E, Zmistowski B, Dennos A, Kalore N (2011) The Chitranjan Ranawat Award: fate of two-stage reimplantation after failed irrigation and débridement for periprosthetic knee infection. Clin Orthop Relat Res 469:18–25.

[27] Leung F, Richards CJ, Garbuz DS, Masri BA, Duncan CP (2011) Two-stage total hip arthroplasty: how often does it control methicillin-resistant infection? Clin Orthop Relat Res 469:1009–1015.

[28] Buechel FF, Femino FP, D'Alessio J (2004) Primary exchange revision arthroplasty for infected total knee replacement: a long-term study. Am J Orthop (Belle Mead NJ) 33:190–198; discussion 198.

[29] Singer J, Merz A, Frommelt L, Fink B (2012) High rate of infection control with one-stage revision of septic knee prostheses excluding MRSA and MRSE. Clin Orthop Relat Res 470:1461–1471.

[30] Masters JPM, Smith NA, Foguet P, Reed M, Parsons H, Sprowson AP (2013) A systematic review of the evidence for single stage and two stage revision of infected knee replacement. BMC Musculoskelet Disord 14:222.

[31] Lichstein P, Gehrke T, Lombardi A et al (2014) Onestage vs two-stage exchange. J Arthroplasty 29:108–111.

[32] Jackson WO, Schmalzried TP (2000) Limited role of direct exchange arthroplasty in the treatment of infected total hip replacements. Clin Orthop Relat Res 381:101–105.

[33] Von Foerster G, Klüber D, Käbler U (1991) Mid- to long-term results after treatment of 118 cases of periprosthetic infections after knee joint replacement using one-stage exchange surgery. Orthopade 20: 244–252.

[34] Buchholz HW, Elson RA, Engelbrecht E, Lodenkämper H, Röttger J, Siegel A (1981) Management of deep infection of total hip replacement. J Bone Joint Surg Br 63-B:342–353.

[35] Whiteside LA, Peppers M, Nayfeh TA, Roy ME (2011) Methicillin-resistant Staphylococcus aureus in TKA treated with revision and direct intra-articular antibiotic infusion. Clin Orthop Relat Res 469:26–33.

[36] Insall JN, Thompson FM, Brause BD (1983) Twostage reimplantation for the salvage of infected total knee arthroplasty. J Bone Joint Surg Am 65: 1087–1098.

[37] Romanò CL, Gala L, Logoluso N, Romanò D, Drago L (2012) Two-stage revision of septic knee prosthesis with articulating knee spacers yields better infection eradication rate than one-stage or two-stage revision with static spacers. Knee Surg Sports Traumatol Arthrosc 20:2445–2453.

[38] Kilgus DJ, Howe DJ, Strang A (2002) Results of periprosthetic hip and knee infections caused by resistant bacteria. Clin Orthop Relat Res (404):116–124.

[39] Parvizi J, Azzam K, Ghanem E, Austin MS, Rothman RH (2009) Periprosthetic infection due to resistant staphylococci: serious problems on the horizon. Clin Orthop Relat Res 467:1732–1739.

[40] Parvizi J, Zmistowski B, Adeli B (2010) Periprosthetic joint infection: treatment options. Orthopedics 33:659.

[41] Segawa H, Tsukayama DT, Kyle RF, Becker DA, Gustilo RB (1999) Infection after total knee arthroplasty. A retrospective study of the treatment of eighty-one infections. J Bone Joint Surg Am 81: 1434–1445.

[42] Hanssen AD, Spangehl MJ (2004) Practical applications of antibiotic-loaded bone cement for treatment of infected joint replacements. Clin Orthop Relat Res 427:79–85.

[43] Fehring TK, Odum S, Calton TF, Mason JB (2000) Articulating versus static spacers in revision total knee arthroplasty for sepsis. Clin Orthop Relat Res 380:9–16.

[44] Voleti PB, Baldwin KD, Lee G-C (2013) Use of static or articulating spacers for infection following total knee

arthroplasty: a systematic literature review. J Bone Joint Surg Am 95:1594–1599.

[45] Durbhakula SM, Czajka J, Fuchs MD, Uhl RL (2004) Antibiotic-loaded articulating cement spacer in the 2-stage exchange of infected total knee arthroplasty. J Arthroplasty 19:768–774.

[46] Meek RMD, Masri BA, Dunlop D, Garbuz DS, Greidanus NV, McGraw R, Duncan CP (2003) Patient satisfaction and functional status after treatment of infection at the site of a total knee arthroplasty with use of the PROSTALAC articulating spacer. J Bone Joint Surg Am 85-A:1888–1892.

[47] Freeman MG, Fehring TK, Odum SM, Fehring K, Griffi n WL, Mason JB (2007) Functional advantage of articulating versus static spacers in 2-stage revision for total knee arthroplasty infection. J Arthroplasty 22:1116–1121.

[48] Park S-J, Song E-K, Seon J-K, Yoon T-R, Park G-H (2010) Comparison of static and mobile antibioticimpregnated cement spacers for the treatment of infected total knee arthroplasty. Int Orthop 34:1181–1186.

[49] Chiang E-R, Su Y-P, Chen T-H, Chiu F-Y, Chen W-M (2011) Comparison of articulating and static spacers regarding infection with resistant organisms in total knee arthroplasty. Acta Orthop 82:460–464.

[50] Koo KH, Yang JW, Cho SH, Song HR, Park HB, Ha YC, Chang JD, Kim SY, Kim YH (2001) Impregnation of vancomycin, gentamicin, and cefotaxime in a cement spacer for two-stage cementless reconstruction in infected total hip arthroplasty. J Arthroplasty 16:882–892.

[51] Springer BD, Lee G-C, Osmon D, Haidukewych GJ, Hanssen AD, Jacofsky DJ (2004) Systemic safety of high-dose antibiotic-loaded cement spacers after resection of an infected total knee arthroplasty. Clin Orthop Relat Res 427:47–51.

[52] Moyad TF, Thornhill T, Estok D (2008) Evaluation and management of the infected total hip and knee. Orthopedics 31:581–588; quiz 589–590.

[53] Greene N, Holtom PD, Warren CA, Ressler RL, Shepherd L, McPherson EJ, Patzakis MJ (1998) In vitro elution of tobramycin and vancomycin polymethylmethacrylate beads and spacers from Simplex and Palacos. Am J Orthop (Belle Mead NJ) 27:201–205.

[54] Downes S (1991) Methods for improving drug release from poly(methyl)methacrylate bone cement. Clin Mater 7:227–231.

[55] Emerson RH, Muncie M, Tarbox TR, Higgins LL (2002) Comparison of a static with a mobile spacer in total knee infection. Clin Orthop Relat Res (404): 132–138.

[56] Pietsch M, Hofmann S, Wenisch C (2006) Treatment of deep infection of total knee arthroplasty using a two-stage procedure. Oper Orthop Traumatol 18: 66–87.

[57] Kalore NV, Maheshwari A, Sharma A, Cheng E, Gioe TJ (2012) Is there a preferred articulating spacer technique for infected knee arthroplasty? A preliminary study. Clin Orthop Relat Res 470:228–235.

[58] Evans RP (2004) Successful treatment of total hip and knee infection with articulating antibiotic components: a modifi ed treatment method. Clin Orthop Relat Res (427):37–46

[59] Kuzyk PRT, Dhotar HS, Sternheim A, Gross AE, Safi r O, Backstein D (2014) Two-stage revision arthroplasty for management of chronic periprosthetic hip and knee infection: techniques, controversies, and outcomes. J Am Acad Orthop Surg 22:153–164.

[60] Della Valle CJ, Sporer SM, Jacobs JJ, Berger RA, Rosenberg AG, Paprosky WG (2007) Preoperative testing for sepsis before revision total knee arthroplasty. J Arthroplasty 22:90–93.

[61] Parvizi J, Ghanem E, Sharkey P, Aggarwal A, Burnett RSJ, Barrack RL (2008) Diagnosis of infected total knee: fi ndings of a multicenter database. Clin Orthop Relat Res 466:2628–2633.

[62] Trampuz A, Widmer AF (2006) Infections associated with orthopedic implants. Curr Opin Infect Dis 19: 349–356.

[63] Deirmengian C, Kardos K, Kilmartin P, Cameron A, Schiller K, Booth RE, Parvizi J (2014) The alphadefensin test for periprosthetic joint infection outperforms the leukocyte esterase test strip. Clin Orthop Relat Res. doi: 10.1007/s11999-014-3722-7.

[64] Parvizi J, Jacovides C, Antoci V, Ghanem E (2011) Diagnosis of periprosthetic joint infection: the utility of a simple yet unappreciated enzyme. J Bone Joint Surg Am 93:2242–2248.

[65] Segreti J, Nelson JA, Trenholme GM (1998) Prolonged suppressive antibiotic therapy for infected orthopedic prostheses. Clin Infect Dis 27:711–713.

[66] Lora-Tamayo J, Murillo O, Iribarren JA et al (2013) A large multicenter study of methicillin-susceptible and methicillin-resistant Staphylococcus aureus prosthetic joint infections managed with implant retention. Clin Infect Dis 56:182–194.

[67] Rao N, Crossett LS, Sinha RK, Le Frock JL (2003) Long-

term suppression of infection in total joint arthroplasty. Clin Orthop Relat Res (414):55–60.

[68] Tsukayama DT, Wicklund B, Gustilo RB (1991) Suppressive antibiotic therapy in chronic prosthetic joint infections. Orthopedics 14:841–844.

第十九章　假体周围骨折

亚历山大·D.利德尔（Alexander D. Liddle）和E.卡洛斯·罗德里格斯-默尚（E. Carlos Rodríguez-Merchán）

方案。

19.1 简介

假体周围骨折是 TKA 术后重要的并发症，并与发病率和死亡率密切相关[1-3]。巴塔尼亚（Bhattachanyya）等报道，11% 的患者死于假体周围骨折手术治疗后 1 年内[3]。从入院诊断到手术治疗的时间延迟长达 2 天以上者，其 1 年内死亡率可以增高[3]。

在全世界范围内，TKA 术后行膝关节翻修术的患者中 3% 是由于假体周围骨折所致，而 1.5% 的全髋关节置换术（THA）术后也会发生假体周围骨折[4]。鉴于假体周围骨折是迟发性并发症，同时根据逐年大量增加的 TKA 手术量和人口老龄化等现状，可预测未来假体周围骨折的发生率将更加增高[5]。

假体周围骨折是对关节外科医生的巨大挑战，患者多为合并多种其他疾病的老年人，同时存在不同程度的骨质疏松或骨质缺乏等问题。因此治疗假体周围骨折常伴发骨不愈合、固定失败和再次手术等并发症[6]。目前研究表明，置入物材料和技术的发展进步（包括应用锁定板和更实用的翻修假体）提高了预后[6]。本章旨在介绍假体周围骨折的流行病学与危险因素。同时，将目前所知的假体周围骨折进行分类并提供治疗复杂类型的假体周围骨折的

19.2 流行病学与危险因素

TKA 术后假体周围骨折的发生率在 0.3%~2.5% 之间[7]，目前难以确定精确的患者例数。但其实际发病率比国家关节注册处（National Jointrecistries）记录的更高，而且并非所有骨折均须进行翻修手术治疗。评估假体周围骨折发病率的最佳方法是进行大样本的研究。玛伊（Mayi-clinic）临床研究数据库对 17 633 名 TKA 术后患者进行研究后指出，1.1% 的患者一直存在骨折，而其中的 3/4 的骨折可持续 1 年以上[5]。而苏格兰置换计划报道指出，在 44 511 名已行 TKA 的患者中，术后 5 年的骨折发生率为 0.6%[8]。膝关节翻修术后的再骨折率为初次 TKA 术后骨折率的 2 倍[5,8]。大部分假体周围骨折发生于股骨远段，同时根据假体类型的不同，发生率在 0.3% ~ 2.5% 之间[9]。髌骨骨折的发生率为 0.7% ~ 1.2%[10-12]，胫骨则为 0.1% ~ 1%[11,13]。胫骨骨折在假体置入过程中不成比例地发生，在置入长柄假体时发生骨折的可能往往不易被发现而发生遗漏[11]。

多名研究者推测，假体周围骨折的发生率将在未来几年升高[9]。初次 TKA 的患者数量未来必然将逐渐增加，翻修率也会相应增加[14]。合并多种其他疾病的患者 TKA 术后最常见的翻修原因是假体

周围骨折[15]。苏格兰置换计划的数据指出，在 1997 和 2007 不同年间，翻修术的数量增加了 1 倍，同时也显示行初次膝关节置换术的患者数量同步增多[8]。

导致假体周围骨折的危险因素可分为患者、置入物、手术等 3 个方面。辛格（Singh）等利用梅奥（Mayo）临床研究数据库对 17 633 名 TKA 术后导致假体周围骨折的决定因素进行分析[5]。在初次 TKA 与 TKA 翻修之间建立多变量 COX 回归方程，得出最有可能引起假体周围骨折的危险因素为年龄的结论。过于年轻（≤ 60 岁）和年老（≥ 80 岁）者都是好发骨折的人群。而性别、BMI、并发疾病或初次诊断与骨折的关系并不密切，除了诊断为关节炎之外行膝关节置换术的患者较少见。TKA 翻修术后和翻修原因（尤其是多次翻修、感染或之前有过骨折的患者）都与骨折风险密切相关。

米克（Meek）等指出，年龄是骨折的危险因素，70 岁以上的患者骨折发生率更高。与辛格（Singh）等研究的结论不同，辛格（Singh）指出，女性的骨折发生率更高[8]。类风湿关节炎、骨质疏松以及因长期使用糖皮质激素等导致骨量减少，增加了假体周围骨折的概率[9]。国家关节注册机构的研究表明，类风湿关节炎可增加 1.5 ～ 2.1 倍假体周围骨折的风险[16]。

假体周围骨折常见于无骨水泥置入、次稳定性设计和假体位置不正等[17-19]。胫骨结节截骨产生的压力梯级也增加了胫骨骨折的风险[11]。髌骨的大量切除、排列不正以及过多地下拉髌骨都会更容易发生骨折[20]。

股骨前的凹陷是发生假体周围股骨骨折的危险因素。在尸体上进行的生物力学研究表明增加应力和减少阻力可引起股骨远端骨折[21,22]。然而凹陷与假体周围骨折的临床关系尚未确定。古夸拉蒂（Gujurathi）等进行的大数据回顾性研究 [200 例行 TKA 患者中 72 例（41%）存在凹陷] 和里特（Ritter）等 [1089 例行 TKA 患者中 325 例（30%）存在凹陷] 的研究表明，股骨凹陷的存在并未增加骨折的发生

风险[23,24]。

19.3 假体周围骨折的分型

假体周围骨折可发生于股骨（图 19.1）、髌骨（无论是否行表面置换）和胫骨。发生在位于两关节之间的假体内骨折称为假体间骨折。例如，在 THA 和 TKA 之间的股骨骨折或者较为少见的全膝关节置换术和全踝关节置换术之间的胫骨骨折是目前存在的特殊问题。

19.3.1 假体周围股骨骨折

股骨是发生假体周围骨折最常见的部位。基于骨折的自身结构、涉及假体或假体与股骨两者间的关系，将骨折分为两种类型，其一由迪乔拉（Di Giola）和拉巴什（Rabash）等提出，另一由陈（Chen）等提出，都是根据骨折的移位或碎裂程度

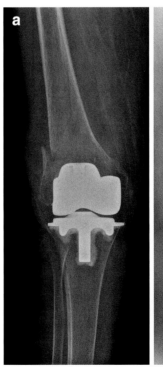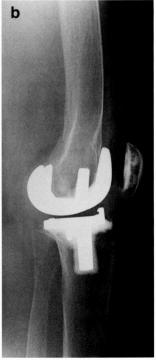

图 19.1　股骨髁上骨折。（a）正位片。（b）侧位片 [罗拉贝克（Rorabeck）[27] 分型 II 型]（Courtesy of Mr. Nadeem Mushtag, St Mary's Hospital London）

决定的骨折分型。两者均未提供有关置入物稳定性的信息，并且对治疗方面提供的指导性建议不多 [25,26]。

刘易斯（Lewis）和罗拉贝克（Rorabeck）将假体周围骨折分为 3 型。Ⅰ型：骨折未移位，假体固定完好。Ⅱ型：骨折虽有移位，但假体固定完好。Ⅲ型：任何骨折合并假体松动。研究者建议：Ⅰ型骨折适宜非手术治疗；Ⅱ性骨折适宜外固定治疗；Ⅲ型骨折需行翻修治疗 [27]。基米（Kim）等提出类似的分型。Ⅰ型骨折：骨折，假体固定完好，且骨的质量较好。研究者同样建议非手术治疗用于 Ia 型（可复位的骨折），或外固定用于 Ib 型（不可复位的骨折）[28]。Ⅱ型和Ⅲ型骨折均包括假体松动，无论骨质好坏。Ⅱ型、Ⅲ型骨折均涉及假体的松动，根据骨质好坏分为Ⅱ型（可使用限制性假体进行翻修）或Ⅲ型（使用 endo 假体）。苏（Su）等根据骨折部位进行分型：Ⅰ型骨折位置靠近股骨近端；Ⅱ型骨折的骨折线起始于股骨近端，终至股骨髁部及部分延伸至股骨近端；Ⅲ型骨折发生于远至股骨髁部上缘 [29]。Ⅰ型骨折可行带锁髓内钉治疗，Ⅱ型可选用钢板固定接骨板治疗，而Ⅲ型应行翻修治疗。

19.3.2 假体周围胫骨骨折

假体周围胫骨骨折的发生率虽比股骨低，但更容易在手术中发生 [11]。费利克斯（Felix）等根据与股骨骨折主要分型相似的原则建立胫骨骨折分型，主要依据骨折部位和受假体牵连的程度而划分为 4 型 [13]。Ⅰ型：Ⅰ型胫骨平台劈裂或塌陷。Ⅱ型：骨折邻近假体柄部。Ⅲ型：骨折发生于假体柄远端。Ⅳ型：骨折涉及胫骨结节。同时又分为 A、B、C 共 3 种亚型。A 亚型：假体处于稳定状态。B 亚型：假体处于不稳定状态。与股骨骨折的处理方法相同，邻近于稳定假体的骨折宜于固定治疗，如假体松动，则应行翻修治疗。C 亚型：术中若并发此型骨折，

则推荐应用杆（棒）式假体进行翻修。

19.3.3 假体周围髌骨骨折

假体周围髌骨骨折绝大多数发生于已行表面重建的髌骨：系统回顾性研究结果提示，在 582 例患者中仅 5 例（0.9%）髌骨骨折发生于未行表面置换术的髌骨 [10]。与膝关节其他部位的骨折不同，假体周围髌骨骨折通常无症状：此项研究还记录了 539 例病例的受伤机制，而其中 476 例（88.3%）发生于随访期且无创伤史 [10]。

与股骨骨折相同，髌骨骨折有多种分型 [30]。最常用者为奥蒂古拉—贝利（Ortiguera-Berry）分型，此分型源于梅奥（Mayo）临床数据库中一项关于 85 例髌骨骨折的调查结果 [10,12]。Ⅰ型、Ⅱ型假体均稳定，并根据伸肌的结构状态分型。Ⅰ型：伸肌结构完整，非手术治疗有效。Ⅱ型：伸肌装置损伤，建议行手术固定或髌骨切除术。Ⅲ型：假体松动，并根据骨的质量分为Ⅲ a、Ⅲ b 型。研究者建议若为Ⅲ型骨折，则应移除髌骨假体或行完全髌骨切除术治疗。

19.3.4 通用分型机制

通用分型系统（UCS）可用于发生在任何部位的各种假体骨折 [30]。与评估髋关节骨折的温哥华（Vancouver）分型相似，UCS 根据骨折部位可分为 A~C 型，结合附加情况分为 D、E、F 型（表 19.1）。分型直接、直观并可对其他分类困难的骨折（如假体间骨折）进行分型。与其他分型方法不同的是此法已得到准确观察和验证 [31]，均都相当重要 [分别为卡帕（Kappa）0.741 和 0.765]。且观察者间可靠性接近于完美 [卡帕（Kappa）0.898 和 0.878]。UCS 目前因尚处于初期阶段而未被广泛应用。本章用以上概述的分类方法对骨折进行分型。

表 19.1　假体周围骨折的通用分型 [30]

类型	描述	处理
A	骨突 / 隆凸骨折	如果移位和功能重要，则复位
B1	置入床骨折，置入物固定尚可	接骨术
B2	置入床骨折，假体松动	用长杆假体翻修
B3	置入床骨折、假体松动、骨的质量较差	复合重建（例如肿瘤样假体）
C	骨折、离假体较远	与无假体部位骨折的治疗相同
D	两假体间骨折	两个假体均能恰当治疗
E	股骨、胫骨两骨与置入物骨折	两个假体均能恰当治疗
F	毗邻关节置换处未行表面重建的骨折（例如发生在未行表面重建术的髌骨骨折）	倾向于进行非手术治疗和其后进行表面重建

19.4 假体周围骨折的处理

19.4.1 假体周围股骨骨折

假体周围股骨骨折常发生于年老、合并多种疾病的患者，重建术对老年人是严重的人为创伤 [3]。假体周围股骨骨折的死亡率与髋关节骨折的死亡率相近。拖延手术治疗时间会增加固定后的死亡风险 [1,3]。非手术治疗较之手术治疗更容易引起骨折畸形愈合 [32]。对发生在无移位或垂死患者的股骨骨折，一般采用非手术治疗 [32]。

对假体稳定的假体周围股骨骨折应使用带锁髓内钉或锁定板内固定治疗（图 19.2、图 19.3）[32]。埃布拉姆（Ebrahiem）等指出锁定板固定后的并发症的发生率较高 [2]。27 例 TKA 术后假体周围股骨远段骨折患者使用锁定板治疗：平均骨连接和承重时间为 4.5 个月，骨连接率达 89%，37% 的患者发生并发症，其中 2 例（3.7%）出现骨折愈合延迟，7 例固定失败（26%）。根据骨折分型和骨的质量，无论是使用长杆型假体或巨大假体，发生假体松动的病例均应接受翻修治疗 [7]。

目前尚无随机对照研究，只有少量前瞻性对比

使用锁定板或髓内钉治疗假体周围骨折预后的研究。锁定板可以允许更多的生理性截骨，而使用髓内钉则可以避免松解过多的软组织（尽管使用微创锁定板技术可在一定程度上解决此问题）。逆行髓内钉一般只适用于开放的髁间，而且要有足够的空间容纳髓内钉的条件。最近出版的《兼容性指南》

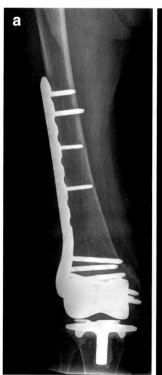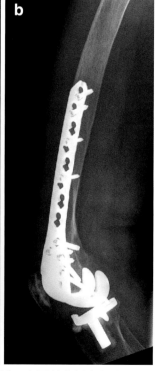

图 19.2　图 19.1 患者骨折后使用侧面锁定板治疗后。（a）正位片。（b）侧位片

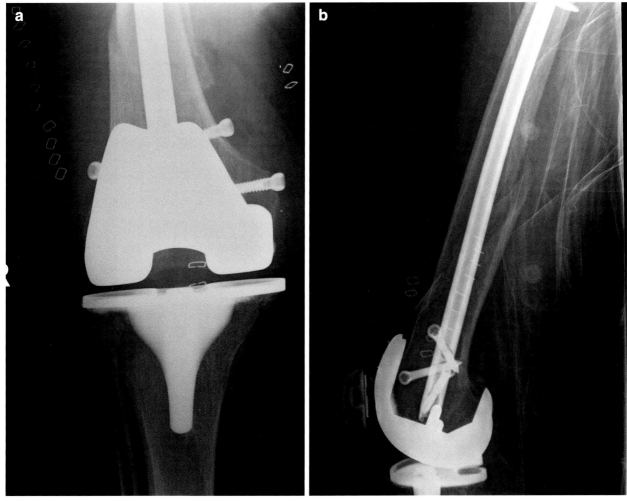

图 19.3　罗拉贝克（Rorabeck）分型Ⅲ型股骨骨折使用髓内钉治疗术后。（a）正位片。（b）侧位片（Courtesy Of Mr. Rajarshi Bhattacharya, St Mary's Hospital, London）

即有助于鉴别这类假体[33]。

2006 年的一项 29 对未对比案例（共 415 例）的随诊调查结果提示，应用传统（不带锁）钢板比用髓内钉有更高的骨连接率和更低的远期手术率[6]。同时也指出，带锁钢板的效果比不带锁钢板好，但数量较少，且两者之间的差异无统计学意义。

近来有 8 项关于对比锁定板与髓内钉的小数据回顾性而非随机对照性的研究发现，虽有可能在治疗组之间产生选择，但仍有较高失败率，并且也很少有人在此两种固定法之间进行选择。贡达利亚（Gondalia）等（42 名患者）、基洛克卢（Kilucoglu）等（16 名患者）、霍（Hou）等（40 名患者）、威克（Wick）等（18 名患者）的研究均指出这两种方法的

预后相似[34-37]。拉奇（Large）等（40 名患者）、霍尔内夫（Horneff）等（63 名患者）的研究则指出锁定板具有更高的连接率和更低的再手术概率（尽管 Large 的研究中对照组也包括了使用非锁定板治疗的骨折）[38,39]。梅内吉尼（Meneghini）等（95 名患者）和奥尔德兰（Aldrian）等（86 名患者）的研究指出使用髓内钉固定有更高的骨连接率[40,41]。虽然微创固定可能较开放手术有更高的连接率，但目前证据尚不充分[42,43]。

翻修手术可应用于假体松动的初步处理，也可用作不能耐受长时间固定的治疗方案[7]，或应用于初次固定失败者[44]。同时，试用于初步固定可保证骨质量，或在紧急处置时使用翻修假体可减少再手

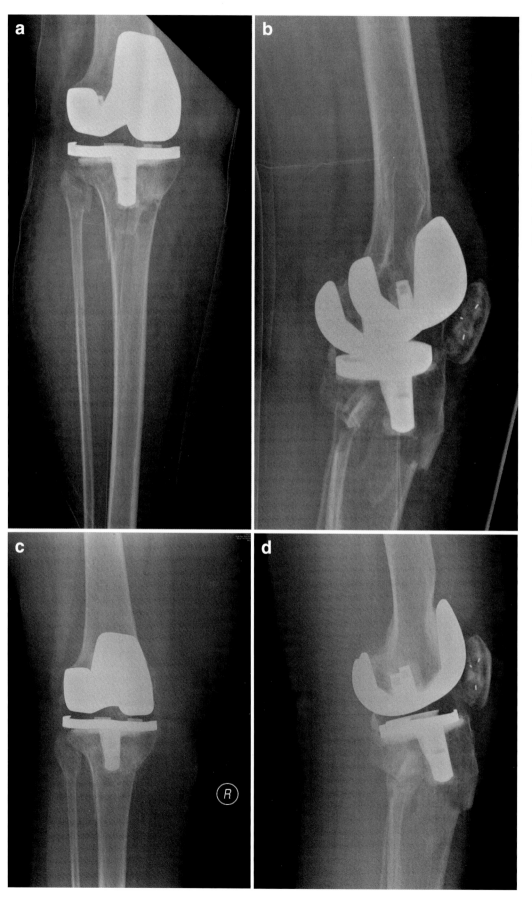

图 19.4　假体周围胫骨骨折非手术治疗后：（a）受伤时的正位片。（b）侧位片。固定维持 3 个月后并已愈合的证据:（c）正位片。（d）侧位片（Courtesy Of Mr. Robin Strachan,Charing Cross Hospital, London）

术风险。而与固定失败的翻修术相比[45]，该术式引发并发症的可能性更小。目前对此两种治疗方案的比较性研究较少；一项包括 69 名患者的回顾性研究结果提示行翻修治疗的患者与行固定治疗的患者的预后和功能恢复相似[46]。然而，一系列此类翻修置换术的并发症的发生率均高。另外，由于接骨术的有效性，不宜轻易采用翻修术[47,48]。

19.4.2　假体周围胫骨骨折

假体周围胫骨骨折与股骨骨折相比，实际上并不相同，而且相关指导治疗的文献也不多。费利克斯（Felix）等基于他们所创建的分型机制（上述列出）[13] 将治疗胫骨骨折的方法描述为一计算法，并建议在假体稳定而安全的情况下尽量施行非手术治疗。但假体松动时应行翻修治疗，若骨折同时有明显的移位，则需固定治疗（图 19.4）。

19.4.3　假体周围髌骨骨折

与假体周围胫骨骨折相似，大部分假体周围髌骨骨折应以非手术治疗为主。若假体稳定并且伸肌结构完整，可采用短时间的固定治疗，而且大部分骨折均能获得满意的效果[49]。若伸肌结构受损，则建议采用重建伸肌结构和髌骨部分切除的治疗方法。较髌骨捆扎术或张力带包绕术的手术失败率相对较低[10]。这种情况下，缝合铆钉在固定中起重要作用[50]。假体松动更易引起并发症，如果骨质量尚佳，可考虑施行翻修术。否则，可以考虑施行髌骨切除术[10]。

总结

TKA 术后假体周围骨折的发生率为 0.3% ~ 2.5%。大多数假体周围骨折发生在股骨远端，其次为髌骨与胫骨。胫骨骨折在移植过程中常不成比例

地发生。TKA 翻修术后骨折发生率是初次行 TKA 的 2 倍。假体周围骨折的危险因素包括：年龄（ > 70 岁）；女性；男性；由于类风湿关节炎引起的骨质改变、骨质疏松和糖皮质激素的使用；非骨水泥假体；次稳定性设计；假体位置不正；胫骨结节截骨术（胫骨骨折风险）；髌骨问题（大部分切除、排列不正、髌骨）。假体周围骨折是 TKA 术后的严重问题，无论应用何种防治方案均有很高的死亡率（第 1 年 11%）和较高的并发症的发生率（30%）。对患者的治疗方案基于科学合理的分型而制定 [如刘易斯（Lewis）和罗拉贝克（Rorabeck）]，及时地应用现代假体进行手术治疗（在最初的 2 天内）比严格选择假体类型（带锁髓内钉或锁定板）更为重要。

参考文献

[1] Streubel PN (2013) Mortality after periprosthetic femur fractures. J Knee Surg 26:27–30.

[2] Ebraheim NA, Liu J, Hashmi SZ, Sochacki KR, Moral MZ, Hirschfeld AG (2012) High complication rate in locking plate fi xation of lower periprosthetic distal femur fractures in patients with total knee arthroplasties. J Arthroplasty 27:809–813.

[3] Bhattacharyya T, Chang D, Meigs JB, Estok DM 2nd, Malchau H (2007) Mortality after periprosthetic fracture of the femur. J Bone Joint Surg Am 89:2658–2662.

[4] Sadoghi P, Liebensteiner M, Agreiter M, Leithner A, Bohler N, Labek G (2013) Revision surgery after total joint arthroplasty: a complication-based analysis using worldwide arthroplasty registers. J Arthroplasty 28:1329–1332.

[5] Singh JA, Jensen M, Lewallen D (2013) Predictors of periprosthetic fracture after total knee replacement: an analysis of 21,723 cases. Acta Orthop 84:170–177.

[6] Herrera DA, Kregor PJ, Cole PA, Levy BA, Jonsson A, Zlowodzki M (2008) Treatment of acute distal femur fractures above a total knee arthroplasty: systematic review of 415 cases (1981-2006). Acta Orthop 79:22–27.

[7] Saidi K, Ben-Lulu O, Tsuji M, Safi r O, Gross AE, Backstein

D (2014) Supracondylar periprosthetic fractures of the knee in the elderly patients: a comparison of treatment using allograft-implant composites, standard revision components, distal femoral replacement prosthesis. J Arthroplasty 29:110–114.

[8] Meek RM, Norwood T, Smith R, Brenkel IJ, Howie CR (2011) The risk of peri-prosthetic fracture after primary and revision total hip and knee replacement. J Bone Joint Surg Br 93:96–101.

[9] Della Rocca GJ, Leung KS, Pape HC (2011) Periprosthetic fractures: epidemiology and future projections. J Orthop Trauma 25(Suppl 2):S66–S70.

[10] Chalidis BE, Tsiridis E, Tragas AA, Stavrou Z, Giannoudis PV (2007) Management of periprosthetic patellar fractures. A systematic review of literature. Injury 38:714–724.

[11] Berry DJ (1999) Epidemiology: hip and knee. Orthop Clin North Am 30:183–190.

[12] Ortiguera CJ, Berry DJ (2002) Patellar fracture after total knee arthroplasty. J Bone Joint Surg Am 84-A:532–540

[13] Felix NA, Stuart MJ, Hanssen AD (1997) Periprosthetic fractures of the tibia associated with total knee arthroplasty. Clin Orthop Relat Res 345: 113–124.

[14] Kurtz S, Ong K, Lau E, Mowat F, Halpern M (2007) Projections of primary and revision hip and knee arthroplasty in the United States from 2005 to 2030. J Bone Joint Surg Am 89:780–785.

[15] Singh JA, Lewallen DG (2014) Time trends in the characteristics of patients undergoing primary total knee arthroplasty. Arthritis Care Res 66:897–906.

[16] Clement ND, Breusch SJ, Biant LC (2012) Lower limb joint replacement in rheumatoid arthritis. J Orthop Surg Res 7:27.

[17] Sarmah SS, Patel S, Reading G, El-Husseiny M, Douglas S, Haddad FS (2012) Periprosthetic fractures around total knee arthroplasty. Ann R Coll Surg Engl 94:302–307.

[18] Lombardi AV Jr, Mallory TH, Waterman RA, Eberle RW (1995) Intercondylar distal femoral fracture. An unreported complication of posterior-stabilized total knee arthroplasty. J Arthroplasty 10:643–650.

[19] Alden KJ, Duncan WH, Trousdale RT, Pagnano MW, Haidukewych GJ (2010) Intraoperative fracture during primary total knee arthroplasty. Clin Orthop Relat Res 468:90–95.

[20] Seo JG, Moon YW, Park SH, Lee JH, Kang HM, Kim SM (2012) A case-control study of spontaneous patellar fractures following primary total knee replacement. J Bone Joint Surg Br 94:908–913.

[21] Zalzal P, Backstein D, Gross AE, Papini M (2006) Notching of the anterior femoral cortex during total knee arthroplasty characteristics that increase local stresses. J Arthroplasty 21:737–743.

[22] Lesh ML, Schneider DJ, Deol G, Davis B, Jacobs CR, Pellegrini VD Jr (2000) The consequences of anterior femoral notching in total knee arthroplasty. A biomechanical study. J Bone Joint Surg Am 82:1096–1101.

[23] Gujarathi N, Putti AB, Abboud RJ, MacLean JG, Espley AJ, Kellett CF (2009) Risk of periprosthetic fracture after anterior femoral notching. Acta Orthop 80:553–556.

[24] Ritter MA, Thong AE, Keating EM, Faris PM, Meding JB, Berend ME, Pierson JL, Davis KE (2005) The effect of femoral notching during total knee arthroplasty on the prevalence of postoperative femoral fractures and on clinical outcome. J Bone Joint Surg Am 87:2411–2414.

[25] DiGioia AM 3rd, Rubash HE (1991) Periprosthetic fractures of the femur after total knee arthroplasty. A literature review and treatment algorithm. Clin Orthop Relat Res 271:135–142.

[26] Chen F, Mont MA, Bachner RS (1994) Management of ipsilateral supracondylar femur fractures following total knee arthroplasty. J Arthroplasty 9:521–526.

[27] Rorabeck CH, Taylor JW (1999) Classifi cation of periprosthetic fractures complicating total knee arthroplasty. Orthop Clin North Am 30:209–214.

[28] Kim KI, Egol KA, Hozack WJ, Parvizi J (2006) Periprosthetic fractures after total knee arthroplasties. Clin Orthop Relat Res 446:167–175.

[29] Su ET, DeWal H, Di Cesare PE (2004) Periprosthetic femoral fractures above total knee replacements. J Am Acad Orthop Surg 12:12–20.

[30] Duncan CP, Haddad FS (2014) The Unifi ed Classifi cation System (UCS): improving our understanding of periprosthetic fractures. Bone Joint J 96: 713–716.

[31] Van der Merwe JM, Haddad FS, Duncan CP (2014) Field testing the Unifi ed Classifi cation System for periprosthetic fractures of the femur, tibia and patella in association with knee replacement: an international collaboration. Bone Joint J 96:1669–1673.

[32] Ristevski B, Nauth A, Williams DS, Hall JA, Whelan DB, Bhandari M, Schemitsch EH (2014) Systematic review of the treatment of periprosthetic distal femur fractures. J

Orthop Trauma 28:307–312.

[33] Thompson SM, Lindisfarne EA, Bradley N, Solan M (2014) Periprosthetic supracondylar femoral fractures above a total knee replacement: compatibility guide for fi xation with a retrograde intramedullary nail. J Arthroplasty 29:1639–1641.

[34] Gondalia V, Choi DH, Lee SC, Nam CH, Hwang BH, Ahn HS, Ong AC, Park HY, Jung KA (2014) Periprosthetic supracondylar femoral fractures following total knee arthroplasty: clinical comparison and related complications of the femur plate system and retrograde-inserted supracondylar nail. J Orthop Traumatol 15:201–207.

[35] Kilucoglu OI, Akgul T, Saglam Y, Yazicioglu O (2013) Comparison of locked plating and intramedullary nailing for periprosthetic supracondylar femur fractures after knee arthroplasty. Acta Orthop Belg 79:417–421.

[36] Hou Z, Bowen TR, Irgit K, Strohecker K, Matzko ME, Widmaier J, Smith WR (2012) Locked plating of periprosthetic femur fractures above total knee arthroplasty. J Orthop Trauma 26:427–432.

[37] Wick M, Muller EJ, Kutscha-Lissberg F, Hopf F, Muhr G (2004) Periprosthetic supracondylar femoral fractures: LISS or retrograde intramedullary nailing? Problems with the use of minimally invasive technique. Unfallchirurg 107:181–188.

[38] Horneff JG 3rd, Scolaro JA, Jafari SM, Mirza A, Parvizi J, Mehta S (2013) Intramedullary nailing versus locked plate for treating supracondylar periprosthetic femur fractures. Orthopedics 36:e561–e566.

[39] Large TM, Kellam JF, Bosse MJ, Sims SH, Althausen P, Masonis JL (2008) Locked plating of supracondylar periprosthetic femur fractures. J Arthroplasty 23(6 Suppl 1):115–120.

[40] Meneghini RM, Keyes BJ, Reddy KK, Maar DC (2014) Modern retrograde intramedullary nails versus periarticular locked plates for supracondylar femur fractures after total knee arthroplasty. J Arthroplasty 29:1478–1481.

[41] Aldrian S, Schuster R, Haas N, Erhart J, Strickner M, Blutsch B, Wernhart S, Leitgeb J, Platzer P (2013) Fixation of supracondylar femoral fractures following total knee arthroplasty: is there any difference comparing angular stable plate fi xation versus rigid interlocking nail fi xation? Arch Orthop Trauma Surg 133:921–927.

[42] Hoffmann MF, Jones CB, Sietsema DL, Koenig SJ, Tornetta P 3rd (2012) Outcome of periprosthetic distal femoral fractures following knee arthroplasty. Injury 43:1084–1089.

[43] Ehlinger M, Adam P, Abane L, Rahme M, Moor BK, Arlettaz Y, Bonnomet F (2011) Treatment of periprosthetic femoral fractures of the knee. Knee Surg Sports Traumatol Arthrosc 19:1473–1478.

[44] Abbas AM, Morgan-Jones RL (2014) Revision total knee arthroplasty for failure of primary treatment of periprosthetic knee fractures. J Arthroplasty 29:1996–2001.

[45] Chen AF, Choi LE, Colman MW, Goodman MA, Crossett LS, Tarkin IS, McGough RL (2013) Primary versus secondary distal femoral arthroplasty for treatment of total knee arthroplasty periprosthetic femur fractures. J Arthroplasty 28:1580–1584.

[46] Leino OK, Lempainen L, Virolainen P, Sarimo J, Polonen T, Makela KT (2014) Operative results of periprosthetic fractures of the distal femur in a single academic unit. Scand J Surg 2014] pii: 1457496914552343] [Epub ahead of print].

[47] Mortazavi SM, Kurd MF, Bender B, Post Z, Parvizi J, Purtill JJ (2010) Distal femoral arthroplasty for the treatment of periprosthetic fractures after total knee arthroplasty. J Arthroplasty 25:775–780.

[48] Holl S, Schlomberg A, Gosheger G, Dieckmann R, Streitbuerger A, Schulz D, Hardes J (2012) Distal femur and proximal tibia replacement with megaprosthesis in revision knee arthroplasty: a limb-saving procedure. Knee Surg Sports Traumatol Arthrosc 20:2513–2518.

[49] Sheth NP, Pedowitz DI, Lonner JH (2007) Periprosthetic patellar fractures. J Bone Joint Surg Am 89:2285–2296.

[50] Maniar RN, Nayak RM, Vatchha S, Singhi T (2013) Periprosthetic patellar fracture fi xation using suture anchors. Orthopedics 36:e1470–e1473.

第二十章　全膝关节置换术后患者不满意的原因

迈尔斯·R. J. 库利肯（Myles R. J. Coolican）

20.1 简介

全膝关节置换术（TKA）是治疗膝关节炎非常有效的措施，旨在缓解患者的疼痛和修复关节功能，争取最大限度地满足这些要求。关节置换术可使关节的活动范围得到改善、明显地缓解疼痛，而且精准的活动度以及对齐和韧带平衡令人欣慰和鼓舞。从术后的预后和评估发展而来，患者对术后的满意度不尽相同。但是，研究指出，术后评分和术后患者满意度的关系并不密切相关和一致[1]。

逐渐取得承认及共识的观点是大约85%的患者满意于自己的术后效果，另外10%~20%的患者并不满意[2-5]。本章旨在讨论患者不满意的原因，并提出防治建议。

20.2 引起不满的原因

20.2.1 患者对治疗效果的期望值

是否能达到患者治疗效果的期望值是影响患者满意度的最主要原因之一。诺布尔（Noble）等研究了影响患者满意度的主要原因及其相对的重要性，

对253例行单膝关节置换术的患者在术后1年完成1项经过确认自行管理的膝关节功能问卷调查，评估患者膝关节活动范围的满意度和术后期望值的实现程度。75%的患者选择满意或非常满意。同时14%的患者选择不满意或非常不满意。其余1%的患者保持中立态度。患者年龄小于60岁、无后遗症状、达到预期期望值和功能未受影响等情况均与患者的满意度有关。诺伯（Noble）等指出TKA的满意度基本上由患者的期望值决定而非由功能分级决定[3]。

伯恩（Bourne）等在以1703名初次行TKA术患者为检测对象的横断面研究中指出，19%的患者对手术不满意，并发现患者强烈不满意的根本原因是治疗效果并未达到自己对手术治疗的期望值[5]。一份评分低的1年西昂塔罗.麦克玛斯特大学骨关节炎指数（Western Ontario Mcmaster University Osteoarthritis Index，WOMAC）显示，患者有术前"静息痛"和因手术并发症而需再次住院者。并一再强调满足患者期望值对TKA术后患者的满意度具有重要意义。

斯科特（Scott）[6]将患者分为现实高期待者和不现实的高期待者。将年轻、活动频繁、BMI较小而且功能较好和疼痛较轻的患者视为现实性高期待值者，并认为他们倾向于能达到较高的期望值。相反，将那些期望能完全或彻底缓解疼痛，并能完全

恢复功能的年老、活动较差且疼痛较为严重的患者，界定为不现实性的高期待值族群，在此族群内的患者术后满意度均较差。

患者期望通过手术在缓解疼痛、日常与娱乐生活中的功能方面得到改善的这些想法不一定会在术前表达。因此术前应充分地确定了解患者需求，评估患者是否属于现实高期待者。否则即应有充分的思想准备，并做好知情同意工作。劝告有不现实期待倾向的患者，使之充分了解和明确自己的期待与手术的实际效果和相关治疗所能达到满意度之间的差距。对此，应认真耐心对待，并做好"知情同意"的术前工作。

20.2.2 疼痛

TKA 的基本目的是缓解疼痛。不能忍受的持续性术后疼痛是患者不满意的常见原因。持续性疼痛可能是感染、假体松动、排列错位、大小不合、髌骨脱位、不稳定、关节纤维化和软组织病损所致。而其中大部分问题可以通过术前认真的知情同意工作和精准的手术技巧，来防止并发症的发生和降低患者不满意的发生率[6]。

但是即使如此，仍有部分患者在 TKA 术后发生不明原因的持续性疼痛。如果术后膝关节假体对合良好，在功能范围内稳定、炎性指标正常，则目前对此尚无任何相关论述的所谓"非复杂性 TKA"。本章研究对象为在"非复杂性 TKA"术后发生不明原因持续性疼痛的患者。

TKA 术后的持续性疼痛可能是对疼痛的放大反应。沙利文（Sullivan）[7]将患者对于疼痛的消极或夸张情绪进行量化而制定"疼痛灾难化量表"（PCS）。量表中共有 13 项问题，评分为 0 ~ 4 分，根据最终得分分为 3 个类别：①思想（对疼痛的过于关注）。②放大（将疼痛的负面影响扩大化）。③帮助（认为自己不能控制疼痛而需要帮助）。量表评分自 0 分（无疼痛灾难化）到 52 分（严重的疼痛

灾难化），福赛斯（Forsythe）发现在 TKA 术后 24 个月持续性疼痛的患者术前均有较高的 PCS 评分[8]。PCS 评分高于 16 分与术后 6 个月 WOMAC 的评分较差有关[7]。PCS 评分可作为术前鉴定患者疼痛反应的筛选工具，对于评分较高的患者可给予相关治疗以提高患者对疼痛的管理控制能力。同时虽然也可提高 PCS 的评分，但目前尚无研究证明对 TKA 术后患者的疼痛管理有用。

炎症性关节病的持续性疼痛激发了中枢及周围神经系统对疼痛的敏感性。静息时疼痛由中枢神经和周围神经同时调节，而活动痛则主要由周围神经系统调控。对术前有静息疼痛而且在 TKA 术后疼痛不能缓解的患者，多考虑为中枢神经系统敏感所致[9]。神经元敏感可通过药物治疗控制术后关节炎症以减轻疼痛。术前的预镇痛处理，对术后预防中枢神经系统敏感起重要作用。

斯科特（Scott）等发现，年轻患者手术时有较高的满意度，但同时也发现年轻与 TKA 术后的持续性疼痛有关，而一般呈相关关系。辛格（Singh）等报道，手术年龄小于 60 岁的 TKA 患者术后 2~5 年存在中等到严重程度疼痛的发生率更高[10]。埃尔森（Elson）的系列研究指出在年龄小于 60 岁的 TKA 术后，疼痛的发生率为 17%，而 60 ~ 70 岁族群为 6%，大于 70 岁的人群发生率则仅为 4%[11]。

对 TKA 术后疼痛与性别是否相关的问题人们尚有争议。里特（Ritter）和辛格（Singh）等指出，女性与 TKA 术后持续性疼痛相关[10,12]。但埃尔森（Elson）和罗思（Roth）称未发现男性与女性在 TKA 术后疼痛方面存在显著差异[11,13]。

判断 TKA 术后疼痛的重要依据是影像学呈现的严重关节病变，波尔科夫斯基（Polkowsky）等回顾性研究 49 名非复杂性 TKA 术后疼痛患者的术前影像学表现和根据凯尔格伦（Kellgren）与劳伦斯（Lawrence）分型划分的关节炎严重程度分析指出，约 49% 非复杂 TKA 术后疼痛的患者有早期关节炎病史和症状[14]。

因此，术前明确导致所有疼痛的非器质性因素至关重要。为了选择可能提升手术满意度，特别是控制和预防疼痛的潜在因素，应指导患者正确认知和选择合理的诊疗手段。性别、年龄和关节炎的严重程度可影响 TKA 术后持续疼痛的发生率。因此，当决定是否进行手术治疗时，应充分考虑以上因素。

20.2.3 功能

患者对其手术的膝关节功能需求有高度的可变性。韦斯（Weiss）等开展"全膝关节功能问卷（TKFQ）"已明确规定 TKA 术后患者的活动方式和频率，对患者相当重要。最常见的活动为拉伸锻炼、膝关节加强锻炼、蹲跪和园艺活动。患者最重视而又习惯和经常从事的是拉伸运动、蹲跪和园艺活动[15]。因此，这些活动受限将是患者不满意的重要原因。

不满意患者的活动范围与满意患者的活动范围相似，两者最大的不同是前者较后者的活动难度更大[3]。较大的膝关节屈曲度与期望值的实现、恢复至"正常"膝关节和功能提升呈正相关[16]。据此，应用一切合理方法包括手术技巧和术后充分的康复训练等方法均能提升患者膝关节的活动度。

20.2.4 心理因素

已被证实的心理作用因素包括自信心、主观期望值以及自我控制能力等因素可影响 TKA 术后功能恢复和痛感[17]。相关的试验研究结果提示，对止痛的期望值越高，术后的疼痛越轻，功能恢复也更理想。由此可知心理因素作用对 TKA 术后康复的重要性[18]。

术前焦虑可以视为术后 1 年疼痛的先兆和预示，同时也说明可通过早期发现患者术后出现的焦虑症状，并进行干预以缓解和减轻疼痛以及提升患者耐受疼痛的阈值[19]。

布兰德（Brander）等对 83 例 TKA 术后患者 5 年随诊观察的回顾性研究中发现，术前抑郁与患者 KSS 的功能评分低有关[20]。提示抑郁的精神状态不仅对术后长期的功能恢复有负面影响，而且，有术前抑郁症史的患者术后关节活动度也差[21]。

另外，其他心理社会因素与 TKA 的医疗效果及预后也有关系。而且也有直接或间接的影响，诸如：

·患者在困难逆境中（此处特指病中）所采用的个体应对和处理的行为性策略和方法称为"应对能力"。应对能力差的患者比应对能力强者的治疗效果和预后差。需要说明的是对于患者在病中由于不适应对手术和其他相关治疗的应激作用而采取情绪化的方式，如悲观、消极和抑郁以及患者在社会心理等方面的问题均应重视和正确对待。应主动积极地帮助和引导患者确立自我砥砺，发挥个人战胜困难的能力，坚持不懈，满怀信心和希望地达到预期治疗目标。特别是要帮助患者坚持在逆境中学会正确有效的应对措施。

·在现实生活中，特别是身处逆境时（特别是病中）使患者能从其他方面尤其是亲友，或是社会人士处得到相应的身心精神（无形和非物质的）和实质（物质的）性的帮助，使其感到受人关注而抛掷孤独无助的心态。其中人们对其深情的关爱和无私的支持以及鼓励尤为重要[22]。

·聚焦于患者与其最终全面状况相关的因素，应帮助并促使患者相信这些影响其健康和医疗效果的外在因素都可以通过自我努力，并与他人，尤其是医务人员配合而得到有效的调控[22]。教育水平低、智能程度差、缺乏具体帮助和支持，应对能力弱以及较多的功能障碍（抑郁，悲观等）和自我管控能力不强等因素均与 TKA 术后 WOMAC 疼痛和功能评估结果差有关[22]。

对于这些属于心理学范畴的问题，可在手术前借助已确定的各种检测计算系统进行评估，并据此指导医疗。主要包括以下系统：

医疗效果社会调查量表（Medical outcome study-social support scale）[23]。

抑郁、焦虑和压力量表（Deprssion anxiety scale 21-DAss）[24]。

对精神紧张应激反应强烈的患者应用简易COPE 目录报表[25、26]。

社会心理因素在手术前容易发现和确认。同时术前对其精神心理状态进行适当调整和矫正可提升治疗效果和期望满意度。

总结

全膝关节置换术的满意度及其成败由多种复杂因素决定。应根据手术情况、患者掌握信息（知情）的能力和接受治疗的决心等综合考虑及正确判断。同时对医生和患者在预期效果及估计预后等方面的看法和态度的不一致也应予以协调。术前由专业人员进行专题宣讲和心理咨询等活动可有效地调整患者的心态，消除其对治疗效果和预后要求及期待过高的偏悖心理。作为手术医生应认真履行职责，关爱患者，严格掌握手术指征和适应证，并提供精准完美的治疗技术，尽力避免发生责任医疗差错事故以及意外和并发症，以保证手术成功。

另外，通过实施知情同意使患者能在充分了解有关信息并决心接受治疗的基础上与医生互相理解、信任，并调整或修改治疗方案。对于治疗过程中可能发生的即使是罕见的诸如感染、败血症、下肢深静脉栓塞、不可逆转或不可避免的血管神经损伤等对治疗效果和预后 的负面影响均应事先明确告知，使患者本人及其亲友对此有充分的思想准备。据有关文献记述，对治疗效果不满意和失败者的总人数比前述 3 种并发症总数还多。由此可知，实施知情同意对全膝关节置换术的意义和作用。

参考文献

[1] Bullens PH, van Loon CJ, de Waal Malefi jt MC, Laan RF, Veth RP (2001) Patient satisfaction after total knee arthroplasty: a comparison between subjective and objective outcome assessments. J Arthroplasty 16:740–747.

[2] Robertsson O, Dunbar M, Pehrsson T, Knutson K, Lidgren L (2000) Patient satisfaction after knee arthroplasty: a report on 27,372 knees operated on between 1981 and 1995 in Sweden. Acta Orthop Scand 71: 262–267.

[3] Noble PC, Conditt MA, Cook KF, Mathis KB (2006) The John Insall Award: patient expectations affect satisfaction with total knee arthroplasty. Clin Orthop Relat Res 452:35–43.

[4] Gandhi R, Davey JR, Mahomed NN (2008) Predicting patient dissatisfaction following joint replacement surgery. J Rheumatol 35:2415–2418.

[5] Bourne RB, Chesworth BM, Davis AM, Mahomed NN, Charron KDJ (2010) Patient satisfaction after total knee arthroplasty: who is satisfi ed and who is not? Clin Orthop Relat Res 468:57–63.

[6] Toms AD, Mandalia V, Haigh R, Hopwood B (2009) The management of patients with painful total knee replacement. J Bone Joint Surg Br 91:143–150.

[7] Riddle DL, Wade JB, Jiranek WA, Kong X (2010) Preoperative pain catastrophizing predicts pain outcome after knee arthroplasty. Clin Orthop Relat Res 468:798–806.

[8] Forsythe ME, Hennigar AW, Sullivan MJLGM (2008) Prospective relation between catastrophizing and residual pain following knee arthroplasty: two-year. Pain Res Manag 13:335–341.

[9] Lundblad H, Kreicbergs A, Jansson KA (2008) Prediction of persistent pain after total knee replacement for osteoarthritis. J Bone Joint Surg Br 90:166–171.

[10] Singh JA, Gabriel S, Lewallen D (2008) The impact of gender, age, and preoperative pain severity on pain after TKA. Clin Orthop Relat Res 466:2717–2723.

[11] Elson DW, Brenkel IJ (2006) Predicting pain after total knee arthroplasty. J Arthroplasty 21:1047–1053.

[12] Ritter MA, Wing JT, Berend ME, Davis KE, Meding JB (2008) The clinical effect of gender on outcome of total knee arthroplasty. J Arthroplasty 23:331–336.

[13] Roth ML, Tripp DA, Harrison MH, Sullivan M, Carson P

(2007) Demographic and psychosocial predictors of acute perioperative pain for total knee arthroplasty. Pain Res Manag 12:185–194.

[14] Polkowski GG, Ruh EL, Barrack TN, Nunley RM, Barrack RL (2013) Is pain and dissatisfaction after TKA related to early-grade preoperative osteoarthritis? Clin Orthop Relat Res 471:162–168.

[15] Weiss JM, Noble PC, Conditt MA, Kohl HW, Roberts S, Cook KF et al (2002) What functional activities are important to patients with knee replacements? Clin Orthop Relat Res 404:172–188.

[16] Devers BN, Conditt MA, Jamieson ML, Driscoll MD, Noble PC, Parsley BS (2011) Does greater knee flexion increase patient function and satisfaction after total knee arthroplasty? J Arthroplasty 26:178–186.

[17] Rosenberger PH, Jokl P, Ickovics J (2006) Psychosocial factors and surgical outcomes: an evidence- based literature review. J Am Acad Orthop Surg 14:397–405.

[18] Mahomed NN, Liang MH, Cook EF, Daltroy LH, Fortin PR, Anne H et al (2002) The importance of patient expectations in predicting functional outcomes after total joint arthroplasty. J Rheumatol 29:1273–1279.

[19] Brander VA, Stulberg SD, Adams AD, Harden RN, Bruehl S, Stanos SP et al (2003) Predicting total knee replacement pain: a prospective, observational study. Clin Orthop Relat

Res 416:27–36.

[20] Brander V, Gondek S, Martin E, Stulberg SD (2007) Pain and depression influence outcome 5 years after knee replacement surgery. Clin Orthop Relat Res 464:21–26.

[21] Fisher DA, Dierckman B, Watts MR, Davis K (2007) Looks good but feels bad: factors that contribute to poor results after total knee arthroplasty. J Arthroplasty 22(6 Suppl 2):39–42.

[22] Lopez-Olivo MA, Landon GC, Siff SJ, Edelstein D, Pak C, Kallen MA et al (2011) Psychosocial determinants of outcomes in knee replacement. Ann Rheum Dis 70:1775–1781.

[23] Sherbourne CD, Stewart AL, Corporation TR, Street M (1991) The MOS Social Support Survey. Soc Sci Med 32:705–714.

[24] Lovibond PF, Lovibond S (1995) The structure of negative emotional states: comparison of the Depression Anxiety Stress Scales (DASS) with the Beck depression and anxiety inventories. Behav Res Ther 33:335–343.

[25] Carver CS (1997) You want to measure coping but your protocol's too long: consider the brief COPE. Int J Behav Med 4:92–100.

[26] Wallston KA, Wallston BS, DeVellis R (1978) Development of the Multidimensional Health Locus of Control (MHLC) Scales. Health Educ Monogr 6:160–170.

第二十一章　全膝关节置换翻修术 (RTKA) 的防治原则：手术切口、入路、置入假体的取出和清创术

莫辛·汗（Mohsin Khan），吉玛·格雷（Gemma Green），艾曼·加布（Ayman Gabr）和菲尔·S. 哈达德（Fare S.Haddad）

21.1 简介：

全膝关节置换术（TKA）后须行翻修术的患者依据其生命期限的延长而呈指数式幂增长，而接受 TKA 术后翻修术的中年患者逐年减少。英国在 2013 年 1 年内，共有 5783 例次 TKA 术后须行翻修术 [1]，而美国每年超过 54 000 例次 [2,3]。仅在美国，TKA 术后翻修术的需求量到 2030 年将上升 601% [4]。在全球置换术登记处收集的资料中，翻修术的最常见指征包括无菌性松动（29.8%）、感染性松动（14.8%）、无原因疼痛（9.5%）、磨损（8.2%）、假体不稳定（6.2%）、置入物断裂（4.7%）、技术失误（4.6%）和假体周围骨折（3%）等 [5]。翻修术的初步目的与初次置换术的目的一致，但存在处理感染、排列不正、骨缺失和假体不稳定等问题。系统性处理对于计划翻修术至关重要，翻修术应建立在对患者的病史、实验室检测、影像学检查等认真而全面地了解基础上阐明 TKA 失败的机制和原因。应在手术时进行组织附加性调查。检测主要和必要的工具有助于翻修术的顺利进行。同时还应注意避免损伤在前次手术中曾经损伤的重要组织。本章旨在提供建立 TKA 术后翻修术中的手术入路显露操作和假体移除等主要问题的临床证据，同时介绍以这些临床证据为基础的手术方式。

21.2 表面显露

21.2.1 血管解剖

前次手术的切口、疤痕和手术操作均有可能潜在地损伤周围皮肤、组织血液供应。因此，对于术前膝关节血运的了解程度与翻修术的成功与否关系密切。膝前的皮肤和软组织包括支持带、伸肌装置和以不规则方式形成髌周交叉吻合支的动脉环 [6-11]。动脉环由 7 条主要动脉供应：①胫前肌的返回性动脉分支。②膝下外侧动脉。③膝上外侧动脉。④膝下内侧动脉。⑤膝上内侧动脉。⑥膝降动脉。⑦股外旋动脉降支 [11-14]。由于膝前无潜在的肌肉和肌间隔膜，而无动脉穿支间的通路 [10,11]，因此可保证膝前皮肤血管供应者仅仅只有真皮血管丛以及直接发源于浅筋膜的小动脉丛 [7,10]。大部分的筋膜下动脉丛发源于关节内侧 [15]。如果在膝关节周围抬高皮瓣，须避免对任何浅筋模的解剖和深筋膜的解剖，这对于保护筋膜下网络至关重要 [7-9]。

21.2.2 皮肤切口

对以前手术的切口应完全切开，使关节得到充

分显露，同时避免皮缘过紧而致皮肤缝合困难。对患者术前评估必不可少，同时一些手术因素会导致诸如延迟愈合、切口渗液和感染等并发症。对之前手术的皮肤切口、疤痕、皮肤软组织质量、窦道、膝关节活动度、髌骨活动度、伸肌功能以及肢体的神经血管等情况均应在术前评估时认真关注。

虽然中线纵向切口对髌周分支吻合动脉环的损害较小，而且更受重视[7-9]，但仍应避免做大型的内侧皮瓣，因为内侧髌周皮肤切口与术后切口的并发症关系密切。约翰逊（Johnson）等还分别比较了切口内侧和外侧皮肤减少氧化和存活能力[16,17]。强调，这是目前已经很少使用的一种切口，是因为由内侧弧形切口所形成的大型外侧皮瓣常常有较低的氧化能力和较高的切口并发症率。阿苏山（Aso）等最近指出使用微创切口（＜12cm）与切口位于其内侧或外侧的皮肤氧化能力无明显差别[18]。同时也发

现大部分皮肤缺氧最易出现在创口末端，而这种情况主要是由于过度牵拉创口边缘所致。他们还指出轻柔牵拉皮肤的重要性，尤其是在翻修术中保护筋膜下血管丛至关重要。由于微创技术的术野显露较差，而且引起医源性膝关节不稳定和创伤性韧带损伤的风险较高。因此，目前微创技术在 TKA 中并未广泛应用[19]。

须行 TKA 翻修术的患者常常有较多的原手术切口疤痕。建议使用以前的和新进的最外侧纵向切口，以利于愈合。以前的横向手术切口和更小的内侧或外侧弧形切口不够安全，一般不考虑采用[7,20]。但如果有多于 1 个的纵向髌骨切口时，则仍应采用最外侧切口，以免形成包含原有手术疤痕在内的大型切口，导致血供较差。因此为了保证皮肤切口的良好血运，应使切口之间形成无损伤而又避开切口的外侧皮瓣[15,20-22]。新切口不应与旧切口以锐角相

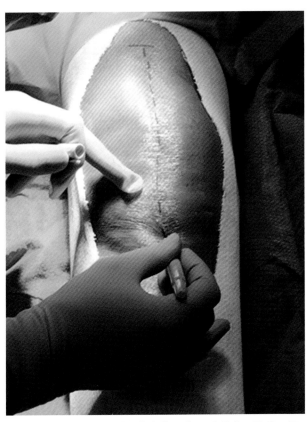

图 21.1　在术野皮肤准备完毕，使用透明膜覆盖后，标记切口

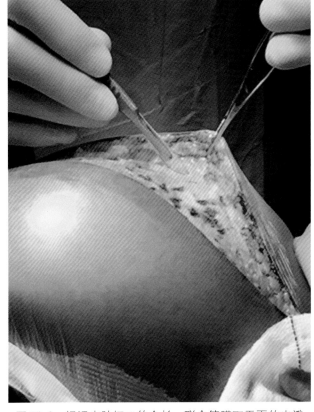

图 21.2　标记皮肤切口的全长，联合筋膜下平面的皮瓣可以保护真皮血管丛及皮肤的完整性，也可保证轻柔地牵拉软组织

交，以减少皮肤坏死的风险。整形外科建议对多重切口、大量组织损失、烧伤、放射性损伤等导致的质量差的皮肤，可使用假切口、软组织膨胀剂、肌肉瓣、游离皮瓣等方法[23-28]。

在贴透明膜之前应只用无菌标记笔在皮肤上标记切口，切口的全长应取决于在膝关节屈曲状态下，保证皮肤和软组织松弛，同时依靠皮肤弹性协助牵拉（图 21.1），以松解疤痕粘连组织，保证切口创面组织少受损害并有助于切开皮肤。如果需要更多的皮瓣，则应保证有足够的筋膜下空间以保护皮下血管丛（图 21.2）。同样，也应利用邻近皮肤的筋膜下空间。对于前皮肤切口，应在切开皮下组织时沿着内侧边界，依次切开股四头肌肌腱、髌骨、髌腱。沿着髌骨内侧切开关节囊，然后按照股四头肌肌腱自身纤维走向纵向分离，同时保证膝关节处于屈曲状态。切口从皮肤到胫骨结节的内侧边界逐层扩展至胫骨的内侧关节囊。

21.3 深层显露

关节显露主要依据膝内侧关节切开入路（图 21.3），此入路能保证外侧髌骨的解剖完整，并可减少对内侧淋巴结和隐神经丛的损伤[13]。同时应告知患者，在翻修术中可能出现术前的切口末端麻木加重[29,30]。如果膝外侧关节切开在初次 TKA 中失败，应重新使用此入路。但内侧切开会增加髌骨骨坏死的可能性。

沿着髌上区的纤维粘连带切开滑膜和脂肪有助于扩大视野和显露组织结构。膝关节因粘连带和疤痕组织挛缩牵拉而须切开和松解。在清理髁上的疤痕组织时应注意避免损伤交叉韧带。最后，切开胫骨深面近端与髌腱近端之间的粘连，以显露胫骨的前外侧面。

从胫骨上游离出的支持带主要是为了提供足够的松弛度以保证髌骨的移动度。同时为股骨假体与胫骨假体的连接提供条件（图 21.4）。髌骨旋转技术旨在膝关节屈曲时旋转胫骨直到胫骨近端半脱位为止。这项技术可避免髌骨翻转的可能性，从而也降低翻修术中髌腱撕裂的可能性。如果由于粘连而导致的关节活动受限严重，施行外侧支持带松解有助于启动髌骨[31,32]。但是也可增加切口并发症的风险。如有髌腱撕裂的危险，可在髌腱内侧插入 1 个针钉或使用夹来增加手术操作的安全性。

21.4 显露

不论在初次手术还是在翻修手术中，髌腱撕裂都是毁灭性的并发症。由于诸如严重的关节僵硬、感染、创伤、膝内翻/膝外翻畸形、屈伸障碍导致的 TKA 失败均可增加显露困难和髌腱撕裂的风险。在翻修过程中使用附加技术很有价值，因为医生可注意保护髌腱的完整性。当膝关节僵硬严重时，用股四头肌切断术、股四头肌成形术和胫骨结节切除术（TTO）更有利于术野的显露。使用近端内侧髌旁入路具有可转变为改良股四头肌 V-Y 成形缝合术和股四头肌切断术，远端可以置入胫骨结节、截骨术的优势。股骨修整和内髁切除术是在情况最差时可考虑的选择，但由于存在可以导致不稳定和并发症等问题，已很少应用。

21.4.1 股四头肌切断术

在行内侧、外侧沟清理术或从胫骨内侧游离内侧松解带后，如术野仍显露困难时，可行股四头肌切断术。标准的内侧髌上切开术是以 45° 侧面进入股外侧肌纤维，并尽量向股直肌韧带延伸。股四头肌切断术可利用髌骨翻转技术使显露良好。关节切开和近端延伸以无术后限制的方式结束。

加尔文（Garvin）等在 16 例患者的手术显露中使用此项技术[33]。在术后平均 30 个月的随访中，

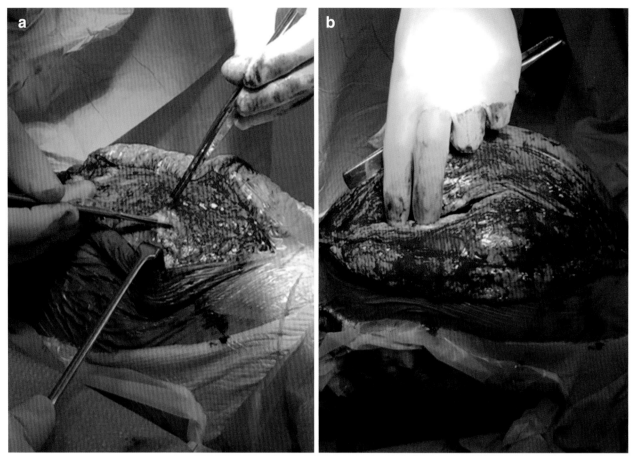

图 21.3　在 TKA 翻修术中一般考虑使用标准髌旁切开入路（a、b）

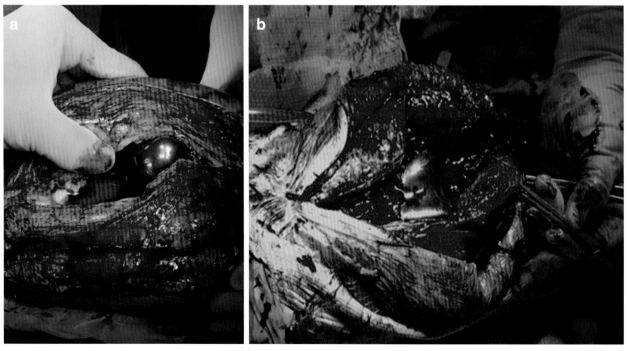

图 21.4　精准的皮肤切口和清创术是启动髌骨并获取股骨和胫骨假体通路的必要条件

行股四头肌腱切断术的肢体与对侧行人工关节置换膝关节的肢体进行赛百斯（Cybex）测试，发现两者之间无统计学差异。10 名接受翻修术患者的评分为良好和优秀。巴莱克（Barrack）等也指出，在平均30 个月的随访时间中，行股四头肌切除术的患者（31 人）与行常规内侧髌上切开术的患者（63 人）无明显临床差异[34]。

21.4.2 改良股四头肌 V–Y 成形缝合术

库恩（Coonse）和亚当斯（Adams）原创性地将股四头肌肌腱末端修成 Y 形并进行翻转，以保证前膝的完全显露[35]。因塞尔（Insall）将此步骤进行改良，包括在标准内侧髌上切开和在切开的顶点做第2 个切口，并循股外侧肌腱以 45° 角向外侧、远端延伸，直达胫骨的髂胫束的前部纤维[36]。从而制成

翻转的 V 形伸肌，同时从外侧、远端进入关节内。也可通过在 V 形伸肌顶点延伸而制成标准 Y 形。术后还应教会并指导患者正确使用拐杖（支具）、适当控制术后关节活动范围（ROM），并向患者说明术后 6 周部分体重承载的意义和要求[37]。

改良股四头肌 V–Y 成形缝合术可提供良好的术野暴露并且也可保护髌腱的完整性，但常可导致术后"伸直腿"（注：extensorlag 按原意可译为"伸直腿"或"伸直肌腱"，而不宜单译为"伸肌"）[34,38,39]。斯科特（Scott）和锡基奇基（Sikiski）对 7 名患者应用此法，7 名患者中的 4 名患者出现暂时性"腿"伸肌和 3 名患者分别出现 10°、15°、30°的永久性"伸肌腱"[38]。特鲁代尔（Trousdale）等对9 例 TKA 术后翻修术和 5 名初次 TKA 患者使用相同的技术[39]。生物力学检测揭示行股四头肌 V–Y成形缝合术的患者与行内侧髌上切开术的患者相

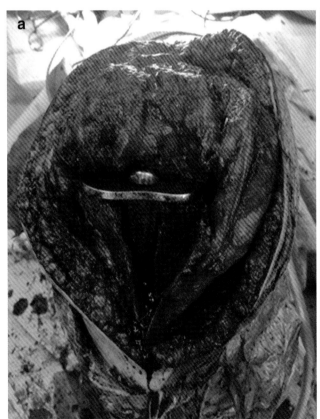
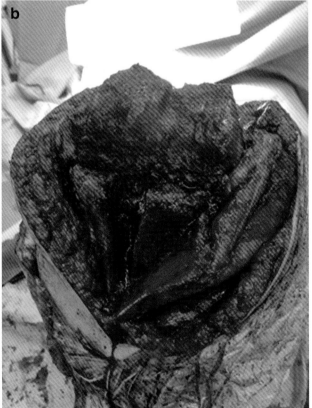

图 21.5　（a、b）在复杂 TKA 翻修术中使用胫骨结节截骨术以提供附加的充分显露。在未使用内侧切开装置的情况下，最终取除固定尚好的胫骨假体

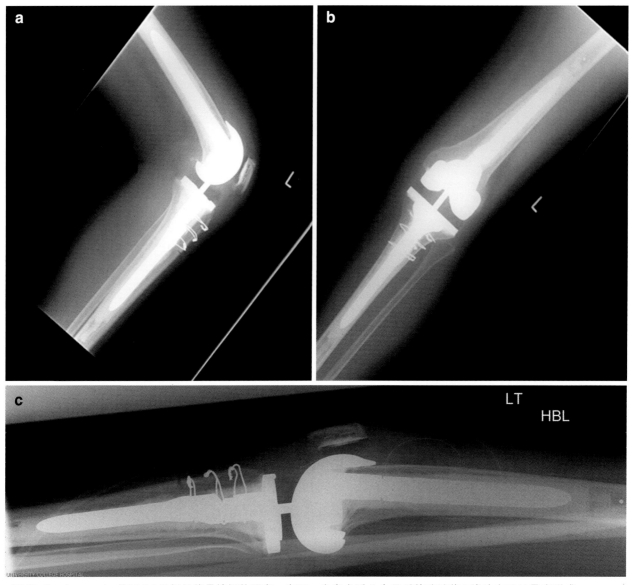

图 21.6　（a～c）使用 16 号钢丝将骨块捆扎固定，在同一患者术后 2 个月后的膝关节 X 线片中可见骨痂形成

比，虽然前者的伸肌装置肌力较弱，但未达到严重程度。他们的结论是，行股四头肌 V-Y 成形缝合术的患者在伸展中有接近正常的主动伸展和较弱的伸展肌力。

巴拉克（Barack）等报道 123 例行 TKA 翻修术患者中，63 名行标准内侧髌上切开术，31 名行股四头肌切开术、14 名行股四头肌 V-Y 成形缝合术、15 名行胫骨结节切除术 [34]。并将标准髌上切除术结合股四头肌切开术进行操作，结果发现在临床评分、ROM、髌股综合征和患者满意度上未见明显劣

势。如果显露受到限制，则股四头肌 V-Y 成形缝合术和胫骨结节切除术是手术者可以选择的延伸入路。巴莱克（Barrack）等报道施行股四头肌 V-Y 成形缝合术组的患者与行胫骨结节切除术组患者相比有较大程度的伸展障碍，其中 21% 的患者伸展障碍程度超过 100%[34]。由于 TTO 引起术后伸肌的发生率较低，而且显露较充分，故在复杂 TKA 翻修术中倾向于选用此法。

21.4.3 胫骨结节截骨术

多林（Dolin）[40]在1983年首次施行并描述TTO，其后怀特塞德（Whiteside）进行了改良[41]，并由怀特赛德（Whiteside）和奥尔沃登（Ohl）推广[42]。这项技术对移除复杂胫骨垫片或骨水泥时提供胫骨沟的入路有重要意义。内侧关节切开术是在关节线下向远端延伸15~20cm（图21.5）。循内侧胫骨结节1cm处切开骨膜，使用摆锯由内向外行6~10cm长切口。切开外侧皮层但不显露，而使外侧骨膜和肌肉组织与骨块粘连形成合页式结构（外翻合页结构）后，横向置换。在截骨的远端，用薄骨凿凿成阶梯形，以提供矫形后骨块近端移动的附加阻力。骨块的远端逐渐递减以减少对胫骨干骺段的阻力。一般使用2把骨凿作为截骨术的开端。虽然使用螺钉、订书针和线材均能达到一样效果，但通常仅使用16号线穿过内侧胫骨并环绕结节骨块进行修复固定（图21.6）[43,44]。在目前标准操作规程中，内侧髌旁切除术已经停止使用。笔者倡导在ROM尚未受到限制的情况下，术后6周可实施完全的体重负荷承载，但应充分考虑与固定的稳定性、骨移植的应用和手术并发症的风险等问题相关的政策。

巴拉克（Barack）等指出，TTO较股四头肌V-Y成形缝合术的术后伸肌延迟和股四头肌萎弱无力的发生率更低[34]。杨（Young）等指出，40例在TKA术后翻修后行TTO的患者中，25%未出现伸肌延迟，而出现伸肌延迟的患者中有81%的患者12个月内恢复[45]。怀特塞德（Whiteside）和奥尔（Ohl）在71名患者中施行此项技术，并报道术后屈曲度平均为97°，且无明显并发症或骨不连接[42]。怀特塞德（Whiteside）报道了136例复杂的初次TKA或翻修术中实施此手术治疗结果，也未发现骨不连或股四头肌功能损害[41]。门德斯（Mendes）等在64例次TKA翻修术的患者中应用TTO技术同

样也得到了可喜的结果[46]。虽然并未出现髌腱撕裂或髌股关节并发症，但仍存在包括钢丝疼痛、螺丝移位、截骨骨块异位、骨不连接、持续性膝前疼痛、髌腱损伤和胫骨干骨折等问题[34,41-48]。

21.4.4 股骨修整

温莎（Windsor）和因塞尔（Insall）在1988年介绍了此技术。通过从股骨远端骨膜下逐渐松解软组织以显露严重僵硬的膝关节[49]。由于可影响膝关节的稳定性，故一般仅只是在已行股四头肌剪断术或TTO术后疤痕组织仍限制膝关节活动的情况下才考虑采用此技术。拉哈夫（Lahav）和霍夫曼（Hofmann）在97例TKA翻修术后的患者中采用此技术[50]，虽未出现伸肌装置受损或膝关节伸展功能下降等问题，但有可能发生严重并发症诸如术中血管损伤、术后胫股关节移位、假体周围骨折、髌腱破裂、深部感染和伤口不愈合等[51]。

21.4.5 股骨内上髁切除术

恩格（Engh）为了增强术野显露和矫正内翻畸形第一次施行股骨内上髁切除术[52]。手术步骤包括：切割1cm带软组织骨瓣（优于掀起股骨内上髁的皮瓣），通过外旋胫骨保证髌骨外翻和膝关节显露，截骨骨块可使用缝线、订书针或螺钉等处理以增强固定。

21.5 移除置入物

在所有TKA翻修术中置入物移除是手术早期的重要步骤[53]。术前计划非常重要，有助于医生预估潜在的风险并制定术后处理计划。医生应明确残留置入物的性质、是否使用骨水泥或生物材料固定、假体是否松动以及专用移除器械是否适用等。若有

困难，应选送至高级关节置换中心 [54,55]。这些中心的医生对处理复杂翻修案例不仅技术更熟练，而且有更多成功的经验。

按照特殊顺序去除置入物可为下一步手术提供良好的视野。首先去除胫骨聚乙烯垫片（操作最为简单），然后将股骨端置入物取出，继之摘除胫骨端置入物，最后在必要时摘除髌骨假体。由于股骨远端更易到达，并且股骨后髁可阻碍胫骨端假体，故术中应优先摘除股骨端假体，然后取出胫骨端假体。置入物移除的基本目的是以最小的骨丢失和无皮肤、软组织以及伸肌装置损伤的前提下完成移除。

21.5.1 移除胫骨聚乙烯垫片

大部分模具胫骨聚乙烯置入物是通过小部分弧形截骨而脱出的。在确定的病例中，需要使用专用工具移除钉入胫骨平面的锁定螺钉或针。非模具的胫骨聚乙烯置入物更难移除，需使用骨凿或摆锯将其逐步削成小块。置入物移切除有利于侧方松解和显露外，也有利于胫骨端假体和股骨后方的显露。

21.5.2 股骨假体取出

在移除股骨端假体和胫骨端假体的过程中，显露良好很有必要。髌骨外侧半脱位通常可以在不损伤髌腱附着点的前提下使股骨假体外侧面得到充分显露。股骨端假体如已松动，可轻微挤压置入物前缘而使其脱位。移除固定良好的骨水泥或未造成明显骨缺损的非骨水泥固定置入物非常困难，应尽可能切割置入物—水泥界面（骨水泥固定置入物）和置入物—骨界面（非骨水泥固定置入物）至接近置入物以保护骨组织。可以使用手动工具（骨凿，线锯）或电动工具（电锯、电钻和金属切割工具）以及超声工具。

摆锯和骨凿是分离股骨段假体的最佳工具。将其放置在置入物—骨水泥界面可最大限度地减少骨损伤。将置入物—骨水泥界面有计划地分为内侧或

外侧两边，从而可减少切割仪器偏离目标界面和造成过多骨缺失的可能性。前髁和远端斜行的界面更容易达到，故在尝试接触更具技术性挑战的后斜坡和后髁之前应先松动其界面，术中可使用特殊角度的骨凿、薄锯和线锯到达此界面。由于线锯在手术操作过程中有偏离置入物导致过量骨丢失或破坏的倾向，目前其使用率已降低。如果松解充分，可直接在置入物的前缘使用穿孔卡和捶棒，即可槌击取出置入物。锤打操作时，偶尔需要使用连接股骨段置入物的专用工具。股骨假体耳钉固定很少对假体移除产生影响，故无须将其单独分离。如果移除置入物时存在重大阻碍，有必要对所有界面进行重新评估以确保在重新实施分离术之前进行充分分割。若在界面未被完全分离之前用过大的力气，则有增加假体周围骨折和骨缺失的可能。固定良好的股骨段假体很少见，成功地移除假体需要使用高速金属切割器械切除股骨髁骨块或借助小型前侧股骨皮质开窗措施进行手术。施行此手术方法需要有高速金属切割器械以及手术医生的实践经验。当股骨段假体完全剥离时，残余的骨水泥也随之一同清除。

超声工具是分离置入物—骨水泥界面和骨水泥—骨界面相当安全而有效的辅助工具 [56,57]，最近国家卫生与临床优化研究所（NICE）推荐其作为翻修术中移除骨水泥的工具 [58]。超声工具将机械振动转化为热能，将骨水泥液化后移除。超声工具可将所有手动机器或电动工具在移除骨水泥时的风险降低，例如骨皮质缺损、骨折、须行截骨或骨丢失等意外 [59]。虽然在使用超声工具时可能引发组织热灼伤，但可使用合理安全的降温工具和间断地冷冻等措施而有效控制 [60]。另外，还可考虑通过预置导管收集和排除从骨干上剥离的软化骨水泥的技术，此项技术适用于移除长柄骨水泥胫骨干。

21.5.3 胫骨假体取出

除非膝关节处于高度屈曲的情况下，可将胫骨

假体清理至后内侧股骨髁并完成移除外，否则移除胫骨假体假体时均应按照相同的原则和性能进行。松动的胫骨置入物可用穿孔卡或专用器械和锤打轻松地轴向移除。在大部分病例中将骨凿放在胫骨盘下方，并将胫骨假体从其下面的骨组织中撬下后即可移除。

为了减少骨损失，还须联合使用骨凿、摆锯，和超声器械从置入物—骨水泥界面（骨水泥假体）或置入物—骨界面（非骨水泥假体）进行操作才可分离出固定尚牢固的骨水泥或非骨水泥胫骨假体。从前向内围绕着胫骨平台逐步分开界面时，中心骨茎干和胫骨柄（Keels）会直接遮挡，从而阻碍切割工具的操作。良好显露内侧胫骨平台和外旋胫骨可使工具在由受阻碍的中心骨干和底座之后的位置上，由从内向外的方向进入，可以成功地从内侧胫骨平台分离后外侧界面。在膝后方再次试行松解胫骨假体时应尽可能避免损伤腘窝组织，特别是注意保护腘窝内的血管神经。分离胫骨界面，通常使用厚骨凿从胫骨上撬起然后移除胫骨假体。按层级堆叠原则，在操作的骨组织之下放置宽骨凿后在顶端顺序放置骨凿。这个方法可以在更大面积上分散和积聚力量，对胫骨假体的取出很有帮助。

如果取出困难，可在胫骨盘下插入穿孔卡协助移除。在胫骨的内侧和外侧钻孔对穿小洞以便穿孔器进入胫骨盘下。如果切除时遭遇阻力，则应重新评估界面是否有保障。在少数情况中，胫骨与骨水泥或骨组织粘连十分紧密，因此任何尝试都有可能造成严重的骨损失。

手术医生可选用TTO扩大显露或在胫骨支架和胫骨柄（Keels）上使用高速金属切割器切割胫骨假体座。使用金刚石轮或硬质合金工具分离胫骨假体后，应使用标准手动工具或电动工具谨慎分离在胫骨沟中的剩余胫骨柄（Keels）。对残存于胫骨沟的骨水泥应使用骨凿、高速切割钻和超声设备将其分成碎片、屑后再依次移除。

21.5.4 髌骨假体取出

在大多数情况下一般不移除髌骨假体[61,62]。因其具有以下优势：手术并发症的发病率低、疼痛轻、不稳定的风险小和髌骨保存良好。根据再置入胫骨假体的类型不同，可能在髌骨和滑车之间存在潜在的不协调。另外按照假体类型的不同（全聚乙烯与金属面）、聚乙烯承载的数量和置入的持续时间决定是否行髌骨翻修术，同时强调重视术前计划[62]。

假如骨量充足（髌骨厚度 > 8mm），而且固定尚可，可移除全聚乙烯髌骨假体[61]。使用摆锯从骨水泥上分离全聚乙烯假体。使用高速钻或手动工具移除残留骨水泥。若原髌骨厚度小于8mm且假体固定稳定，则不考虑施行翻修术，以免增加并发骨折的风险。

金属面髌骨假体有更高的骨折发生率，除非骨量少而且固定稳定，一般都会考虑行翻修术[61,62]。移除金属面骨水泥或非骨水泥髌骨假体既艰巨费力而且技术要求很高。尽管移除有利于髌股关节叠合的一致性，但仍可损失髌骨骨量和增加骨折风险。可在其下方的骨组织或水泥上使用高速金钢轮或金刚石轮具削除金属表面。使用高速钻在直视下移除原本金属上固定的残留物时，尽可能减少原髌骨骨质的丢失。

21.5.5 骨水泥置入物对非骨水泥置入物

由于骨水泥置入物在从骨水泥覆盖表面移除金属置入物和遗留骨水泥覆盖表面的优点，故此法更具有优势。用薄平骨凿破坏置入物—水泥界面时，应注意将骨凿与界面保持平行以避免插入松质骨或由于太贴近置入物而使刀具变钝。如果置入物与骨水泥覆盖物粘连紧密，可使用电锯和线锯（Gigli）直接进入毗邻置入物切开置入物—骨界面（非骨水泥假体）或置入物—骨水泥界面（骨水泥假体）。要注意保护相关的附属组织结构和伸肌装置，并且使其充分伸缩，刀锯可能发生的弹跳，容易导致可避免发生的骨损伤和骨丢失。另外，考虑从确定的置入物附近保护股骨髁部分，也可使用硬质合金切割器或金刚石轮切断假体。切除残余的假体颈时应按照同样的原则，通过使用高速或超声工具修削骨水泥—假体界面。

使用手动工具或电动工具在直视下逐步去除残余的骨水泥时。有时会在剩余的骨水泥上钻洞作为导引应力的提升装置，以尽可能减少在移除水泥时并发骨折和其他损伤的风险。

松动的非骨水泥假体与骨组织之间虽可发生纤维连接固定而且尚有微动，但并不易取出。对此可用骨凿破坏纤维组织粘连以便移除假体。然而在置入物固定尚可的情况下，可用电动刀具锐性切开置入物—骨界面。用骨线锯锯断多孔假体下的纤维连接，以释放股骨耳状柄和破坏股骨置入物前缘下方的界面，再破坏胫骨盘下的后外方界面。

总结

为了保证 TKA 翻修术的成功，系统性的措施和方法非常重要。其中更应认真而严格地制订和执行手术计划。手术者应充分了解和明确手术失败的原因和机制，预估手术潜在的难点和准备必要的移除废用假体的工具和设备，以选用能充分显露、保证能够在安全可靠的前提下顺利取除假体的技术等。另外，对相关血管的神经解剖知识与手术切口、途径和方法等的决定、抉择以及在取除固定尚可的假体时，对如何减少骨组织、髌韧带、皮肤和软组织损伤等问题均应充分考虑和认真对待。诸如选用特制的专用假体移除工具，胫骨结节截骨的附加伸展显露，凡此种种都是翻修术成败的关键。对于严重复杂的患者，应在条件优越的大型专业的关节置换中心进行治疗。

参考文献

[1] 11th NJR Annual Report 2014 for England, Wales, and Northern Ireland (2014) Edited. http://www.njrreports. org. uk/.

[2] Bozic KJ, Kurtz SM, Lau E, Ong K, Chiu V, Vail TP et al (2010) The epidemiology of revision total knee arthroplasty in the United States. Clin Orthop Relat Res 468:45–51.

[3] Fawzi N, Krucik G (2012) Knee Replacement Statistics Infographic. Edited. http://www.healthline. com/health/total-knee-replacement-surgery/ statistics-infographic.

[4] Kurtz S, Ong K, Lau E, Mowat F, Halpern M (2007) Projections of primary and revision hip and knee arthroplasty in the United States from 2005 to 2030. J Bone Joint Surg Am 89:780–785.

[5] Sadoghi P, Liebensteiner M, Agreiter M, Leithner A, Bohler N, Labek G (2013) Revision surgery after total joint arthroplasty: a complication-based analysis using worldwide arthroplasty registers. J Arthroplasty 28:1329–1332.

[6] Scapinelli R (1968) Studies on the vasculature of the human knee joint. Acta Anat (Basel) 70:305–331.

[7] Ayers DC, Dennis DA, Johanson NA, Pellegrini VD (1997) Instructional course lectures. The American Academy of Orthopaedic Surgeons-common complications of total knee arthroplasty. J Bone Joint Surg Am 79(2): 278–311.

[8] Holt G, Dennis D (2005) Skin exposure issues. In: Bono J, Scott R (eds) Revision total knee arthroplasty. Springer, New York, pp 53–62.

[9] Dennis D (2001) Wound complications in total knee arthroplasty. In: Sculco T, Martucci E (eds) Knee arthroplasty. Springer, Vienna, pp 163–169.

[10] Cushner F, Scott S, Scott WN (2001) Soft tissue complications after total knee arthroplasty. In: Malek MM (ed) Knee surgery. Springer, Berlin Heidelberg, pp 420–428.

[11] Lazaro LE, Cross MB, Lorich DG (2014) Vascular anatomy of the patella: implications for total knee arthroplasty surgical approaches. Knee 21:655–660.

[12] Scapinelli R (1967) Blood supply of the human patella. Its relation to ischemic necrosis after fracture. J Bone Joint Surg Br 49:563–570.

[13] Colombel M, Mariz Y, Dahhan P, Kenesi C (1998) Arterial and lymphatic supply of the knee integuments. Surg Radiol Anat 20:35–40.

[14] Shim SS, Leung G (1986) Blood supply of the knee joint. A microangiographic study in children and adults. Clin Orthop Relat Res 208:119–125.

[15] Younger AS, Duncan CP, Masri BA (1998) Surgical exposures in revision total knee arthroplasty. J Am Acad Orthop Surg 6:55–64.

[16] Johnson DP, Houghton TA, Radford P (1986) Anterior midline or medial parapatellar incision for arthroplasty of the knee. A comparative study. J Bone Joint Surg Br 68:812–814.

[17] Johnson DP (1988) Midline or parapatellar incision for knee arthroplasty. A comparative study of wound viability. J Bone Joint Surg Br 70:656–658.

[18] Aso K, Ikeuchi M, Izumi M, Kato T, Tani T (2012) Transcutaneous oxygen tension in the anterior skin of the knee after minimal incision total knee arthroplasty. Knee 19:576–579.

[19] Parker DA, Dunbar MJ, Rorabeck CH (2003) Extensor mechanism failure associated with total knee arthroplasty: prevention and management. J Am Acad Orthop Surg 11:238–247.

[20] Trousdale R (2012) Operative exposures for revision total knee arthroplasty. In: Berry DJ, Trousdale R, Dennis DA, Paprosky WG (eds) Revision total hip and knee arthroplasty. Lippincott Williams & Wilkins, Philadelphia, USA, pp 461–466.

[21] Lonner JH, Lotke PA (1999) Aseptic complications after total knee arthroplasty. J Am Acad Orthop Surg 7:311–324.

[22] Dennis DA, Berry DJ, Engh G, Fehring T, MacDonald SJ, Rosenberg AG et al (2008) Revision total knee arthroplasty. J Am Acad Orthop Surg 16:442–454.

[23] Clarke HD, Scott S, Scott WN (2012) Wound complications. In: Berry DJ, Trousdale R, Dennis DA, Paprosky WG (eds) Revision total hip and knee arthroplasty. Lippincott Williams & Wilkins, Philadelphia, USA, pp 547–558.

[24] Long WJ, Wilson CH, Scott SM, Cushner FD, Scott WN (2012) 15-year experience with soft tissue expansion in total knee arthroplasty. J Arthroplasty 27:362–367.

[25] Manifold SG, Cushner FD, Craig-Scott S, Scott WN (2000) Long-term results of total knee arthroplasty after the use of soft tissue expanders. Clin Orthop Relat Res 380:133–139.

[26] Hierner R, Reynders-Frederix P, Bellemans J, Stuyck J, Peeters W (2009) Free myocutaneous latissimus dorsi fl ap transfer in total knee arthroplasty. J Plast Reconstr Aesthet Surg 62:1692–1700.

[27] Vince KG, Abdeen A (2006) Wound problems in total knee arthroplasty. Clin Orthop Relat Res 452:88–90.

[28] Markovich GD, Dorr LD, Klein NE, McPherson EJ, Vince KG (1995) Muscle fl aps in total knee arthroplasty. Clin Orthop Relat Res 321:122–130.

[29] Black R, Green C, Sochart D (2013) Postoperative numbness of the knee following total knee arthroplasty. Ann R Coll Surg Engl 95:565–568.

[30] Hopton BP, Tommichan MC, Howell FR (2004) Reducing lateral skin fl ap numbness after total knee arthroplasty. Knee 11:289–291.

[31] Fehring TK (2008) Master techniques in orthopaedic surgery: knee arthroplasty. In: Lonner JH, Lotke PA (eds) Master techniques in orthopaedic surgery. Lippincott Williams & Wilkins, Philadelphia, USA.

[32] Fehring TK, Odum S, Griffi n WL, Mason JB (2002) Patella inversion method for exposure in revision total knee arthroplasty. J Arthroplasty 17:101–104.

[33] Garvin KL, Scuderi G, Insall JN (1995) Evolution of the quadriceps snip. Clin Orthop Relat Res 321: 131–137.

[34] Barrack RL, Smith P, Munn B, Engh G, Rorabeck C (1998) The Ranawat Award. Comparison of surgical approaches in total knee arthroplasty. Clin Orthop Relat Res 356:16–21.

[35] Coonse K, Adams JD (1943) A new operative approach to the knee joint. Surg Gynecol Obstet 77:344–347.

[36] Insall JN (1993) Surgical approaches. In: Insall JN, Windsor RE, Scott WN, Kelly MA, Aglietti P (eds) Surgery of the knee. Churchill Livingstone, New York, pp 135–148.

[37] Kelly MA, Clarke HD (2003) Stiffness and ankylosis in primary total knee arthroplasty. Clin Orthop Relat Res 416:68–73.

[38] Scott RD, Siliski JM (1985) The use of a modifi ed V-Y quadricepsplasty during total knee replacement to gain exposure and improve fl exion in the ankylosed knee. Orthopedics 8:45–48.

[39] Trousdale RT, Hanssen AD, Rand JA, Cahalan TD (1993) V-Y quadricepsplasty in total knee arthroplasty. Clin Orthop Relat Res 286:48–55.

[40] Dolin MG (1983) Osteotomy of the tibial tubercle in total knee replacement. A technical note. J Bone Joint Surg Am 65:704–706.

[41] Whiteside LA (1995) Exposure in diffi cult total knee arthroplasty using tibial tubercle osteotomy. Clin Orthop Relat Res 321:32–35.

[42] Whiteside LA, Ohl MD (1990) Tibial tubercle osteotomy

for exposure of the diffi cult total knee arthroplasty. Clin Orthop Relat Res 260:6–9.

[43] Ries MD, Richman JA (1996) Extended tibial tubercle osteotomy in total knee arthroplasty. J Arthroplasty 11:964–967.

[44] van den Broek CM, van Hellemondt GG, Jacobs WC, Wymenga AB (2006) Step-cut tibial tubercle osteotomy for access in revision total knee replacement. Knee 13:430–434.

[45] Young CF, Bourne RB, Rorabeck CH (2008) Tibial tubercle osteotomy in total knee arthroplasty surgery. J Arthroplasty 23:371–375.

[46] Mendes MW, Caldwell P, Jiranek WA (2004) The results of tibial tubercle osteotomy for revision total knee arthroplasty. J Arthroplasty 19:167–174.

[47] Wolff AM, Hungerford DS, Krackow KA, Jacobs MA (1989) Osteotomy of the tibial tubercle during total knee replacement. A report of twenty-six cases. J Bone Joint Surg Am 71:848–852.

[48] Ritter MA, Carr K, Keating EM, Faris PM, Meding JB (1996) Tibial shaft fracture following tibial tubercle osteotomy. J Arthroplasty 11:117–119.

[49] Windsor RE, Insall JN (1988) Exposure in revision total knee arthroplasty: the femoral peel. Tech Orthop 3:1–4.

[50] Lahav A, Hofmann AA (2007) The "banana peel" exposure method in revision total knee arthroplasty. Am J Orthop (Belle Mead NJ) 36:526–529.

[51] Lavernia C, Contreras JS, Alcerro JC (2011) The peel in total knee revision: exposure in the diffi cult knee. Clin Orthop Relat Res 469:146–153.

[52] Engh GA (1999) Medial epicondylar osteotomy: a technique used with primary and revision total knee arthroplasty to improve surgical exposure and correct varus deformity. Instr Course Lect 48:153–156.

[53] Berry DJ (2012) Removal of implants in revision total knee arthroplasty. In: Berry DJ, Trousdale R, Dennis DA, Paprosky WG (eds) Revision total hip and knee arthroplasty. Lippincott Williams & Wilkins, Philadelphia, USA pp 469–478.

[54] Badawy M, Espehaug B, Indrekvam K, Engesaeter LB, Havelin LI, Furnes O (2013) Infl uence of hospital volume on revision rate after total knee arthroplasty with cement. J Bone Joint Surg Am 95:e131.

[55] Katz JN, Barrett J, Mahomed NN, Baron JA, Wright RJ, Losina E (2004) Association between hospital and surgeon procedure volume and the outcomes of total knee replacement. J Bone Joint Surg Am 86:1909–1916.

[56] Caillouette JT, Gorab RS, Klapper RC, Anzel SH (1991) Revision arthroplasty facilitated by ultrasonic tool cement removal. Part I: in vitro evaluation. Orthop Rev 20:353–357.

[57] Caillouette JT, Gorab RS, Klapper RC, Anzel SH (1991) Revision arthroplasty facilitated by ultrasonic tool cement removal. Part Ⅱ: histologic analysis of endosteal bone after cement removal. Orthop Rev 20:435–440.

[58] NICE (2014) The OSCAR 3 ultrasonic arthroplasty revision instrument for removing bone cement during prosthetic joint revision [Epub ahead of print]. National Institute for Clinical Excellence Technology Overview. November 2014.

[59] Goldberg SH, Studders EM, Cohen MS (2007) Ultrasonic cement removal in revision arthroplasty. Orthopedics 30:632–635.

[60] Goldberg SH, Cohen MS, Young M, Bradnock B (2005) Thermal tissue damage caused by ultrasonic cement removal from the humerus. J Bone Joint Surg Am 87:583–591.

[61] Rorabeck CH, Mehin R, Barrack RL (2003) Patellar options in revision total knee arthroplasty. Clin Orthop Relat Res 416:84–92.

[62] Maheshwari AV, Tsailas PG, Ranawat AS, Ranawat CS (2009) How to address the patella in revision total knee arthroplasty. Knee 16:92–97.

第二十二章　全膝关节置换翻修术中的骨丢失

拉希德·摩根－琼斯（Rhidian Morgan-Jones）

22.1 简介

全膝关节置换翻修术（RTKA）存在以下复杂问题和挑战，包括：对骨丢失和韧带功能不全的处理；制约力水平的提升和克服增强持久固定的难度等。RTKA 的骨丢失可能受原有疾病的影响及原内置假体设计、手术操作失误、置入体移除失败的结果影响，可导致诸如无菌性假体松动、感染和聚乙烯肉芽肿等并发症。

翻修手术应缓解疼痛和改善功能。同时查明初次 TKA 失败的原因。翻修的方法包括：使用骨水泥和假体金属扩大模具，定制假体，如肿瘤型或全交链型[1,2]。

22.2 骨丢失的病因学

TKA 翻修术中骨丢失的原因有很多，常见的原因如下所述（排列顺序不分先后）[3]：

- 移除原有假体。
- 创伤。
- 前次手术，如截骨术。
- 前次手术的技术性错误，如假体位置不正确和较差的软组织平衡等。
- 先天性畸形。
- 前次 TKA 翻修术。
- 松动和移动置入物。
- 骨质溶解，如聚乙烯肉芽肿和金属沉积病。
- 感染。

22.2.1 骨丢失的观察

对于所有须行膝关节翻修术的患者，应首先排除感染，正如在阅读一本书时，要首先查看该书的封面一样。在进行骨丢失检测时应详细了解病史，并全面认真地了解和评估患者双下肢的情况。高质量的膝关节前后位和侧位 X 线片及下肢全长 X 线片应常规用于所有拟行膝关节翻修术的患者中。手术前，还应明确骨病损的程度，并认真进行鉴别诊断。推荐采用 CT 平扫影像学检查，从而了解和确定所有层面上的病损情况。术者应预估比术前考虑更多、更严重的骨病损，并准备选用术中合适的置入物。

22.2.2 处理骨缺损的目的

骨损伤程度只能在术中进行准确评估，骨损伤程度一般比预计的更加严重。在翻修术中，医生应注意保护骨的储备并尽可能减少骨损伤。在翻修术中若面临骨储备不足，如骨质疏松、对位正确和假体固定的难题，将假体与骨主体固定是可行的解决方法。相似的是，骨损伤不会影响屈曲／伸展平衡的需求。在现代膝关节外科学中，指出使用带有限制柄的翻修假体系统，必须扩大和处理干骺端的重建[4,5]缺失的骨大小和骨的质量往往对使用限制柄的必要性和长度的重要性起决定性作用[6,7]。

22.2.3 关节线：股骨丢失

若选择股骨段重建，可对屈曲关节线的位置产生显著影响。传统股骨翻修术依赖于因假体骨干限制柄的固定和连接所造成的股骨髁前移。若勉强选择后方抵消的方案，则会偶尔导致大范围屈曲间隙、不稳定。

22.3 骨缺损分型

最常用的骨缺损分型由恩格（Engh）[6]等提出，主要参照安德森骨科研究所（AORT）的分型标准，也是术中的分型标准。一般骨缺损的程度常比预计的更大。

1 型：微小的股骨或胫骨缺损，干骺端骨完整无损。翻修假体的稳定性未破坏。

2 型：干骺端骨缺损。干骺端骨松质损害，须行重建术以保持翻修假体的稳定。

· 2A：一侧股骨髁或胫骨髁缺损。

· 2B：双侧股骨髁或胫骨髁缺损。

3 型：缺损的干骺端骨块对另一侧股骨髁或胫骨平台造成大部分缺损，偶尔联合侧副韧带或髌腱分离。

3 区——骨干

2 区——干骺端

1 区——关节表面

2 区——干骺端

3 区——骨干

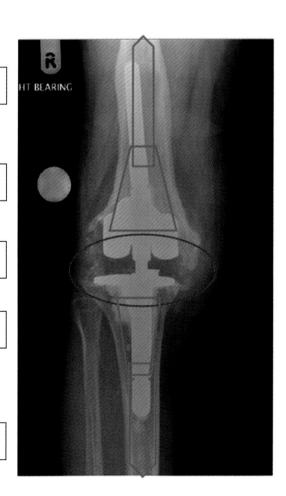

图 22.1　在 TKA 翻修术中的区域分型（Reproduced With Permission And Copyright Of The British Editorid Society Of Boro and Toint Surgery Morgan-Jones etd [8]）

22.3.1 区域固定概念 [8]

固体置入物的固定不仅对远期预后重要，同时也有助于早期的康复医疗和功能恢复。骨缺损越大，固定越困难。同时骨缺损与所发生的部位不同有关。按照 RTKA 手术所在部位分为以下 3 个固定区域。1 区：关节表面或骨骺；2 区：干骺端；3 区：骨干（图 22.1）。在大多数膝关节置换翻修术中，若 1 区遭受危害，则需要考虑使用 2 区和 3 区。

22.3.1.1 1 区固定：骨骺（关节表面）

由于各种原因引起的置入失败而致 1 区损害，在移除置入物时可能出现激发的骨缺损。为了在 1 区上固定，建立稳定的表面、移除硬化骨和无血管被膜以及松动的水泥碎片。在骨储备允许的情况下，扩大后联合的平板切合可提升置入物的稳定性和固定度。扩充骨水泥、骨块嫁接或金属扩大虽然可行，但只有通过使用 PMMA 水泥才能在 1 区稳定固定。当需要扩大时，至少需在两个区域施行固定。骨干和骨骺段之间组成几何结构不适宜；因此，某些情况下需要采取补偿措施优化 1 区的覆盖，同时还需避免胫骨平台内侧承受挤压。

22.3.1.2 2 区固定：干骺端

骨承重时骨密度增高，不承重时则骨质吸收 [9,10]。传统的膝关节翻修系统忽视了将干骺端集中于骨干和关节表面（3 区和 1 区）。但是，在干骺端固定，使固定更靠近关节并使修复关节线更加容易。干骺端的几何结构与关节表面的几何结构相似，因此应避免胫骨置入物的抵消。在 2 区固定允许股骨段假体的后移和使用较短柄假体，减少前移置入物导致的股骨弓形弯曲。不成功地利用 2 区导致不可控制的生物机械压力和在 1 区的扩大固定导致的不稳定，这都会潜在性地导致翻修的早期失败 [11-13]。

目前 2 区的直接固定有 2 种选择：水泥型 [14]

或干骺端套筒（Depuy Synthes）[15,16]。骨水泥固定在干骺端的价格低廉，较易获得，而且对骨水泥型或非骨水泥假体均可使用。自 1975 年，干骺端套筒开始使用以来，作为旋转铰链型膝关节系统（S-ROM Noiles）的一部分而得到广泛应用。其旋转或合页系统有良好的中期预后 [15]。干骺端套筒固定可优化承载骨再生（Wolff 法则）和骨质增长 [16]。固定接近于关节间隙会在骨皮质、骨松质缺损的情况下提供更好的关节线修复和轴向/旋转固定的稳定性 [17,18]。作为移动承载翻修系统的一部分，应用干骺端套筒虽已将超过 30 年，并有良好的中期预后 [17,18]，但直至最近才逐渐得到广泛开展 [19-21]。如果充分保护 1 区，可使其接受有效的骨水泥覆盖，对 3 区的附加固定可能并无必要。然而，尚无充分数据证明可常规应用无柄的干骺端套筒。

干骺端套筒固定是仅有的可行方法，可同时提供骨重建和直接将置入物固定。当重建已经完成时，非直接干骺端固定在 2 区是可行的。当 1 区扩大时，可使用骨水泥和骨移植（块状同种异体置入物和颗粒状嵌入移植物）实现 2 区的重建 [22] 或使用金属小梁骨圆锥（Zimmer，产品），作为金属骨嫁接，并用作重建环。金属小梁骨的结构与骨松质相似，并与骨传导有很高的生物兼容性 [23,24]。如果干骺端重建能确保安全和稳定，也可用骨水泥使 2 区固定达成二期。金属小梁骨与圆锥具有便于术中加压和装置稳定性的优势，也可保证重量的直接承载 [25,26]。另外，即使 2 区重建完成，也应同时使用水泥或非水泥假体限制柄固定 3 区以保证安全。

22.3.1.3 3 区固定：骨干

使用骨干限制柄在 3 区固定将卸载干骺端，以保护置入物/水泥界面从而避免潜在性失败的可能。另外还可以使用骨水泥型或非骨水泥型限制柄，两者均有较好的长期使用率，但两者在骨水泥型假体限制柄固定中均有各自的限制，随着时间的推移可出现干骺端的骨吸收 [27]。使用非骨水泥假体限制柄固定对于干骺端骨似乎更有好处[28,29]，在很多案例中可以看到环绕限制柄的 X 线表现。骨干和骨骺的几何结构如不合适，则偶需修整，以确保关节表面的覆盖优化。然而，目前尚未了解使用骨水泥型或非骨水泥型两种方法中哪者更具优势，而且人们对其最佳长度与适当厚度也尚不明确[30]。

22.4 重建的选择

处理方案的选择基于缺损的严重性和所选用骨重建的方式。可选用骨水泥、同种异体置入物和金属扩大型假体。最近有研究报道，多孔合金具有满意的短期效果[31,32]。所有处理骨缺损的手术方式均各具优缺点[33]。应根据多因素考虑而选择并决定最佳方案，包括缺损的大小和位置、患者年龄、健康状况以及术后康复能力的预估。干骺端套管和多孔钽圆锥是处理大型、中心、稳定型和不稳定型缺损的主要附加物。使用扩展柄以防存在骨缺损，同时也可增强固定或减少削弱骨髁的压力[34]。

22.4.1 骨水泥扩大术

此法的临床上应用有限，一般仅用于 5 ~ 10mm 之内的轻微缺损。骨水泥的优势是经济和应用范围广。劣势包括在处理不稳定缺损时较为困难以及由于固定不稳可增加早期放射线检查困难和未来手术重建骨的失败等。然而对老年和低需求的患者，仍可予骨水泥增强术治疗。骨水泥联合金属螺钉牢固地与骨皮质结合，可成为增强的混合结构[34]，但是尚未广泛和长期应用于临床。

22.4.2 骨移植

当行骨移植时，对受体应行彻底的清创处理。最好应用移植骨和 / 或压缩移植骨，以保证移植骨

保持其固有的结构稳定性，同时还须保护限制柄。有关包括移植骨—受体骨不连、无菌性松动、假体周围骨折、感染和置入物不稳定在内的高并发症的发生率已有报道[35]。虽然同种异体置入物具有功能广泛，可按照需要制成各种形状和大小、块状或碎片等嵌入移植骨，具有潜在保护骨储备从而确保结合成功等优势，但同样也存在劣势[36,37]。

除非血管再生和合并存在，仅有的荷载传递和批量移植仍有失败的可能。预后如何虽取决于手术医生的技术和经验，但也应考虑生物不可预测性。在很多国家与机构，其供应依然有限和昂贵。疾病传播的风险的确存在，但在统计学上考虑为一个小问题。血管再生和合并的失败是引起骨不连和移植失败的持续风险因素。然而，目前有学者报道使用大量同种异体骨[38]和压缩骨移植物[39]都有良好的中期效果。而笔者对此两者的手术效果并不认同[40-43]。使用含抗生素外壳的多孔同种异体骨可降低感染的风险[44]。

自体移植骨较之同种异体骨具有一定优势，诸如具有生物活性，无疾病传播风险，较易施行外形修复，同时不易引发骨不连等。其劣势是供应量有限，仅能供应有限的碎片小块移植物，而且自体骨一般只适用于初次复杂的 TKA。因此一般均使用骨的代替物。常用的骨代替物均具有骨传导和骨诱导的特性以及具有与多种物质的相容性，如氧化锡、油膏、注射物。然而也同时具有很多缺点，如费用高昂、整合不可靠等。

总之，骨移植可用于长期慢性年轻患者的 TKA 翻修术，以增加其骨量。对于不同类型的骨损伤均可满足各种需求。同种异体骨可用于治疗大量骨缺损。同种异体骨、自体骨或骨代替物则适用于治疗小量骨缺损。

22.4.3 假体扩大

大部分现代翻修系统包括有关扩大金属和限制

图 22.2　（a）因聚乙烯肉芽肿、感染性松动而导致失败的 TKA。AORI 3 级胫骨骨缺失和 2 级股骨骨缺失。（b）翻修术后 X 线片显示多区域联合固定：1 区骨水泥，2 区干骺端套筒，3 区限制柄。注意胫骨嵴截骨术和骨内缝合

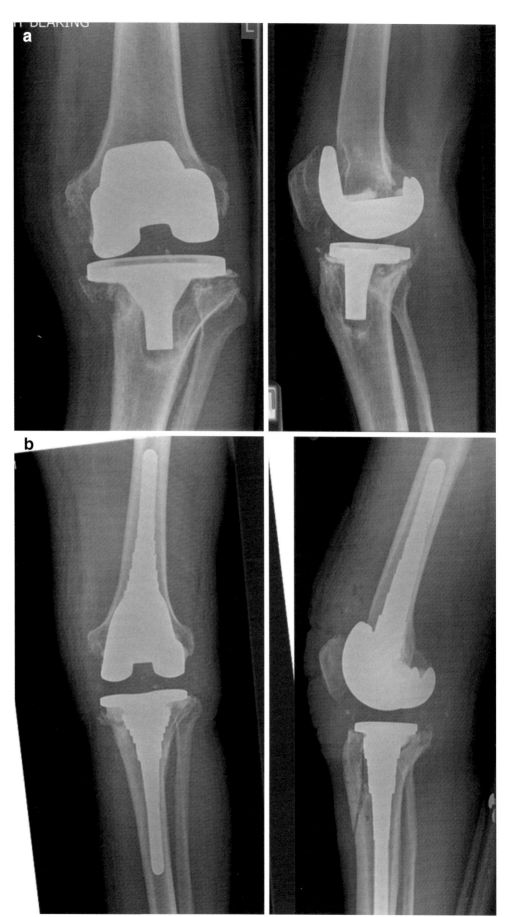

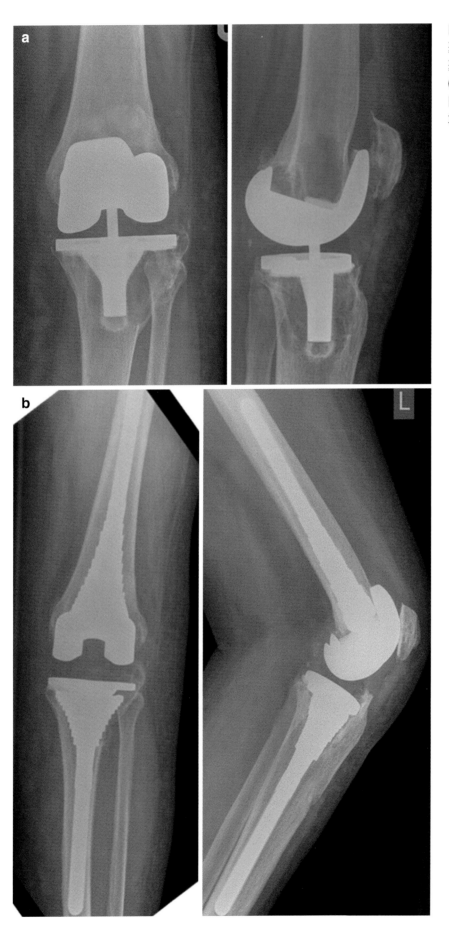

图 22.3 （a）因过多的截骨导致聚乙烯材料磨损和骨缺失从而引起聚乙烯肉芽肿的初次不稳型 TKA。（b）翻修术后 X 线片显示多区域联合固定：1 区骨水泥，2 区干骺端套筒，3 区限制柄

柄的完整体系。按手术需要设计为1区（关节表面）、2区（干骺端）重建和在3区（骨干）支持三部分。

扩大金属具有有效性的优势，且无传播疾病、萎缩和翻修失败的风险，可提供良好的承载转化、指导和提高技术操作的易用性和准确性。其劣势包括诸如因大小和形状受限导致的后期主体骨损伤。扩大术使骨干限制柄翻修的需要变得有必要。金属扩大不适用于大型骨损伤，模块化会增加碎片，并且在不使用干骺端和骨干骨进行重建的情况下也可在早期失败[8]。对于骨水泥柄和非骨水泥柄孰优孰劣的问题目前虽仍存在争论，但两者均可使用[45,46]。

新一代的干骺端置入物使骨重建产生巨大差异。最常见的选择包括干骺端套筒（DePuy Synthes）[8,19]或多孔重建圆锥（Zimmer）[47,48]。使用金属骨小梁的1年内，在X线片上显示良好的骨结合，从而减少未来翻修术失败或置入物移动的可能性[49]。使用干骺端套筒已有超过30年的生物固定历史，并已证实有助于重建骨量和具有保证长时间固定的作用[16-21,50,51]。图22.2和图22.3描述和阐述使用非骨水泥型干骺端套筒和骨干限制柄可提供在较严重骨丢失较多区域的固定。

总之，金属扩大的作用很多，可以根据术中需要而定制，以适用于中等大小的不可控损伤。应用钽圆锥使在骨整合大型2区范围内的重建和安全的水泥型假体固定成为可能。无论是可控或不可控的损伤，干骺端套筒为使用非骨水泥型的2区重建提供满意的选择、及时的固定和重建，并可避免骨移植。

总结

最近几年内，虽然在处理翻修膝中出现骨丢失的问题方面有较大进展，但仍存在较大困难。TKA失败的原因与在翻修术中出现的骨损伤的原因仍待调查。新一代的金属套筒和圆锥可在促进生理承载

和骨整合的同时保证可预计的重建实施。最后，区域固定概念为手术医生提供整体而有效的方式方法，以协助术前计划的制定和对术中骨丢失进行处理。

参考文献

[1] Huff TW, Sculco TP (2007) Management of bone loss in revision total knee arthroplasty. J Arthroplasty 22 (7 Suppl 3):32–36.

[2] Whittaker JP, Dharmarajan R, Toms AD (2008) The management of bone loss in revision total knee replacement. J Bone Joint Surg Br 90:981–987.

[3] Panegrossi G, Ceretti M, Papalia M, Casella F, Favetti F, Falez F (2014) Bone loss management in total knee revision surgery. Int Orthop 38:419–427.

[4] Vyskocil P, Gerber C, Bamert P (1999) Radiolucent lines and component stability in knee arthroplasty. Standard versus fluoroscopically-assisted radiographs. J Bone Joint Surg Br 81:24–26.

[5] Engh GA, Ammeen DJ (1998) Classification and preoperative radiographic evaluation: knee. Orthop Clin North Am 29:205–217.

[6] Engh GA, Ammeen DJ (1999) Bone loss with revision total knee arthroplasty: defect classification and alternatives for reconstruction. Instr Course Lect 48:167–175.

[7] Engh GA, Parks NL (1997) The management of bone defects in revision total knee arthroplasty. Instr Course Lect 46:227–236.

[8] Morgan-Jones R, Oussedik SIS, Graichen H, Haddad FS (2015) Zonal fixation in revision total knee arthroplasty. Bone Joint J 97-B(2):147–149.

[9] Wolff J (1986) The law of bone remodelling. Springer, Berlin.

[10] Brand RA (2010) Biographical sketch: Julius Wolff, 1836–1902] Clin Orthop Relat Res 468:1047–1049.

[11] Brigstocke G, Agarwal Y, Bradley N, Crocombe A (2012) Finite element study of augmented total knee replacement. J Bone Joint Surg Br (Orthop Proc) 94-B:55.

[12] Brigstocke G, Agarwal Y, Bradley N, Frehill B, Crocombe A (2012) Finite element analysis of cement shear stresses

in augmented total knee replacement. J Bone Joint Surg Br (Orthop Proc) 94-B:59.

[13] Frehill B, Crocombe A, Cirovic S, Agarwal Y, Bradley N (2010) Initial stability of type-2 tibial defect treatments. Proc Inst Mech Eng H 224:77–85.

[14] Sah AP, Shukla S, Della Valle CJ, Rosenberg AG, Paprosky WG (2011) Modifi ed hybrid stem fi xation in revision TKA is durable at 2 to 10 years. Clin Orthop Relat Res 469:839–846.

[15] Jones RE, Skedros JG, Chan AJ, Beauchamp DH, Harkins PC (2001) Total knee arthroplasty using the S-ROM mobile-bearing hinge prosthesis. J Arthroplasty 16:279–287.

[16] Alexander GE, Bernasek TL, Crank RL, Haidukewych GJ (2013) Cementless metaphyseal sleeves used for large tibial defects in revision total knee arthroplasty. J Arthroplasty 28(4):604–607.

[17] Jones RE, Barrack RL, Skedros J (2001) Modular, mobile-bearing hinge total knee arthroplasty. Clin Orthop Relat Res 392:306–314.

[18] Jones RE (2005) Mobile bearings in revision total knee arthroplasty. Instr Course Lect 54:225–231.

[19] Agarwal S, Azam A, Morgan-Jones R (2013) Metal metaphyseal sleeves in revision total knee replacement. Bone Joint J 95-B:1640–1644.

[20] Barnett SL, Mayer RR, Gondusky JS, Choi L, Patel JJ, Gorab RS (2014) Use of stepped porous titanium metaphyseal sleeves for tibial defects in revision total knee arthroplasty: short term results. J Arthroplasty 29(6):1219–1224.

[21] Mullen M, Bell SW, Rooney BP, Leach WJ (2013) Femoral and tibial metaphyseal sleeves in revision total knee arthroplasty. Bone Joint J 95-B(Supp):30–45.

[22] Toms AD, Barker RL, McClelland D, Chua L, Spencer-Jones R, Kuiper J-H (2009) Repair of defects and containment in revision total knee replacement. J Bone Joint Surg Br 91-B:271–277.

[23] Meneghini RM, Lewallen DG, Hanssen AD (2009) Use of porous tantalum metaphyseal cones for severe tibial bone loss during revision total knee replacement. Surgical technique. J Bone Joint Surg Am 91(Suppl 2): 131–138.

[24] Lachiewicz PF, Bolognesi MP, Henderson RA, Soileau ES, Vail TP (2012) Can tantalum cones provide fi xation in complex revision knee arthroplasty. Clin Orthop Relat Res 470(1):199–204.

[25] Meneghini RM, Lewallen DG, Hanssen AD (2008) Use of porous tantalum metaphyseal cones for severe tibial bone loss during revision total knee replacement. J Bone Joint Surg Am 90(1):78–84.

[26] Long WJ, Scuderi GR (2011) The use of porous tantalum for bone loss in revision total knee arthroplasty: a minimum 2-year follow-up. J Bone Joint Surg Br 93-B(Suppl 4):418–419.

[27] Lonner JH, Klotz M, Levitz C, Lotke PA (2001) Changes in bone density after cemented total knee arthroplasty: infl uence of stem design. J Arthroplasty 16:107–111.

[28] Completo A, Simões JA, Fonseca F, Oliveira M (2003) The infl uence of different tibial stem designs in load sharing and stability at the cement-bone interface in revision TKA. Knee 15:227–232.

[29] Completo A, Fonseca F, Simões JA (2008) Strain shielding in proximal tibia of stemmed knee prosthesis: experimental study. J Biomech 41:560–566.

[30] Beckmann J, Lüring C, Springorum R, Köck FX, Grifka J, Tingart M (2011) Fixation of revision TKA: a review of the literature. Knee Surg Sports Traumatol Arthrosc 19:872–879.

[31] Hongvilai S, Tanavalee A (2012) Review article: management of bone loss in revision knee arthroplasty. J Med Assoc Thai 95(Suppl 10):S230–S237.

[32] Lombardi AV, Berend KR, Adams JB (2010) Management of bone loss in revision TKA: it's a changing world. Orthopaedics 33:662.

[33] Qiu YY, Yan CH, Chiu KY, Ng FY (2012) Review article: treatments for bone loss in revision total knee arthroplasty. J Orthop Surg (Hong Kong) 20:78–86.

[34] Daines BK, Dennis DA (2013) Management of bone defects in revision total knee arthroplasty. Instr Course Lect 62:341–348.

[35] Scott RD (1988) Revision total knee arthroplasty. Clin Orthop Relat Res 226:65–77.

[36] Backstein D, Safi r O, Gross A (2006) Management of bone loss: structural grafts in revision total knee arthroplasty. Clin Orthop Relat Res 446:104–112.

[37] Franke KF, Nusem I, Gamboa G, Morgan DA (2013) Outcome of revision total knee arthroplasty with bone allograft in 30 cases. Acta Orthop Belg 79: 427–434.

[38] Lyall HS, Sanghrajka A, Scott G (2009) Severe tibial bone loss in revision total knee replacement managed with structural femoral head allograft: a prospective case series from the Royal London Hospital. Knee 16:326–331.

[39] Engh GA, Ammeen DJ (2007) Use of structural allograft in revision total knee arthroplasty in knees with severe tibial bone loss. J Bone Joint Surg Am 89:2640–2647.

[40] Naim S, Toms AD (2013) Impaction bone grafting for tibial defects in knee replacement surgery. Results at two years. Acta Orthop Belg 79:205–210.

[41] Ghazavi MT, Stockley I, Gilbert Y, Davis A, Gross A (1997) Reconstruction of massive bone defects with allograft in revision TKA. J Bone Joint Surg Am 79:17–25.

[42] Clatworthy MG, Ballance J, Brick GW, Chandler HP, Gross AE (2001) The use of structural allograft for uncontained defects in revision total knee arthroplasty. A minimum fi ve-year review. J Bone Joint Surg Am 83-A:404–411.

[43] Hilgen V, Citak M, Vettorazzi E, Haasper C, Day K, Amling M, Gehrke T, Gebauer M (2013) 10-year results following impaction bone grafting of major bone defects in 29 rotational and hinged knee revision arthroplasties: a follow-up of a previous report. Acta Orthop 84:387–391.

[44] Winkler H (2009) Rationale for one stage exchange of infected hip replacement using uncemented implants and antibiotic impregnated bone graft. Int J Med Sci 6:247–252.

[45] Mabry TM, Hanssen AD (2007) The role of stems and augments for bone loss in revision knee arthroplasty. J Arthroplasty 22(4 Suppl 1):56–60.

[46] Whiteside LA (1989) Cementless reconstruction of massive tibial bone loss in revision total knee arthroplasty. Clin Orthop Relat Res 248:80–86.

[47] Jensen CL, Winther N, Schrøder HM, Petersen MM (2014) Outcome of revision total knee arthroplasty with the use of trabecular metal cone for reconstruction of severe bone loss at the proximal tibia. Knee 21(6):1233–1237. doi: 10.1016/ j.knee.2014.08.017 pii:S0968-0160(14)00208-7.

[48] Vasso M, Beaufi ls P, Cerciello S, Schiavone Panni A (2014) Bone loss following knee arthroplasty: potential treatment options. Arch Orthop Trauma Surg 134:543–553.

[49] Rao BM, Kamal TT, Vafaye J, Moss M (2013) Tantalum cones for major osteolysis in revision knee replacement. Bone Joint J 95-B:1069–1074.

[50] Accardo NJ, Noiles DG, Pena R, Accardo NJ (1979) Noiles total knee replacement procedure. Orthopedics 2:37–45.

[51] Flynn LM (1979) The Noiles hinge knee prosthesis with axial rotation. Orthopaedics 2:602–605.

第二十三章　全膝关节置换翻修术（RTKA）：不稳定的手术治疗

E. 卡洛斯·罗德里格斯－默尚（E. Carlos Rodríguez-Merchán）

23.1 简介

　　膝关节假体不稳定（KPI）是全膝关节置换术（TKA）中的第 3 位常见失败原因，10% ~ 22% 的 TKA 失败案例和翻修手术与 TKA 的不稳定有关[1]。本章包括 3 个方面的内容：①诊断。②分析危险因素和防治 TKA 不稳定的发生。③回顾性治疗方案和结局。KPI 是由于关节因素不正常和超量的位移导致的，进而导致 TKA 的失败[2]。宋（Song）等分析 TKA 翻修术解决不稳定的相关问题并将之分为 6 种类型[3]：①屈伸间距不相配。②假体位置不正。③韧带分隔不充分。④伸肌功能不全。⑤假体松动。⑥整体不稳定。一些膝关节表现为多功能性不稳定。因此，不稳定的 TKA 可能由多种原因造成，对 KPI 应早期发现和确诊，并及时进行翻修术[3]。不稳定可出现在早期或晚期，也有可能出现在伸展、屈曲或伸屈的全程中[4,5]。

23.2 早期不稳定

　　不稳定多发生于 TKA 术后早期（几周或几月）的原因是多方面的，包括：假体偏移、下肢机械轴复位失败、伸展空间不平衡、后交叉韧带或内侧副

韧带断裂以及髌腱损伤和髌骨骨折等。

23.3 晚期不稳定

　　导致 TKA 术后晚期不稳定的原因很多。最常见者为单纯聚乙烯材料垫片（PE）不稳或合并韧带不稳。PE 磨损通常是由于机械轴对位不正所致，在置入物内侧面或者后内侧面的磨损并不少见。磨损的假体可能导致后交叉韧带（MCL）松弛和延长，从而使膝关节外翻和不稳定。这种并发症在保留交叉韧带的 TKA 中较常见。根据胫骨切割后的后倾程度，部分 PCL 在术中频繁损伤。最后伸肌损伤可引发早期出现的继发于髌骨假体磨损的不稳定相类似的膝关节晚期不稳定。

23.4 伸展不稳定

　　在膝伸展过程中的不稳定可能出现对称或不对称现象。对称性的伸展不稳定也许是由于远端股骨或近端胫骨处骨切除过多。不对称可影响股骨与胫骨屈伸运动时空间的一致性。术中使用更厚的胫骨垫片虽可防止这种潜在的不稳定，但若过多切除远端股骨，使用厚垫片并不能解决问题，而且由于仅

只提升关节线和缩小屈曲空间，反而对膝关节的运动产生负面影响。较大程度地抬高关节线可限制膝关节屈曲，影响髌骨功能，并可造成中期屈曲不稳定。对于某些病例，必须将远端股骨更加扩大。不对称的伸展不稳定更为常见，与术前膝关节的成角畸形密切相关，同时出持续或医源性的韧带不对称而引发。导致不对称畸形的最常见失误是未能成功地矫正成角畸形。由于在额状面上股骨或胫骨假体的对合不精准，磨损或位置改变可能导致内侧或外侧不对称性的失稳[1]。

23.5 屈曲不稳定

由于屈曲间隙比伸展间隙更大，因此，在屈曲活动更容易导致不稳。过去使用由交叉韧带保留型（CR）设计的患者在受伤或松解 PCL 时会选择性地增加已经松弛的屈曲间隙，对此往往不能及时全面地发现。PCL 的晚期功能障碍会发展并导致以前功能良好的 CR 膝关节不稳定。屈曲不稳定的表现可以从轻微不稳定发展到完全移位（在 TKA 术后的膝关节发生率约为 0.15%）。CR 设计需要 PCL 的完整，以保证在充分屈伸活动中股骨和胫骨表面转动和在屈曲过程中的前后稳定性。如果将此类设计应用于 PCL 有缺陷的患者时，则可发展成为不稳定。使用代替 PCL 的设计（后方稳定设计或后方稳定化或 PS）虽可增加屈曲运动中的前后稳定性，但不能完全保证在屈曲活动中保持稳定。胫骨假体的过度后倾同样会引起屈曲的不稳定。此外，不稳定也可继发于胫骨假体内翻或外翻移位以及股骨假体旋转不良[1]。

23.6 球面的不稳定

球面不稳定作为松动屈伸间隙的结合，可以在多个界面上清晰观察到。存在包括 PE 磨损在内的多种导致球面不稳定的原因，尤其是伸肌装置损伤时，会导致周围软组织松弛、置入物移动和运动功能障碍。治疗方案包括成功使用稳定假体或连接置入物进行翻修（图 23.1），更换垫片和支撑处理可导致不良后果[6,7]。

23.7 风险因素和预防

部分患者存在不稳定倾向，有更为严重的术前畸形，特别是合并关节外畸形和步态动力失常的患者，需要更大的手术矫正和更多的韧带松解，所以较难保持稳定[8]。

多种因素会引发 TKA 术后不稳定。最重要的原因包括[5]：①韧带不平衡。②假体对位不准。③假体失效。④置入物设计、中间外侧不稳定。⑤股骨远端截骨较多。⑥胫骨假体松动。⑦内外侧副韧带及软组织松弛。⑧结缔组织疾病 [类风湿关节炎或埃—当二氏综合征（Ehlers-Danlos Syndrome）]。⑨不精确的股骨或胫骨截骨。⑩副韧带不平衡（松解不够或过度松解以及创伤）。与患者相关的特别风险因素是过度的手术矫正，包括过度的韧带松解，全身或局部神经肌肉的病变情况（股四头肌萎缩导致膝关节反张，或因削弱髋关节外展肌而致膝关节向内侧牵拉），而引起膝关节外翻应力增加。根据胫骨背侧损伤和扁平足的情况可将髋关节或足部畸形进行分型。肥胖可使术野和操作的显露复杂和困难，危及副韧带（肥胖患者 MCL 撕裂的发生率为 8%）和难以构建假体的合适位置，也是危险因素[1,8]。

如果对使用的假体有充分的选择余地，而且术者具有良好的手术技巧，则大多数的膝关节不稳定可以预防。术前体格检查有助于准确评价 LCL、MCL 和 PCL 的实际情况，从而可为每位患者选择合适的假体。

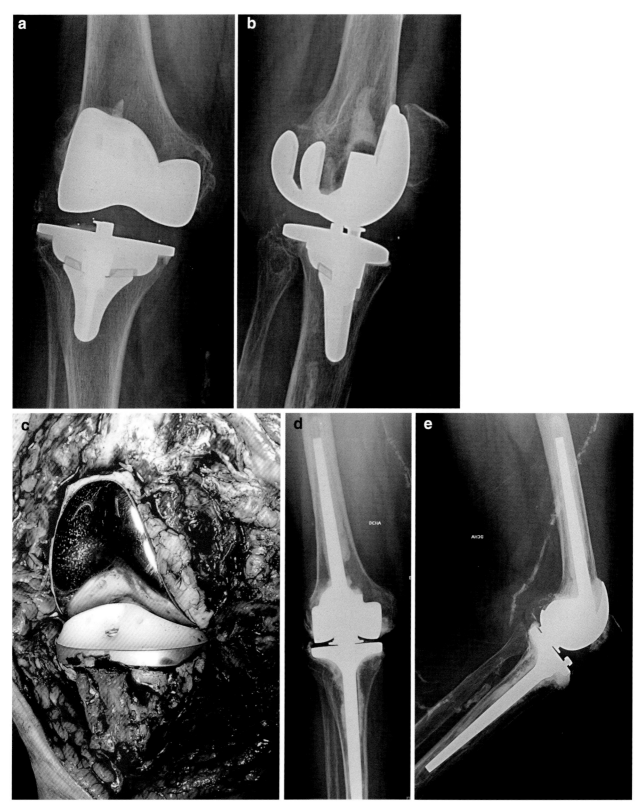

图 23.1　老年患者不稳定的 TKA 需要使用旋转铰链型骨水泥假体进行翻修术。（a）术前正位 X 线照片。（b）术前侧位片。（c）术中可见假体安装完成。（d）术后新假体的正位片。（e）术后侧位片（结果满意）

PS 假体主要应用于 PCL 不稳定和存在后方不稳定风险的患者（类风湿关节炎、已行髌骨切除术或需要处理 PCL 不稳定以及屈曲挛缩或已行胫骨截骨的患者）。

如果选择保存 PCL 假体，应特别注意在行胫骨截骨时保持其完整性。若有疑问，应考虑改用 PS 设计。在每一平面上（包括股骨假体旋转时）皆应注意保护软组织平衡，而最重要的是要保证屈伸活动时空间对称。

对膝关节明显不稳定 [膝外翻、PCL 功能丧失、脊髓灰质炎与夏科特（Charcot）关节等] 的患者，应考虑使用初次限制型或连接型假体。

23.8 治疗方案的选择和结果

大部分 KPI 患者须进行手术治疗。术前计划非常重要。术前可选用限制型假体。基本原则是选用限制最少而又能保证稳定的假体。由于对假体有多种选择和限制程度的不同，为特定患者选择合适的置入物非常困难。

虽然，在很多这类案例中都能取得成功的结果，但如不能识别导致不稳定的原因，则再次手术时可发生初次 TKA 不稳定失误的风险。若技术精湛且假体选择适宜，则在部分病例中可以防止 KPI 的发生。

阿扎赞（Azzam）等连续评估 67 例患者（68 膝）TKA 翻修术后出现的不稳定问题[9]。其中 14 例患者（22%）出现持续的膝关节不稳定。数据指出对胫骨和股骨均进行翻修，使用股骨扩大，而达到稳定的膝关节放射线片上显示关节线稍微抬高。由于 TKA 不稳定，进行两个假体翻修和股骨扩大术者效果更佳。

23.9 非手术治疗

在一小部分关节不稳定的患者中，非手术治疗有效。虽然矫形和翻修术对于增强股四头肌和腘绳肌的力量并减少部分合并中等程度不稳定的患者有一定效果，但仍有不少患者，特别是在出现假体对位不正、症状加重或假体松动时仍须进行手术治疗，必须对患者说明。从宏观上考虑，对大多数早期、中期的 OA 患者仍应以非手术的防治方法为首选。目前也要从微观方面逐步完善和不断提高手术治疗的效果和患者的满意度[2]。

23.10 手术治疗

大部分 KPI 患者须行手术治疗，术前计划非常重要。术前应考虑是否使用限制型假体[10]。施行稳定的 TKA 翻修不仅应考虑如何使膝关节稳定，也应评估造成损害的力量以及对位不正和间隙不平衡等问题。如果不加干预，这些外力最终会损坏所有限制型的装置，无论是因破坏或松动导致的绞锁或非绞锁。为了解决不稳定的翻修术，需要控制下肢的机械轴、维持屈曲间隙的相等性、保持韧带的完整度以及在必要时使用限制型假体等。正确诊断是成功治疗的前提[8]。

手术治疗的基本原则是要求使用必要的、限制程度最小而又能达到稳定的假体。但是，由于存在假体具有多种选择的条件和余地及其对于限制程度的要求不同，因而为特定患者选择合适的置入物是有难度的[11]。

CR 假体是限制程度较小的类型。一般适用于骨质优良和损伤小、软组织正常和功能良好，而且韧带平衡的患者。但在大部分翻修术中，不考虑使用。

一定限制度的假体是交叉韧带代替型假体（PS

设计），用于代替 PCL 功能。由于所有的技术和判断 PCL 软组织平衡已经完成了评估，所以很多人发现这个选择更容易且更宽容。老实说，这个设计并未保证内外翻的稳定性和旋转稳定性。因此为了保证 PS 置入物成功，需要功能良好的软组织以保证内外翻的稳定性。此外，屈伸平衡同样非常重要，因为留存的松动屈曲空间可使胫骨—股骨后方脱位。

一级限制是非连接限制型假体，例如内翻 - 外翻限制（VVC）设计或者膝关节髁限制（CCK）假体。这一类假体在很大程度上控制旋转和内翻及外翻成角。理论上，这种交换具有向假体—骨界面增加压力传导的劣势。因为这些假体可限制股骨和胫骨假体之间的内翻及外翻成角，所以，出现了严重的内外侧不稳定时可以考虑使用。但是，如果存在严重的屈曲不稳定，则不推荐使用此类假体。[12]

当失去软组织支持或屈伸活动严重受限时，应严格控制使用"约束力不强的限制型假体"。过去使用约束力最强的假体（铰链或连接型）效果欠佳，主要是因为置入物松动、严重的髌前疼痛和高感染率等。新旋转约束限制型设计的假体效果良好[12]（图 23.1）。

巴拉克（Barrack）等在长期随诊中未发现须行翻修术，或在影像学检测（放射线片）中证实手术治疗失败者[13,14]。使用不同类型现代铰链型假体的韦斯特里奇（Westrich）也报道了相似的良好效果[15]。目前考虑使用旋转限制型假体的潜在指征如下[14]：① MCL 破裂。②远端股骨和（或）近端胫骨的大量骨缺损（包括自身或植入的副韧带）。③晚期股骨远端粉碎性骨折。④股骨远端骨不连接或对位不佳。⑤不稳定膝伸肌装置损害需要重建。⑥关节僵硬合并不同程度屈伸间隙不平衡需要暴露股骨皮质。

对于使用何种限制程度假体能确保在 TKA 中获得立即和长时期稳定的问题，伦巴第（Lombardi）和贝伦（Berend）[16]认为，无典型内翻、外翻，对

位不正和显著屈曲挛缩的情况下可保留 PCL，而对于存在畸形的患者应该切除 PCL。某些如继发于类风湿性关节炎的晚期退行性关节病、已行髌骨截骨术、已行胫骨高位截骨或股骨远端截骨和合并 PCL 损伤的创伤性关节炎类的疾病，可以通过切除 PCL 治疗。TKA 术中关节的限制程度应由疾病严重程度和合并的畸形决定。医生应在外科介入时选择调整。目前很多 TKA 置入物系统可提供这活动度。

TKA 术后的股骨髁矛盾运动经常削弱伸肌装置，并导致了次优后果。内侧轴假体设计指向于限制前后运动并模拟膝关节生理运动力学。范（Fan）等指出，使用内侧轴的 TKA 可以保证术后活动范围显著增加[17]。

尽管理论上与使用固定假体的 TKA 相比，内侧轴设计的固定承载假体具有增强生物力学的特点，但临床上并无报道。基姆（Kim）等对使用内侧轴的固定承载假体与使用"人工膝关节系统（PFC Sigma）"移动承载假体进行比较，研究在临床和影像学检查、膝关节活动范围、患者满意度、并发症发生率等方面是否更具优势[18]。但与预期相反，发现使用内侧轴固定承载假体与使用"人工膝关节系统（PFC Sigma）"移动承载假体比较，前者的早期临床结果和患者的满意度更差，而且并发症的发生率更高。

23.11 治疗结果

对于严重内外翻畸形的膝关节须要施行基本限制型 TKA。有些研究提出对存在严重畸形或须行复杂翻修的患者使用基本限制全膝关节假体置入物。特别是对运动需求要求较低的老年患者。伊斯利（Easley）等指出，对存在严重膝外翻畸形的老年患者使用初级 CCK 假体，在 8 年回访中无失败并有很好的临床结果[19]。

对于初次行 TKA 的类风湿关节炎患者应考虑使

用限制型假体。然而在某些案例中类风湿患者可以通过使用 CR 设计的假体获得良好的治疗效果[20]。

某些病例在初次 TKA 术中并发 MCL 损伤时可行初次韧带重建和使用限制程度较小的假体。若合并 MCL 损伤，需要使用附加内外翻限制的假体[21-23]。

最后，对于神经肌肉控制功能差，如小儿麻痹症或神经性关节病等（因其周围相关软组织不能保证充分稳定）或已行高位胫骨截骨术与髌骨切除术的患者，应在施行初次 TKA 时选用较大的限制型假体。

总结

膝关节假体不稳定（KPI）是全膝关节置换术（TKA）中常见的失败原因和结果。目前，对使用何种限制程度的假体能够保证 TKA 获得即刻和长期稳定的问题争议较多。本章分析 KPI 的危险因素并回顾其预防和治疗的方法。与患者相关的特别风险因素是过度的手术矫正，包括过度的松解韧带，区域神经肌肉的病理情况（股四头肌无力诱导膝关节反张或削弱髋关节外展肌造成的内侧膝关节牵拉），根据胫骨后侧缺损和扁平足将髋关节或足部畸形（平跖足等）进行分型，分析引起膝关节外翻的应力。如果有充分的选择假体余地，而且手术技术精湛，则可以预防大部分膝关节不稳定。假体的限制程度可以在术前商定。预防术后不稳定至关重要。在无典型内外翻对位不正和典型屈曲受限的情况下，保留 PCL 可以制止肌肉挛缩，而对合并畸形者应移除 PCL。某些诸如继发于类风湿性关节炎晚期的退行性关节病、已行髌骨截骨术、胫骨高位截骨术或股骨远端截骨术以及合并 PCL 损伤的创伤性关节炎之类等疾病，可通过切除 PCL 治疗。TKA 中关节的限制程度应根据病变性质和合并的畸形程度决定。大部分 KPI 患者应行手术治疗且均能成功。

参考文献

[1] Griffin WL (2001) Prosthetic knee instability: prevention and treatment. Curr Opin Orthop 12:37–44.

[2] Parrate S, Pagnano MW (2008) Instability after total knee arthroplasty. J Bone Joint Surg Am 90: 184–194.

[3] Song SJ, Detch RC, Maloney WJ, Goodman SB, Huddleston JI 3rd (2014) Causes of instability after total knee arthroplasty. J Arthroplasty 29:360–364.

[4] McAuley JP, Engh GA, Ammeen DJ (2004) Treatment of the unstable total knee arthroplasty. Instr Course Lect 53:237–241.

[5] Rodriguez-Merchan EC (2011) Instability following total knee arthroplasty. HSS J 7:273–278.

[6] Babis GC, Trousdale RT, Morrey BF (2002) The effectiveness of isolated tibial insert exchange in revision total knee arthroplasty. J Bone Joint Surg Am 84:64–68.

[7] Engh GA, Koralewicz LM, Pereles TR (2000) Clinical results of modular polyethylene insert exchange with retention of total knee arthroplasty components. J Bone Joint Surg Am 82:516–523.

[8] Vince KG, Abdeen A, Sugimori T (2006) The unstable total knee arthroplasty: causes and cures. J Arthroplasty 21:44–49.

[9] Azzam K, Parvizi J, Kaufman D, Purtill JJ, Sharkey PF, Austin MS (2011) Revision of the unstable total knee arthroplasty: outcome predictors. J Arthroplasty 26:1139–1144.

[10] Gustke KA (2005) Preoperative planning for revision total knee arthroplasty: avoiding chaos. J Arthroplasty 20:37–40.

[11] Callaghan JJ, O'Rourke MR, Liu SS (2005) The role of implant constraint in revision total knee arthroplasty: not too little, not too much. J Arthroplasty 20:41–43.

[12] McAuley JP, Engh GA (2003) Constraint in total knee arthroplasty: when and what? J Arthroplasty 18: 51–54.

[13] Rodríguez-Merchán EC, Gómez-Cardero P, Martínez-Lloreda A (2015) Revision knee arthroplasty with a rotating-hinge design in elderly patients with instability following total knee arthroplasty. J Clin Orthop Trauma 6:19–23.

[14] Barrack RL (2001) Evolution of the rotating hinge for complex total knee arthroplasty. Clin Orthop Relat Res 392:292–299.

[15] Westrich GH, Mollano AV, Sculco TP, Buly RL, Laskin RS,

Windsor R (2000) Rotating hinge total knee arthroplasty in severely affected knees. Clin Orthop Relat Res 379:195–208.

[16] Lombardi AV Jr, Berend KR (2006) Posterior cruciate ligament-retaining, posterior stabilized, and varusvalgus posterior stabilized constrained articulations in total knee arthroplasty. Instr Course Lect 55:419–427.

[17] Fan CY, Hsieh JT, Hsieh MS, Shih YC, Lee CH (2010) Primitive results after medial-pivot knee arthroplasties: a minimum 5-year follow-up study. J Arthroplasty 25:492–496.

[18] Kim YH, Yoon SH, Kim JS (2009) Early outcome of TKA with a medial pivot fi xed-bearing prosthesis is worse than with a PFC mobile-bearing prosthesis. Clin Orthop Relat Res 467:493–503.

[19] Easley ME, Insall JN, Scuderi GR, Bullek DD (2000) Primary constrained condylar knee arthroplasty for the arthritic valgus knee. Clin Orthop Relat Res 380:58–64.

[20] Leopold SS, McStay C, Klafeta K, Jacobs JJ, Berger RA, Rosenberg AG (2001) Primary repair of intraoperative disruption of the medial collateral ligament during total knee arthroplasty. J Bone Joint Surg Am83:86–91.

[21] Giori NJ, Lewallen DG (2002) Total knee arthroplasty in limbs affected by poliomyelitis. J Bone Joint Surg Am 84:1157–1161.

[22] Kim YH, Kim JS, Oh SW (2002) Total knee arthroplasty in neuropathic arthropathy. J Bone Joint Surg Br 84:216–219.

[23] Lachiewicz PF, Soileau ES (2006) Ten year survival and clinical results of constrained components in primary total knee arthroplasty. J Arthroplasty 21: 803–808.

第二十四章　全膝关节置换手术——外科技术在关节伸肌损伤中的应用

西蒙妮·塞西略（Simone Cerciello），菲利普·奈拉特（Philippe Neyret）和塞巴斯蒂安·卢斯蒂（Sébastien Lustig）

24.1 简介

全膝关节置换术后髌股关节连接与伸肌受损的概率为 1% ～ 12%[1]。在一些并发症中，伸肌功能破坏的可能性较小，为 0.1% ～ 3%，但对患者的影响却很大 [2-4]。正是因为关节活动功能与患者生活质量息息相关，通过手术进行关节重建改善关节功能是合理可行的治疗方法 [5]。对此虽然有人曾提出挑战性的建议。但迄今尚未找到理想的解决方案。因此，对诸如相关病因、病损部位、功能障碍程度、手术时间选择等问题均应重视，并全面考虑。通过临床实践，应不断总结经验教训，开展相关研究和技术创新，从而解决存在问题，提高疗效。

24.2 危险因素

关节伸展功能障碍往往是多因素的，主要与外界损伤导致的软组织脆弱，反复手术操作、感染及其他组织器官的并发症等有关。对髌骨和维持关节活动的相关血管神经损害可以影响局部代谢和生理反应，同时也可降低其愈合能力。

全膝关节置换术的不同手术方式与软组织解剖结构可能会影响一支或多支滋养血管 [6]。内侧髌旁切开法对中部血运的影响显而易见。此外，为显露外侧而切除外侧半月板与膝关节脂肪垫通常会影响膝下外侧动脉与胫骨前回旋支。避免脂肪垫切除可以有效保护其毗邻的吻合血管，同时避免新生血管翳的产生 [7,8]。除了第 1、2 个步骤之外，最后的侧方松解对膝关节的血管影响最大 [9,10]。帕瓦尔（Pawar）等证明施行侧方松解的患者，其膝关节缺血的可能性是其他患者的 3.95 倍 [6]。

膝关节对线不良对膝关节表面重建也有重要影响 [11,12,13]。过多的髌骨切除可能会带来医源性的关节活动功能障碍。其他因素也可或多或少地影响手术效果。

诸如糖尿病、系统性红斑狼疮、骨质疏松症、甲状腺功能亢进症等系统性疾病对肌腱与骨骼的质量也均有影响。个体因素包括性别、肥胖、活动量、长期或多种皮质醇的使用可导致股四头肌腱与髌韧带断裂 [3]。损伤可分为人工髌骨破裂、股四头肌与髌韧带损伤两种。

24.3 人工髌骨假体周围骨折

膝关节置换术后，人造髌骨假体破裂的发生率为 0.68% ～ 5.2%[14-16]。目前公认人工髌骨可承受额外 30% ～ 40% 的张力，同时强度下降 [17]。因此关节置换术后任何不利因素都可能导致远期髌骨假体破裂。诸如过多地切除骨质（存留骨小于12mm）[18]、慢性骨质疏松、副韧带的松弛均可导致人工髌骨破裂[9、10]。因此，需防止其发生。其他可引发人工髌骨破裂的因素包括操作失误；如髌骨轨迹或置入物对位不良；过多切除髌骨、髌骨削切不整等。骨水泥的热效应与关节置换手术过程中的机械力也均有影响[15,16,19]。另外，相关人口统计学数据提示患者的性别（男性）、肥胖、身体质量指数（BMI > 30kg/m²）、骨质疏松、高活动水平等也会起一定作用[15,20,21]。根据奥蒂古拉（Ortiguera）和贝利（Berry）分类分为3型：Ⅰ型有稳定的置入物与完整的膝关节屈伸能力；Ⅱ型有稳定的置入物，但膝关节屈伸有功能障碍；Ⅲ型膝关节屈伸功能正常，但置入物稳定性较差。股骨适用Ⅲa亚型，而不适用Ⅲb亚型[16]。Ⅰ型骨折可行固定、支架等非手术治疗，通常效果优良。Ⅱ型骨折可导致关节屈伸功能损害，需要行骨折固定或手术修复。在这种情况下，术后42%须再次进行手术、50%发生并发症、58%发生伸肌迟滞。髌骨切除术作为控制疼痛的最后选择，虽然往往有明显效果，但对术后功能恢复的负面影响较大[19]。Ⅱ型和Ⅲ型髌骨骨折再手术率约为20%，综合并发症的发生率为45%。

24.4 膝关节松弛

膝关节松弛是发病率为0.6% ~ 8%的少见并发症，多因假体连接功能不良所致[15,20,22]。在20世纪90年代引进全聚合人工髌骨后发病率降低更多[23,24]。事实上，发病率的高低在很大程度上取决于假体（多聚材料、甲基丙烯酸甲酯水泥）的机械强度[25-27]。虽然髌骨比高分子假体有着更高的强度，假体一般并不会发生严重破裂。但须指出包括患者因素，如肥胖和术后关节弯曲程度 > 100° 等自身以及手术操作失误等多种原因，对假体的破裂均有

影响[28]，从而可分别使关节松弛的可能性提高6.3倍、2.1倍。手术相关因素包括：①侧副韧带松解。②关节线提升。可使发病率分别提高3.8倍和2.2倍。其他确定因素包括：①骨质贫乏。②髌骨切削不对称。③置入体固定不充分。④髌骨轨迹不正常[29,30]及诊断困难等。患者经常抱怨膝关节疼痛。对此关节X线片难以判断。计算机断层扫描与同位素锝-99也难以确诊。在骨量充足或骨量不足时，对使用小梁金属髌骨者可采用分离髌骨附件的修复方式。髌骨附件移除常导致并发症的发病率升高，因此不宜常规使用[31]。

24.5 髌骨不稳

据报道，包括半脱位和全脱位在内的髌骨不稳定约占早期报道病例的1/3以上[32]。受益于手术的提高和置入设计的创新，髌骨不稳的发生率最近已降低至1% ~ 12%[33]。关节屈伸运动障碍时常可见髌股关节错位。尽管如此，与手术相关的原因也可起重要作用。解剖学的股骨髁间凹陷而侧突可使膝关节更加不稳定。过大、过小的关节假体或人工关节的侧滑均可使膝关节不稳。因膝关节脱位导致的关节不稳不会引发膝前疼痛。影像学检查对发现膝关节问题起重要作用。处理术后膝关节不稳非常困难。非手术治疗包括固定、理疗等，往往效果欠佳。手术治疗时应充分考虑有关解剖、生理学的相关问题，单纯分离软组织无效。当假体置入位置较好时，不论内侧髌骨韧带是否重建，均可考虑胫骨结节移位及内侧韧带重建[34]。虽然也有可能导致全膝关节置换术后膝关节不稳定[35]。通过内侧通道，可以完成股四头肌腱移植。首先切开股四头肌腱，并使其长度达到80mm。根据朔尔特（Schottle）[36]的设计预制股四头肌腱半隧道，肌腱从股内侧肌下通过"半隧道"。在较小的张力牵引下，用螺丝钉在与膝关节保持屈曲30° 位时固定肌腱。为了闭合关节

腔并加强其动态稳定性，可按照因塞尔（Insall）行股内侧肌手术。术后，关节如在动态变化中不稳定，应附加外侧松解术。胫骨结节移位可以防止胫骨平台旋转不良。如果 CT 证实存在胫骨平台旋转不良，通常须行假体翻修。

24.6 伸肌机制损伤

24.6.1 髌韧带损伤（破裂）

全膝关节置换术后髌韧带损伤少见，发病率约为 1%[4,37]。急性损伤更为罕见。慢性髌韧带撕裂常见于软组织退行性病变，例如：韧带疤痕形成，多次手术后关节粘连僵硬等。

大多数韧带破裂发生在胫骨结节的水平位置，髌下与髌骨内韧带断裂相对较为少见。医源性韧带断裂可发生于僵硬膝关节显露术野过程中用力不当时。术后破裂常见于跳跃使膝关节过度屈曲时，或反复在聚乙烯假体上挤压韧带所致。患者常有伸直滞后或者不能伸膝的症状。对此非手术治疗的效果常不明显。非手术治疗只适用于功能障碍较小、撕裂程度轻，不能手术或不接受手术治疗的患者。对于韧带完全断裂者，手术是唯一的治疗方法。

24.6.2 股四头肌腱破裂

股四头肌破裂的发生率为 0.1%[2] ~ 1.1%[3]。具体原因包括合并系统性疾病、手术损伤以及过多的切除髌骨会影响股四头肌腱的正常关系等。对肌腱的剪切或 V-Y 形可减弱肌腱强度。假体排列错乱、对线过高可冲击肌腱，进而导致损害[38]。临床表现与髌韧带受损相似。

如肌腱部分受损，通常制动、休息或固定患肢 6 ~ 8 周效果较好[2]。

24.7 伸肌机制损害：手术的选择

24.7.1 直接修复

直接修复髌韧带或股四头肌腱有一定的危险性。在韧带不完全或急性损伤而软组织损伤较轻时可以考虑修复，并通过缝合或用金属材料进行固定。但此手术常导致伸肌滞后和稳定性降低，同时也可引发其他并发症，诸如再破裂（33% ~ 36%）和深部感染（3% ~ 100%）[2,3,39-41]。大约有 70% 的报道揭示手术效果差。笔者因此建议使用自身组织或优质材料制成的人工假体修复完全断裂的韧带[2,4]。可用针钉直接修复肌腱末端，可有较高的成功率和较满意的功能恢复[42]。锚钉或缝合比经骨缝合更具抗拉的性能[43]。

24.7.2 在自体移植物强化下的直接修复

当肌腱回缩或软组织薄弱时，应考虑施行自体移植[42]。自体移植的原料可取自股后肌群、阔筋膜和股四头肌腱。

髌韧带或股四头肌腱断裂，用自体组织物或人工材料修复均有较好的效果[42,44]。卡坦比（Cadambi）曾为 7 名髌韧带断裂患者施行此手术[44]。具体技术操作如下：植入股薄肌并保留在原来位置，肌腱则通过髌韧带下末端 1/3 的横向通道再返回进行自身缝合。为了避免移植承受过大的张力，髌骨必须放置于正确位置，并保留适当的屈曲度、伸展性和弹性。当骨质较差或有副髌骨等畸形时，横向穿越可能导致髌骨骨折。对此最好用游离股薄肌肌瓣在髌骨上极行圈环或固定。同样对股四头肌腱断裂也可应用这种方法。

膝前区的破损。

24.7.3 内侧腓肠肌旋转肌瓣

用内侧腓肠肌旋转肌瓣扩展并重建伸肌机制可同时修复相关软组织并加强破裂肌腱的强度[45]。焦里吉托（Jaureguito）对 7 名全膝关节置换术后伸肌功能障碍患者的研究报告指出此项技术有一定的临床应用价值[46]。近期，怀特赛德（Whiteside）介绍了股内侧肌和股外侧肌移植术。肌腱（股内侧肌或股外侧肌）从其胫骨附着处分离，并将其末端结构扩展移植于前端肌腱破损处，以加强伸肌结构。此项技术可用于腓肠肌和比目鱼肌联合翻转，并修复

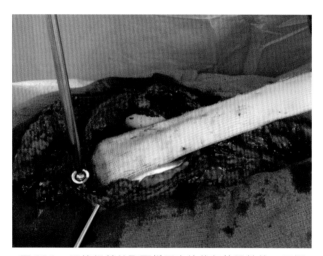

图 24.1　用编织单丝聚丙烯网直接修复伸肌结构。用螺钉和垫圈将网状物转位固定以实现网状物的附加固定

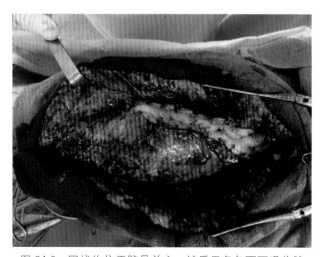

图 24.2　网状物位于髌骨前方，然后用多条不可吸收缝线固定

24.7.4 应用合成增强材料直接修复

人造材料，诸如聚丙乙烯布片、涤纶、聚对苯二甲酸乙二醇酯等均为优质的生物移植材料[47,48]，均具有良好的伸缩性、弹性、生物相容性，并可为软组织的生长提供框架。同时可避免供区病变和同种异体移植的并发症。汉森（Hanssen）最近报道了使用尼龙编制网替代并修补破损组织的技术[39]。尼龙编织网需要堆叠 8 ~ 10 层，约 3cm 宽和 25cm 长，并用不可吸收的缝线缝合。使用这种方法可以避免假体在张力下被拉长。胫骨固定在髌韧带水平连接稍靠胫骨粗隆内侧处的髓腔内。在胫骨平台末端靠前位置的胫骨皮质上预先钻洞。在移植物被骨水泥固定钻孔和髓内通道建立前，必须处理胫骨假体。通过螺钉对人工器材进行附加固定。在连接处放置套筒或在胫骨假体与补片之间放置支撑，可以防止人工器材磨损，这非常重要。移植物通过髌韧带开口固定于髌骨前段（图 24.1）。置入物的组织生长位置正确，适当的张力也随之恢复，人工网状置入物的生长使髌骨以及留存的股四头肌或者股肌腱外侧安全（图 24.2）。最后，股四头肌内侧肌群则游离于重叠的移植物及其下方的外侧股四头肌上。有关此项技术的预后问题已有 13 例患者的相关报道。尽管对其预后情况仍在继续观察和逐步肯定中，但其中至少 3 名患者的人造网状置入物已在第一次术后 6 个月破裂。

24.7.5 部分同种异体置入物

同种异体肌腱具有使伸直肌结构加强，患者可获得生物组织重建而具有良好的机械强度以及无须自体取腱的优点。然而这些使用仍有一定风险，例如：供体疾病的传染、免疫反应（因为保留移植组织的异源性）、移植组织感染以及对其的进行性地

牵伸。生鲜冰冻的移植组织更好，因可降低其变应原性。目前有 3 种移植组织可供选用：①阿喀琉斯（Achillse）同种异体肌腱。②部分同种伸肌结构 [同种异体腱（PEMA）]。③完全伸肌结构同种异体腱（EMA）。如髌骨完整无损以及髌骨高度正常，可用带跟骨骨块的跟腱施行同种异体肌腱移植。尽管再次手术的可能性高达 30%，但仍根据无伸展运动恢复良好而无滞后的报告[49]。

1995 年扎诺蒂（Zanotti）已论述部分伸肌结构同种异体腱移植的相关问题[50]。当髌骨残留肌腱的质量非常差而髌骨的条件尚可时，同时还有部分位置预留，对部分伸肌腱结构可以考虑采用同种异体腱。同完全伸肌结构同种异体腱相比，部分伸肌结构同种异体腱移植技术要求更高，但可确保固定结构以保护留存组织的正常解剖学结构。

最初髌骨制备是为更好地固定受体髌骨，使插入股四头肌肌髌骨肌腱的表面区域更大。髌骨的制备在冠状面上需要塑制成一个沙漏状，即两端宽，中间窄，同时两端各保留 1cm 厚度的骨块。骨块应比其自身稍宽，以增加初始的稳定性。被置入者的髌骨制备必须是毛刷样或者锯齿状并已形成周围深度约 10mm 的沙漏状骨沟。在胫骨上骨沟与远端稍宽部分的制备方法类似，以增加初始的稳定性以及避免近端移位。髌骨应置于不受撞击的位置，以避免承受任何损伤的风险。由于原股四头肌肌腱中间部分的肌腱是用非吸收性缝线缝合的，所以首先用 2 ～ 3 根金属线固定。1 根金属线放置在胫骨移植物端。胫骨骨块放在为修补髌骨本身高度沟的位置。用复合金属线以及金属线拧成的螺丝般及垫圈的紧密来固定和调整张力。可以通过原材料增添附加的稳定性。可将所有受体的软组织游离并覆盖保护同种异体置入物。为了使术后应力均衡分布，PDS 线

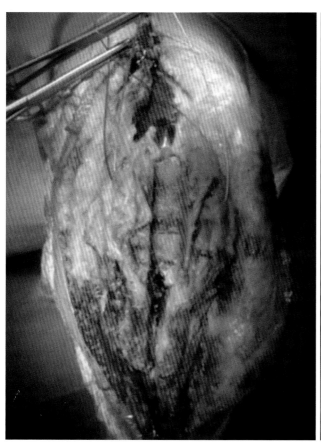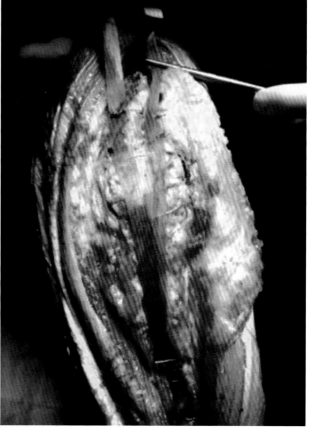

图 24.3　应用 PDS 线并固定在同种异体移植物前面，以增加其主要抗性

也可在同种异体腱使用前应用于修复（图 24.3 ）。

24.7.6 同种伸直肌腱移植

当残留的天然肌腱质量差，同时其组织很难甚至不可能愈合时，可以考虑应用同种异体伸肌腱移植。20 世纪 80 年代后期爱默生（Emerson）因为其相比传统的异体腱移植有优良的机械性能[51]，而最早介绍和推广此项技术。然而这项技术应该是当传统方法不可能重建伸肌肌腱的机制的延续性及功能性的情况下的一种补偿方法[52]。完全伸肌结构同种异体腱移植时，最关键的问题是髌骨正确高度的重建。髌骨通常会向近端回缩，并且要求将其整体拖拽延伸到合适的水平位。同种异体腱组织同时包括可改变大小的胫骨结节、整个髌骨腱、髌骨、股四头肌腱的大部分（至少 5cm）。髌骨可以是浸泡过或新鲜的，然而同种异体腱因其机械性能弱而有远期破裂的可能。当选择保留髌骨时，须制备成沙漏状（顶部及底部宽，中间部分窄）以增加髌骨本身与股四头肌肌腱的固定范围。在去除软骨层之后，将部分软骨下骨质形成丁字锯齿状，即可制成 10mm 厚度的移植物。胫骨骨块应包绕 6 ~ 8cm 长及 2cm 宽和 2cm 深。骨块制备时远端应稍放宽，以增加其固定性并减少其偏移的风险。近端部分制备时，其方法也类似，要求骨块呈楔形，以便于将同种异体腱更牢地锁定在受体的胫骨，从而使固定压力保持平衡和稳定。

用 46.55kPa（350mmHg）的气囊止血带辅助完成前述步骤和手术操作。手术切口应在髌骨近端上 10cm，并向髌骨远端延长 3cm。以保证固定完全伸肌结构同种异体腱的近端及远端均可保留足够的空间。当切口情况复杂时，为了保护膝关节动脉分支，大多采取侧面切口[53]。软组织的解剖必须注意保护软组织的血液供应。对于残留支持带的内侧及外侧皮瓣，在切开关节腔前即应做好一切准备。

此外，内侧、外侧隧道以及髌上囊均须松解。

股四头肌远端内侧及外侧的软组织形成袖口状的手术操作都必须在置入完全伸肌结构同种异体腱前准备。第一步是建立受体的髌骨位置。其制备用摆锯使同种异体移植物成形，切除小梁骨，造成 10mm 深的隧道。在正确的高度上，将 2 根金属线横穿髌骨直达隧道底部。受体胫骨用摆锯修建在合适的位置上。隧道则要求能确保完美地与置入物结合。为了防止置入物向近端偏移，应保留受体胫骨前缘下方 10 ~ 15mm 的多骨桥袢。固定同种异体置入物于屈膝 30° 的髌骨上，确定正确的髌骨高度后骨块可置入隧道中。为了避免损伤髌骨软骨以及减少骨折的风险，置入物不应受撞击。将 2 根金属线拉紧，剪掉短头，使其埋入附近软组织中。用 2 号可吸收缝线缝合股四头肌同种异体腱和预先准备的受体的股四头肌腱以增强固定。在胫骨端，将 1 根金属线置于骨块中。将 1 枚螺丝和垫圈置入胫骨隧道的远端。当膝关节完全松解时，同种异体腱即牢固地存留于隧道中，再将远端线呈环状缚扎并拧紧。用 U 形钉或螺丝也可加强其固定。覆盖软组织虽可能增加其不稳定性，但也可促使残余髌骨腱的生长。切口用可吸收线（0 号或者 2-0 号）缝合，并可在深部放置引流管。同时根据皮肤的具体情况选择纤维线或尼龙线缝合。

总结

对全膝关节置换术（TKA）术后伸直肌功能障碍的处理非常困难。早期检查是防止膝关节功能潜在的负面性影响的关键。对髌骨骨折须积极防治，从而可使大多数患者的预后良好。髌骨不稳可能与创伤或起病缓慢和隐匿有关。在已有损伤破坏或置入物留存的情况下，可用股四头肌腱修复术重建内侧髌骨韧带（MPFL）。同时考虑使用或不用附加的外侧松解或胫骨结节移植。

髌骨骨折或股四头肌断裂可能是外伤的后果。通常直接修复的效果很差。在急性损伤中，当留存的软组织状态尚可时，可直接用生物型或人造植入材料修复和加强。在慢性损伤中，若其周围软组织情况欠佳，应用同种异体伸肌腱移植修复是唯一的选择。虽然这是属于抢救性的紧急措施，而且技术要求非常严格，但其效果一般较好。

参考文献

[1] Parker DA, Dunbar MJ, Rorabeck CH (2003) Extensor mechanism failure associated with total knee arthroplasty: prevention and management. J Am Acad Orthop Surg 11:238–247.

[2] Dobbs RE, Hanssen AD, Lewallen DG, Pagnano MW (2005) Quadriceps tendon rupture after total knee arthroplasty. Prevalence, complications, and outcomes. J Bone Joint Surg Am 87:37–45.

[3] Lynch AF, Rorabeck CH, Bourne RB (1987) Extensor mechanism complications following total knee arthroplasty. J Arthroplasty 2:135–140.

[4] Rand JA, Lynch AF, Rorabeck CH, Bourne RB (1989) Patellar tendon rupture after total knee arthroplasty. Clin Orthop Relat Res 244:233–238.

[5] Rosenberg AG (2012) Management of extensor mechanism rupture after TKA. J Bone Joint Surg Br 94:116.

[6] Pawar U, Rao KN, Sundaram PS, Thilak J, Varghese J (2009) Scintigraphic assessment of patellar viability in total knee arthroplasty after lateral release. J Arthroplasty 24:636–640.

[7] Boyd AD Jr, Ewald FC, Thomas WH, Poss R, Sledge CB (1993) Long-term complications after total knee arthroplasty with or without resurfacing of the patella. J Bone Joint Surg Am 75:674–681.

[8] Grace JN, Sim FH (1988) Fracture of the patella after total knee arthroplasty. Clin Orthop Relat Res 230:168–175.

[9] Kayler DE, Lyttle D (1988) Surgical interruption of patellar blood supply by total knee arthroplasty. Clin Orthop Relat Res 229:221–227.

[10] Scuderi G, Scharf SC, Meltzer LP, Scott WN (1987) The relationship of lateral releases to patella viability in total knee arthroplasty. J Arthroplasty 2:209–214.

[11] Berger RA, Crossett LS, Jacobs JJ, Rubash HE (1988) Malrotation causing patellofemoral complications after total knee arthroplasty. Clin Orthop Relat Res 356:144–153.

[12] Figgie HE 3rd, Goldberg VM, Figgie MP, Inglis AE, Kelly M, Sobel M (1989) The effect of alignment of the implant on fractures of the patella after condylar total knee arthroplasty. J Bone Joint Surg Am 71:1031–1039.

[13] Clayton ML, Thirupathi R (1982) Patellar complications after total condylar arthroplasty. Clin Orthop Relat Res 170:152–155.

[14] Chalidis BE, Tsiridis E, Tragas AA, Stavrou Z, Giannoudis PV (2007) Management of periprosthetic patellar fractures. A systematic review of literature. Injury 38:714–724.

[15] Meding JB, Fish MD, Berend ME, Ritter MA, Keating EM (2008) Predicting patellar failure after total knee arthroplasty. Clin Orthop Relat Res 466:2769–2774.

[16] Ortiguera CJ, Berry DJ (2002) Patellar fracture after total knee arthroplasty. J Bone Joint Surg Am 84: 532–540.

[17] Reuben JD, McDonald CL, Woodard PL, Hennington LJ (1991) Effect of patella thickness on patella strain following total knee arthroplasty. J Arthroplasty 6: 251–258.

[18] Bourne RB (1999) Fractures of the patella after total knee replacement. Orthop Clin North Am 30: 287–291.

[19] Sheth NP, Pedowitz DI, Lonner JH (2007) Periprosthetic patellar fractures. J Bone Joint Surg Am 89:2285–2296.

[20] Brick GW, Scott RD (1988) The patellofemoral component of total knee arthroplasty. Clin Orthop Relat Res 231:163–178.

[21] Chang MA, Rand JA, Trousdale RT (2005) Patellectomy after total knee arthroplasty. Clin Orthop Relat Res 440:175–177.

[22] Dennis DA (1997) Extensor mechanism problems in total knee arthroplasty. Instr Course Lect 46:171–180.

[23] Lombardi AV, Engh GA, Volz RG, Albrigo JL, Brainard BJ (1988) Fracture/dissociation of the polyethylene in metal-backed patellar components in total knee arthroplasty. J Bone Joint Surg Am 7:675–679.

[24] Stulberg SD, Stulberg BN, Hamati Y, Tsao A (1988) Failure mechanism of metal-backed patellar components. Clin Orthop Relat Res 236:88–105.

[25] Collier JP, McNamara JL, Suprenant VA, Jensen RE, Suprenant HP (1991) All-polyethylene components are not the answer. Clin Orthop Relat Res 273:198–203.

[26] DeSwart RJ, Stulberg BN, Gaisser DM, Reger SI (1989) Wear characteristics of all-polyethylene patellar components: a retrieval analysis. Trans Orthop Res Soc 14:367.

[27] Hsu H-P, Walker PS (1989) Wear and deformation of patellar components in total knee arthroplasty. Clin Orthop Relat Res 246:260–265.

[28] Takeuchi T, Lathi VK, Khan AM, Hayes WC (1995) Patellofemoral contact pressure exceed the compressive yield strength of UHMWPE in total knee arthroplasties. J Arthroplasty 10:363–368.

[29] Berend ME, Harty LD, Ritter MA, Stonehouse DM 2nd (2003) Excisional arthroplasty for patellar loosening in total knee arthroplasty. J Arthroplasty 18:668–671.

[30] Lonner JH, Lotke PA (1999) Aseptic complications after total knee arthroplasty. J Am Acad Orthop Surg 7:311–324.

[31] Berend ME, Ritter MA, Keating EM, Faris PM, Crites BM (2001) The failure of all-polyethylene patellar components in total knee arthroplasty. Clin Orthop Relat Res 388:105–111.

[32] Cameron HU, Fedorkow DM (1982) The patella in total knee arthroplasty. Clin Orthop Relat Res 165:197–199.

[33] Eisenhuth SA, Saleh KJ, Cui Q, Clark CR, Brown TE (2006) Patellofemoral instability after total knee arthroplasty. Clin Orthop Relat Res 446:149–160.

[34] Steensen RN, Dopirak RM, Maurus PB (2005) A simple technique for reconstruction of the medial patellofemoral ligament using a quadriceps tendon graft. Arthroscopy 21:365–370.

[35] van Gennip S, Schimmel JJ, van Hellemondt GG, Defoort KC, Wymenga AB (2014) Medial patellofemoral ligament reconstruction for patellar maltracking following total knee arthroplasty is effective. Knee Surg Sports Traumatol Arthrosc 22:2569–2573.

[36] Schöttle PB, Schmeling A, Rosenstiel N, Weiler A (2007) Radiographic landmarks for femoral tunnel placement in medial patellofemoral ligament reconstruction. Am J Sports Med 35:801–804.

[37] Mont MA, Yoon TR, Krackow KA, Hungerford DS (1999) Eliminating patellofemoral complications in total knee arthroplasty: clinical and radiographic results of 121 consecutive cases using the Duracon system. J Arthroplasty 14:446–455.

[38] Nazarian DG, Booth RE Jr (1999) Extensor mechanism allografts in total knee arthroplasty. Clin Orthop Relat Res 367:123–129.

[39] Browne JA, Hanssen AD (2011) Reconstruction of patellar tendon disruption after total knee arthroplasty: results of a new technique utilizing synthetic mesh. J Bone Joint Surg Am 93:1137–1143.

[40] Schoderbek RJ Jr, Brown TE, Mulhall KJ, Mounasamy V, Iorio R, Krackow KA, Macaulay W, Saleh KJ (2006) Extensor mechanism disruption after total knee arthroplasty.

Clin Orthop Relat Res 446:176–185.

[41] Yun AG, Rubash HE, Scott RD, Laskin RS (2003) Quadriceps rupture associated with a proximal quadriceps release in total knee arthroplasty. A report of three cases. J Bone Joint Surg Am 85:1809–1811.

[42] Pagnano MW (2003) Patellar tendon and quadriceps tendon tears after total knee arthroplasty. J Knee Surg 16:242–247.

[43] Kim TW, Kamath AF, Israelite CL (2011) Suture anchor repair of quadriceps tendon rupture after total knee arthroplasty. J Arthroplasty 26:817–820.

[44] Cadambi A, Engh GA (1992) Use of a semitendinosus tendon autogenous graft for rupture of the patellar ligament after total knee arthroplasty. A report of seven cases. J Bone Joint Surg Am 74:974–979.

[45] Jaureguito JW, Dubios CM, Smith SR, Gottlieb LJ, Finn HA (1997) Medial gastrocnemius transposition fl ap for the treatment of disruption of the extensor mechanism after total knee arthroplasty. J Bone Joint Surg Am 79:866–873.

[46] Whiteside LA (2013) Surgical technique: vastus medialis and vastus lateralis as fl ap transfer for knee extensor mechanism defi ciency. Clin Orthop Relat Res 471:221–230.

[47] Levin PD (1976) Reconstruction of the patellar tendon using a dacron graft: a case report. Clin Orthop Relat Res 118:70–72.

[48] Aracil J, Salom M, Aroca JE, Torro V, Lopez-Quiles D (1999) Extensor apparatus reconstruction with Leeds-Keio ligament in total knee arthroplasty. J Arthroplasty 14:204–208.

[49] Crossett LS, Sinha RK, Sechriest VF, Rubash HE (2002) Reconstruction of a ruptured patellar tendon with achilles tendon allograft following total knee arthroplasty. J Bone Joint Surg Am 84:1354–1361.

[50] Zanotti RM, Freiberg AA, Matthews LS (1995) Use of patellar allograft to reconstruct a patellar tendon- defi cient knee after total joint arthroplasty. J Arthroplasty 10:271–274.

[51] Emerson RH Jr, Head WC, Malinin TI (1990) Reconstruction of patellar tendon rupture after total knee arthroplasty with and extensor mechanism allograft. Clin Orthop Relat Res 260:154–161.

[52] Farrell CM, Scuderi GR, Easley ME (2006) Quadriceps and patellar tendon disruption. In: Insall JN, Scott WN (eds) Surgery of the knee, 2006th edn. Churchill Livingstone, New York, pp 967–985.

[53] Vince KG, Abdeen A (2006) Wound problems in total knee arthroplasty. Clin Orthop Relat Res 452: 88–90.